Hermann Delbrück

Cannabis und Gesundheit Kehrtwende in der Drogenpolitik Deutschlands?

Licht und Schatten des Anspruchs auf Rausch

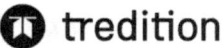

© 2024 Prof. Dr. Hermann Delbrück

info@krebs-rat-hilfe.de
https://www.krebs-rat-hilfe.de/uber-den-autor

ISBN
Softcover: 978-3-384-26924-9
Hardcover: 978-3-384-26925-6
E-Book: 978-3-384-26926-3

Druck und Distribution im Auftrag des Autors: tredition GmbH, An der Strusbek 10, 22926 Ahrensburg, Germany

Inhaltsverzeichnis

Danksagungen

Dieser 10. Band zur Suchtvorsorge und Prävention ist meinen Enkeln gewidmet. Mögen Sie ihre Gesundheit und Zukunft nicht durch Suchtmittel aufs Spiel setzen.

Dem Facharzt für Neurologie und Psychiatrie Herrn Dr. med. Jan Tomaschoff sowie dem Facharzt für Neurologie Dr. med. Jan Dirk Rating danke ich für die Anfertigung für Cartoons und erklärende Zeichnungen.

Herrn Dirk Bittner, M. A. danke ich für sprachlichen Korrekturen und Verbesserungen des Manuskripts.

Herrn Dr. rer. nat. Enrico Ellinger danke ich für die mühevolle Formatierung und die Manuskripterstellung.

Kapitel 1

Cannabiskonsum und Gesundheit – ein historischer Rückblick

Vorzeit und Antike

Ob die Neandertaler – oder der Urmensch allgemein - in der Vorzeit psychoaktive Substanzen konsumierten, ist nicht belegt, aber sehr wahrscheinlich. Warum sollten sie nicht auch Freude am Genuss des Rausches gehabt haben? Sicherlich kannten und nutzten sie damals auch schon die bewusstseinsverändernde Wirkung einiger Pflanzen und Pilze.

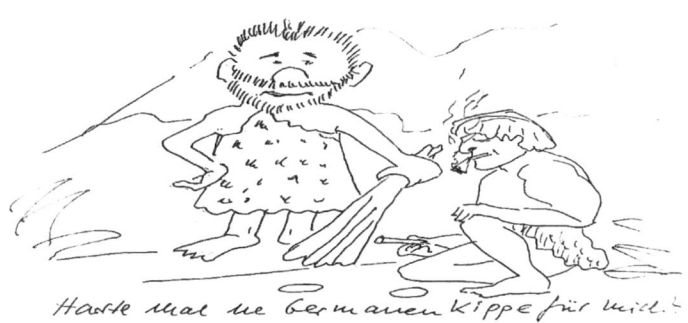

Copy Right: Dr. med. Jan Dirk Rating, Arzt für Radiologie, Wuppertal

Archäologische Befunde aus China zeugen von der Nutzung von Hanffasern vor mehr als 8500 Jahren (Russo 2007). In einem der frühesten Werke der chinesischen Literatur, - dem Xia Xiao Zheng („Kleiner Kalender der Xia-Dynastie"), dessen Alter man auf 3000 Jahre schätzt -, wird auch der Hanfanbau schon erwähnt. Hanf (Cannabis) wurde zur Herstellung von Kleidung, Fischnetzen und Ölen verwendet sowie zur Ernährung und wahrscheinlich auch als Heilmittel verarbeitet. Ob die Rausch erzeugende Wirkung von Hanf auch bei rituellen Rauchopfern genutzt wurde, geht aus dem Xia Xiao Zheng nicht hervor. Aber die Priester im alten Ägypten und bei den Mayas praktizierten die "Berauschung", um die Grenzen zwischen Diesseits zum Jenseits zu verwischen (Spode, H 2011). Das 1872 entdeckte, umfassendste Dokument der ägyptischen Medizin (aus dem 16. Jahrhundert vor Christus stammend), der Papyrus Ebers, liefert viele Hinweise zur Nutzung und zum medizinischen Gebrauch (Mechoulam 1993).

15

Die Mayas zündeten „heilige Feuer" mit Blättern an und inhalierten dann den Rauch. Es ist unwahrscheinlich, dass es sich dabei nur um konventionellen Tabakrauch handelte. Eher war es ein Gemisch von Tabakrauch mit rauscherzeugenden Inhaltsstoffen, die man für traditionelle, heilige Rituale verwendete. Ob sie einen direkten Bezug zur Hanfpflanze Cannabis selber hatten, bleibt allerdings Spekulation; andere Pflanzen und Pilze enthalten ebenfalls Rausch erzeugende Inhaltsstoffe.

Das erste schriftliche Dokument über die Verwendung von Cannabis zu medizinischen Zwecken stammt aus China. Shen, dem Vater der chinesischen Medizin, wird die erste Erwähnung von Cannabis in einem um das Jahr 2700 v. Chr. erschienenen Werk über die Medikamentenkunde zugeschrieben (Haenel 1970). Bei Ausgrabungen in Xinjiang fand man Reste von Keimlingen, Blättern und Früchten der Cannabis sativa Pflanze. Weibliche Hanfblüten wurden als Heilmittel gegen verschiedene Krankheiten verwendet. Der chinesische Herrscher Shen-Nung soll um 2737 v. Chr. Cannabis bei Beriberi, Verstopfung, Frauenleiden, Gicht, Malaria und Rheuma empfohlen haben.

Von China gelangte die Cannabispflanze um ca. 800 v. Chr. nach Indien. Dort wurde sie nachweislich als Heilmittel gegen Krankheiten (Lepra, Durchfall und Fieber) genutzt, aber auch wegen ihrer rauscherzeugenden Wirkung geschätzt. Bei tantrischen Ritualen diente sie zur Förderung der erotischen Ekstase. Sie soll als Beruhigungs-, Schlaf- und Betäubungsmittel, als Schmerz- und Hustenmittel sowie gegen Epilepsie benutzt worden sein.

Von Indien aus verbreitete sich die Kenntnis ihrer gesundheitlichen Wirkung bis nach Persien und Mesopotamien. Cannabis wurde äußerlich in Form abschwellender Salben und innerlich mit Nahrungsmitteln und Tees bei Depressionen, Impotenz, Arthritis und Nierensteinen eingesetzt. Bösen Zauber versuchte man mit Cannabis abzuwehren. Im Mittleren Osten nutzte man Cannabis in der Augenheilkunde. Auch bei der Geburtshilfe wurde es eingesetzt. Um den Geburtsvorgang in Gang zu setzen und zu erleichtern wurde die Cannabispflanze in einer Schüssel verbrannt und der Rauch von der Gebärenden inhaliert.

Überliefert ist der Konsum von Cannabis bei den Skythen, die seit dem 8. Jahrhundert vor Christus nördlich des Schwarzen Meeres siedelten. Herodot berichtet um 450 v. Christus, dass der Hanfanbau bei den Skythen in natürlichem wie angebautem Zustand praktiziert wurde. Er erwähnt Beerdigungszeremonien, bei denen Skythen Cannabisdämpfe inhalierten, um sich in eine Art Trancezustand zu versetzen und die Seelen der Verstorbenen ins Jenseits zu begleiten.

Bei diesen Zeremonien sollen die Skythen Hanfsamen auf erhitzte Steine gelegt und den sich entwickelnden Dampf zur Berauschung eingeatmet haben. In Trance versetzt, begannen sie zu tanzen und zu singen (Reininger 1941).

Frühzeit

Cannabis wurde in der Frühzeit als Heil- und Rauschmittel, aber auch als Medium zur Kontaktaufnahme mit verstorbenen Angehörigen und Göttern benutzt. Vorstellbar ist, dass die Priester, bei den Rauchopfern nicht nur die Götter kontaktiert und der verstorbenen Vorfahren gedacht, sondern sich auch selbst am Cannabis „berauscht" haben.

Nach Griechenland gelangte der Anbau von Cannabis um 400 v. Chr. Welche Bedeutung Cannabis bei den Griechen und Römern als Genussmittel hatte, ist unklar. Zwar kannte man seine psychoaktive Wirkung, wandte sie offensichtlich aber nicht an (Strigaris, M 1939). Plinius der Ältere 23/24 -79 erwähnt in seinem Werk „Naturalis historia" Bilsenkraut und warnt vor dessen halluzinogener Wirkung, erwähnt aber nicht die Nutzung der Cannabis Pflanze als Rauschmittel. Auch im Corpus hippocraticum (Hippokrates (460 bis 370 v. Chr.)wird Cannabis nicht erwähnt. Erst Dioskurides (um 50 n. Chr.) und Galen erwähnen die blähungswidrige und aphrodisierende Wirkung von Hanf, verweisen aber gleichzeitig darauf, dass ein zu häufiger Gebrauch der Hanfkörner zu Magenbeschwerden, Kopfschmerzen und Impotenz führt. Den grünen Saft des Samens empfehlen sie gegen Ohrenschmerzen.

Avicenna, der Vater der arabischen Medizin, erwähnt die Cannabis Pflanze in seiner um 1.000 v. Chr. entstandenen Schrift „Canon Medicinae". Mit ihr könne auch Missbrauch betrieben werden, meint er.

Mittelalter

Die Medizin des Mittelalters basierte vor allem auf der antiken Humoralpathologie (Säftelehre), die von Hippokrates von Kos begründet und durch Galenos weiterentwickelt wurde. Heilkunde war damals fast ausschließlich Erfahrungsmedizin. In ihr hatte Cannabis einen festen Platz. (Jahrhunderte später, nämlich Mitte des 19. Jahrhunderts, wurde es von der Pharmaforschung in den Hintergrund gedrängt. Die mittelalterliche Kirche verbot Cannabis als Rauschmittel. Es wurde als Teufels- und Hexenmittel verdammt (Jankrift, P 2012). Den Unterschied zwischen THC und CBD kannte man noch nicht.

Frühes Mittelalter:

Nach dem Zerfall des alten Römischen Weltreichs lebten die klassisch-antiken Medizinkonzepte zunächst in der arabischen Welt wieder auf. Haschisch („Haschischat al-foqarâ"), das Kraut der Armen (Gelpke 1975), gewann als Medizinal- und Rauschpflanze an Bedeutung. Infolge der Eroberungs-Feldzüge der Araber zwischen dem 9. und 12. Jahrhundert wurde Cannabis auch in Afrika bekannt. Über indische und arabische Händler gelangte es im 11. und 12. Jahrhundert von Ägypten nach Süd-, Zentral- und Westafrika.

Hochmittelalter

Im Hochmittelalter oblag die Krankenbehandlung im Wesentlichen den Klöstern. Hinweise auf die Heilwirkung von Cannabis haltigem Hanf finden sich bei Hildegard von Bingen im „Liber simplicis medicinae" (ca. 1150 - 1160). Cannabis wird in dem Buch als Kopfschmerz stillende und verdauungsfördernde Pflanze erwähnt, die sich auch zur lokalen Behandlung von Geschwüren und Wunden eignet. In den folgenden Jahrhunderten wird Hanf in vielen Kräuter- und Arzneibüchern erwähnt, obschon Papst Innozenz VII im Jahr 1484 „Kräuterheilern" die Verwendung von Cannabis verboten hat. Hanf sei ein unheiliges Sakrament der Satansmesse, meinte er. In fast allen Kräuterbüchern dieser Zeit wird Hanf aufgeführt (Frankhäuser, M). Paracelsus beschrieb Cannabis in mehreren Werken.

Spätmittelalter

Als die Europäer nach Amerika kamen, lernten sie den Tabakkonsum zunächst als religiöser Rituale kennen. Der Mönch Romano Pane, der Kolumbus auf seinen Reisen begleitete, erwähnt in seinen Tagebüchern, dass die Indios bestimmte Kräuter schnupften, wenn sie ihre Götter um Rat und Hilfe anflehten. Sie kauten, schnupften und rauchten Pflanzenextrakte aber auch zur Behandlung bestimmter Krankheiten. Sie sollen Gebinde aus „wohlriechenden Kräutern" in Form „kleiner Knallkörper" mit sich geführt haben, die sie „an dem einen Ende anzündeten und am anderen saugten". Hierdurch sei es zu einer Entspannung im ganzen Körper gekommen. Sehr wahrscheinlich handelte es sich bei diesen Kräutern um Cannabis ähnliche Bestandteile im „Tabak".

Im 13. Jahrhundert übersetzten muslimische Ärzte die Werke von Dioskurides und Galen. Cannabis war weit verbreitet. Es wurde bei Augenkrankheiten, zur Entwässerung und „zur Reinigung des Gehirns" verwendet. Es wirkte angstlösend. Man setzte es bei Epilepsien und anderen neurologischen Erkrankungen ein. Weitere Anwendungsgebiete waren Ohrenschmerzen, Verdauungsbeschwerden und Flatulenz. Zur Berauschung durfte Cannabis nicht eingesetzt werden. Geschah dies dennoch, so wurde man angeblich mit 40 bis 80 Peitschenhieben bestraft.

Frühe Neuzeit

Seit dem 16. Jahrhundert wird Cannabis in vielen Kräuterbüchern erwähnt, so etwa in der Schrift von Leonhart Fuchs (1501–1566). „De Historia Stirpium" (1542). Darin beschreibt Fuchs die Morphologie und Kultivierung von Cannabis sativa und zitiert Arbeiten von Dioskurides, Plinius und Galen. In seiner Schrift findet sich auch eine sehr genaue Abbildung der Cannabispflanze. Der englische Apotheker John Parkinson (1567–1650) empfiehlt in seinem Werk „The Botanical Theatre of Plants" (1640) Cannabis bei trockenem Husten, Gelbsucht, Diarrhoe, Koliken und Gicht, ferner bei Tumoren, Verbrennungen und Schmerzen.

Der portugiesische Arzt Garcia da Orta (1499–1568) erwähnt in seinem Werk „Coloquios dos Simples e Drogas da India" (1563) die Bedeutung von Cannabis für die innere Beruhigung. Johann Friedrich Gmelin schrieb 1777 in der „Allgemeinen Geschichte der Pflanzengifte": „Auch der Samen, die Rinde, die Blätter, noch mehr der Saft, und die Spitzen der grünenden Pflanze haben etwas Betäubendes; sie sind das „Brug oder das Bangue der Morgenländer, die sie gemeiniglich mit etwas Honig anmachen, und es gebrauchen, wenn sie sich in eine angenehme Trunkenheit und Benebelung des Verstandes versetzen wollen". Von Cannabis sativa wurde fast ausschließlich - wie damals in der Volksmedizin üblich - der Samen in Form des Öls oder einer Emulsion medizinisch verwendet. Das Inhalieren über den Tabakqualm wurde erst sehr viel später mit Cannabis indica praktiziert. Der indische Hanf wurde in der Psychiatrie zum Mittel der Wahl. Eine Hauptindikation war der Starrkrampf (Tetanus).

Neueste Zeit

Um das Jahr 1800 hatten Cannabispräparate in Europa und Amerika ihre Blütezeit. Sie galten als Allheilmittel und waren in allen Apotheken erhältlich. Gegen Migräne, Kopfschmerzen, Neuralgien, Rheuma, Epilepsie, Schlaflosigkeit, als Beruhigungsmittel und Hustenstiller, bei asthmatischen Beschwerden, Appetitlosigkeit, Unlustgefühl, Schlaflosigkeit und Angstzuständen, ja sogar bei

Hühneraugen wurden sie „mit Erfolg" eingesetzt. Es gab praktisch kein Leiden, bei dem Cannabis nicht helfen sollte. Der Extrakt wurde als mildes Schlafmittel für Babys und Kleinkinder, bei Erwachsenen hingegen als stimulierendes und erheiterndes Mittel eingesetzt. Tinkturen wurden in den USA als Fertigarzneimittel unter der Bezeichnung Bromidia™ vertrieben und in Deutschland in den Arzneibüchern (z. B. im Arzneibuch des Münchner Apothekervereins) als Rezeptur mit der gleichen Zusammensetzung aufgeführt.

Cannabis wurde auch vom Militär eingesetzt. Napoleons Truppen entdeckten auf ihren Feldzügen die entspannende Wirkung. Die Soldaten rauchten es angeblich, weil sich ihr Durchhaltevermögen verbesserte. Das deutsche Militär nutzte später ebenfalls Cannabis, so u. a. im Deutsch Französischen Krieg 1870/1871. Es sollte Ängste lösen und den Kampfgeist stärken.

Die verheerenden Wirkungen, die das Rauchen von Hanf bei Kindern anrichtete, verdeutlichte Wilhelm Busch in seiner Geschichte „Krischan mit der Piepe", die erstmals 1864 in dem Werk „Bilderpossen" erschien. In der Geschichte setzt sich der kleine Krischan über das Verbot seines Vaters hinweg und raucht in dessen Abwesenheit die mit Hanf gefüllte Pfeife. Krischan erlebt einen schrecklichen Horrortrip mit unheimlichen Gestalten und tanzenden Wohnungsgegenständen. Erst die Rückkehr des Vaters und der starke Kaffee der Mutter holen ihn wieder auf den Boden der Realität zurück.

Die Zeitspanne zwischen 1880 und 1900 gilt als Höhepunkt des Konsums. In den medizinischen Fachschriften erschienen damals zahlreiche Artikel über Cannabis. Man bemühte sich das „aktive Prinzip" der Hanfpflanze zu ergründen. Die Standardisierung der Cannabispräparate war ein großes Thema, viele Mediziner klagten über die unzuverlässige Wirksamkeit. Pharmafirmen vermarkteten Cannabispräparate, begannen aber andererseits wirksamere Medikamente zu entwickeln, die Cannabis in den Hintergrund drängten. Cannabis verlor zunehmend seine Bedeutung als Heilpflanze. Lediglich in der Oberschicht und in Bohème-Kreisen erfreute es sich eines starken Zulaufs, allerdings nicht als Heil-, sondern als Genussmittel zur Freizeitgestaltung und für den Lustgewinn. Cannabispräparate, die um die Jahrhundertwende in der Heilkunde noch rege benutzt wurden, verschwanden vollständig vom Markt. Zu Heilzwecken fand Cannabis lediglich als Zusatz gegen Hühneraugen noch Verwendung. Ursache des abnehmenden Interesses waren die schlechte Dosierbarkeit, die Instabilität, die Entwicklung wirksamerer Medikamente, die erfolgreiche Einführung synthetischer Arzneien und schließlich das weltweite Verbot von Drogen.

In den USA vermischten sich protestantischer Eifer und Rassismus beim Kampf gegen alles, was die Sinne vernebelte. Cannabis würde zu moralischer Verderbtheit führen, hieß es bei den Protestanten, die den Rausch als „Weg ins moralische Verderben" anprangerten. Dabei machten sie zwischen Drogen, Alkohol und berauschenden Medikamenten keinen Unterschied. Die Gesetzgeber machten sich die moralische Integrität der Bürger zur Aufgabe und traten als Hüter von Anstand und Moral auf. In Südafrika (1870), Singapur und Burma (1873) wurde der Cannabiskonsum (1870) erstmals für illegal erklärt. Die Beschlüsse der Opiumkonferenz (1925), die bislang nur den illegalen Konsum von Opium, Morphium, Heroin und Kokain betrafen, galten ab 1925 auch für Cannabis. Zuwiderhandlungen wurden international geahndet. 1920 war Deutschland - nicht zuletzt aufgrund des Versailler Vertrages – gezwungen ein erstes Drogenverbot zu verabschieden, gleichwohl es zu dieser Zeit in Mitteleuropa noch kein nennenswertes Drogenproblem gab. 1929 folgte das Opiumgesetz, 1972 das Betäubungsmittelgesetz, das bis 2024 gilt.

In zehn US-Bundesstaaten war der Cannabis-Konsum schon während der Alkohol Prohibition verboten worden. Es herrschte eine aggressive Stimmung gegen den Cannabiskonsum; nicht zuletzt auch wegen der Ressentiments gegen Mexiko, dem man eine infektiöse „Marihuana-Verseuchung" nachsagte. Hinzu kam ein antichinesischer Rassismus. 1939 erließen die USA ein allgemeines gesetzliches Verbot für Cannabis (mit strengen Gefängnisstrafen). Dieses Verbot, das von der Ärzteschaft argumentativ unterstützt wurde, führte allerdings nicht zum erhofften Rückgang des Cannabiskonsums.

Es kam zu Widerständen in allen Bevölkerungsschichten, besonders in Künstlerkreisen, so in der Jazz Szene. Die Geschichte des frühen Jazz ist eng mit dem Konsum von Marihuana verbunden. Schwarze Jazzmusiker traten in den Bordellen des Rotlichtviertels von New Orleans auf. Sie rauchten in aller Öffentlichkeit „gage", „tea", „muggles", „muta", „Mary Jane". Trompeter, wie Louis Armstrong, nannte man „Vipern" – angeblich nach dem zischenden Geräusch -, wenn sie einen Zug am „reefer" (Joint) nahmen. Mit der Popularität des Jazz gewann Cannabis auch in Europa an Popularität.

In der Weimarer Republik spielte der Konsum von Cannabis erstaunlicherweise kaum eine Rolle, obwohl die „Goldener Zwanziger mit toxikologischem Rausch und Exzess" Deutschland überfluteten. Allein 1928 gingen in Berlin 73 Kilogramm Morphin und Heroin über die Ladentische der Berliner Apotheken Miriam Frank.

Nationalsozialismus

Im Nationalsozialismus und im zweiten Weltkrieg spielte Cannabis als Heil- und Rauschmittel keine große Rolle. Die nationalsozialistische Regierung bekämpfte Rauschmittel mit strengen Verordnungen. Um die eigene „Rasse" zu pflegen, schickte man Abhängige sogar in Konzentrationslager. Theo Morell, der Leibarzt von Adolf Hitler, der den Diktator mit allen möglichen Drogen versorgte, erwähnt in keinem seiner Tagebücher Cannabis. Die deutsche Wehrmacht wurde vorrangig mit anderen Drogen (etwa Aufputschmitteln wie Pervitin) nicht aber mit Cannabis versorgt. Als Hitler im Winter 1944 die Ardennenoffensive befehligte, war er längst süchtig nach Eukodal, einem Opiat, das stärker als Heroin wirkt. Täglich spritzte ihm sein Leibarzt verschiedene Dopingmittel, dubiose Hormonpräparate gemeinsam mit harten Drogen. Er rezeptierte aber kein Cannabis (Ohler, N. 2021).

Der massive Anstieg der Popularität von Cannabis in den USA während der 1960e und 1970er Jahre wird auf die aus dem Vietnamkrieg heimgekehrten Soldaten zurückgeführt. Sie brachten die Abhängigkeit von Suchtmitteln und Cannabis mit nach Hause. Der Ansturm der cannabis- und heroinsüchtigen Heimkehrer soll mit ein Grund dafür gewesen sein, dass Richard Nixon 1971 den Drogen den Krieg erklärte. Der von Nixon initiierte »Krieg gegen Drogen« brachte großes Leid. Insbesondere getroffen hat er arme Menschen in den Anbauländern, ethnische Minderheiten in den USA und diente der Regierung dazu, eine aggressive Außenpolitik zu rechtfertigen. Viele Maßnahmen, die wenig mit Drogenbekämpfung zu tun hatten, wurden mit dem »War on Drugs« gerechtfertigt.

Frühe Nachkriegszeit

In der frühen Nachkriegszeit wurde in Deutschland anfänglich kaum Cannabis konsumiert. Das sogenannte Einheits-Übereinkommen (Convention on Narcotic Drugs) von 1961 führte de facto zu einem kompletten Verbot von Cannabis. Erst mit der Hippiebewegung Ende der 1960er Jahre kam es zu einer Renaissance. Für die Forschung gab es allerdings Ausnahmen, die sich später aus zwei Gründen als sehr wertvoll und folgenreich erwiesen. Zum einen, weil weiterhin sehr intensiv mit Cannabis geforscht werden konnte, zum anderen, weil diese „Ausnahme" zur rechtlichen Begründung der ausgedehnten „Modell- und Pilotprojekte" in der Schweiz diente.

Sie werden heute zur rechtlichen Legitimation Begründung der in Deutschland geplanten Cannabis Geschäften (Modellvorhaben) der Liberalisierung („regulierter Zugang zu Cannabis in Fachgeschäften") mit genutzt.

1960er Jahre

Zu Beginn der 1960er Jahre erfolgte die Strukturaufklärung der Hauptcannabinoide THC und CBD. 1981 wurden die körpereigenen Cannabinoid-Rezeptoren (CB1 und CB2) im Gehirn und wenig später auch in der Peripherie entdeckt. Den israelischen Wissenschaftlern Yechiel Gaoni und Raphael Mechoulam gelang es, die chemische Struktur von THC, aufzuklären. Die Entdeckung der Cannabinoidrezeptoren und des Endocannabinoidsystems führte zu einer explosionsartigen Intensivierung der Pharmaforschung.

Ein Meilenstein in der Cannabisforschung war zu Beginn der 1990er-Jahre die Entdeckung des Endocannabinoid-Systems. Sie rief ein wachsendes Interesse der Grundlagenforschung und der Pharma-Industrie hervor. Letztere entwickelte Cannabispräparate und versuchte diese verkehrsfähig zu machen (z. B. Dronabinol und Nabilon, Sativex, Nabiximol) (Fankhauser 2022).

Die Drogenpolitik ist in Deutschland (ebenso wie in vielen anderen westlichen Ländern) im Wandel begriffen. 2017 erhielten die Ärzte die Erlaubnis für bestimmte medizinische Indikationen „medizinisches Cannabis" zu verschreiben. In der Praxis kam es zunehmend zu einer Aufweichung der Bestimmungen, die die Bevölkerung von illegalem Erwerb, Besitz und Konsum von Cannabis abhalten sollten. Verstöße gegen das Betäubungsmittelgesetz wurden nur noch bei starken Drogen geahndet. Vielerorts wurde der Besitz kleiner Menge nicht mehr strafrechtlich verfolgt.

2024 beschloss die Bundesregierung trotz Vorbehalte eines Großteils der Bevölkerung und den Einsprüchen nationaler und internationaler Organisationen, einschließlich medizinischer Fachgesellschaften und gegen den Widerstand von Landesregierungen die Legalisierung von Cannabis. Die Gegner der Liberalisierung gehen davon aus, dass von der Liberalisierung mehr Schäden als Nutzen zu erwarten sind und durch die Legalisierung erhebliche Probleme auf Deutschland zukommen. Den Gegnern der Liberalisierung steht eine mächtige politische und kapital orientierte Lobby gegenüber. Für die Legalisierung sind vor allem Jugendliche, ablehnend reagieren hingegen Erwachsene und konservativ eingestellte Senioren (statista 2023)

Mit der Liberalisierung verbunden sind die Erlaubnis einer Mitgliedschaft in einem Cannabis Club sowie die Möglichkeit des Eigenanbaus zu Hause von bis zu 3 Cannabis Pflanzen. Staatlich kontrolliertes und legal versteuertes Cannabis kann in speziellen Geschäften erworben werden. Experten gehen allgemein davon aus, dass es mit der Legalisierung zu einem Konsumanstieg und dank der zu erwartenden Steuereinnahmen zu der dringend erwünschten Kompensation der in den letzten Jahren gesunkenen Alkohol- und Tabaksteuereinnahmen kommt. Nicht zuletzt dank der Öffentlichkeitsarbeit kam es in den letzten Jahrzehnten nämlich zu einem empfindlichen Rückgang des Tabak- und Alkoholkonsums und somit Defiziten des Staatshaushalts.

Kapitel 2

Die Einstellung der monotheistischen Religionen zum Cannabiskonsum

Katholische Kirche

Die katholische Kirche lehnt Drogen ab. Der Vatikan kritisiert den Cannabiskonsum. Der Missbrauch würde zur physischen und psychischen Selbstzerstörung, zur sozialen Desintegration und zur Zerstörung der Familie führen, sagt er. Lange Zeit setzte die katholische Kirche Cannabis pauschal mit Rauschgift gleich, unterscheidet heute aber THC und CBD und akzeptiert, ja fördert, den Einsatz von Cannabis für medizinische Zwecke. Papst Franziskus sprach sich mehrfach gegen die Freigabe von Marihuana für Freizeitzwecke aus (gemeint ist THC). Die mexikanischen Bischöfe warnen konkret vor mehr Ehezerwürfnissen, psychischen Störungen, familiären Problemen und der Zunahme von Straftaten im Falle einer Cannabis-Legalisierung. Es gibt aber auch Befürworter der Liberalisierung. Zu ihnen gehörte der kolumbianische Kardinal Jesus Pimiento Rodriguez, der Marihuana öffentlich als ein Geschenk Gottes bezeichnete. Zum Erstaunen vieler Zeitgenossen hat sich die katholische Kirche auf den Philippinen bei zahlreichen Gelegenheiten für eine Legalisierung von medizinischem Cannabis eingesetzt. Ihr ist es wesentlich zu verdanken, dass auf den Philippinen die Todesstrafe für Cannabishandel abgeschafft wurde. Bischof Franz-Josef Bode von Osnabrück plädiert öffentlich für eine Entkriminalisierung des Cannabiskonsums. Kriminalisierung allein sei keine Lösung, meint er. Grundsätzlich begrüßt er das Legalisierungsbestreben der Bundesregierung - aber nur dann, wenn Jugendschutz, Werbeverbot und Hilfen für gefährdete Personen klar geregelt und besser gefördert werden.

Der Wohlfahrtsverband der katholischen Kirche, der Deutsche Caritasverband soll sich schon 1993 für eine generelle Drogen Entkriminalisierung eingesetzt haben.

Protestantische Kirche

Die protestantische, lutherische Kirche unterstützt die Nutzung von Cannabis für medizinische Zwecke und steht dem THC-Cannabis als Genussdroge weniger reserviert gegenüber als die katholische Kirche. Der Autor, selbst Mitglied einer reformierten Gemeinde, fragt sich, ob das möglicherweise mit den schlechten Erfahrungen der von ihr befürworteten strikten Prohibition in den USA in den 1920er Jahren zusammenhängt. Damals behauptete die protestantische Kirche, Cannabis verursache eine moralische Verderbtheit. Der Protestantismus, vor allem in seiner calvinistischen Form, brandmarkte den Alkohol- und Drogenkonsum als Sünde. Er predigte Askese als Tugend und Genuss als Sünde.

Sollte die Zurückhaltung der protestantischen Kirche etwa aus der Angst resultieren, den Zeitgeist zu verpassen, sich ins Abseits der öffentlichen Meinung zu stellen und noch mehr jugendliche Mitglieder zu verlieren, die sich mit den weltlichen Genüssen als ihrem primärem Lebensziel identifizieren?

Protestantische Freikirchen

Einige protestantische Freikirchen vertreten eine ungewöhnlich liberale Einstellung zu Cannabis (THC). Die United Church of Christ und die Episcopal Church in den USA behaupten, Cannabis würde bereits in der Bibel erwähnt. Bei Zeremonien in der frühchristlichen Zeit habe man vom Cannabiskonsum bereits häufig Gebrauch gemacht. Andere protestantische Freikirchen sind dagegen sehr konservativ (vor allem die Baptisten). Einige warnen sogar vor medizinischem Cannabis. Zu den Freikirchen, die den Cannabiskonsum zu medizinischen Zwecken befürworten, gehören die Unierten, die Methodisten und die Bischofskirchen.

Judentum

Im Judentum nehmen die Rabbiner eine unterschiedliche Haltung ein. Auf der einen Seite betonen sie, dass Cannabis nach jüdischem Gesetz verboten sei und die Gläubigen daran hindere, rechtmäßig zu beten und die Tora zu studieren. Auf der anderen Seite befürworten sie den medizinischen Einsatz von Cannabis. Es habe u. a. eine heilende Wirkung als heiliges Salböl.

Der Prozentsatz der amerikanischen Juden, die sich offen für die Legalisierung von THC einsetzen, ist auffallend groß. Manche behaupten sogar, Cannabis habe einen koscheren Status. Sie sind zwar gegen Drogen, nicht aber gegen Kalmus (die ursprüngliche Bezeichnung für „Qannabboss" = Duftgrasstängel").

Islam

Dafür, dass es im Islam keine eindeutige einheitliche Antwort auf die Frage gibt, ob Cannabis mit dem Glauben vereinbar sei, gibt es mehrere Erklärungen (Quantara.de 2023). In den islamischen Ländern wird kein Unterschied zwischen CBD- und THC-Cannabis gemacht. Es gibt auch keine zentrale Institution, die darüber entscheidet, was erlaubt ist und was nicht. Angeblich finden sich im Koran keine Passagen, die den Genuss von Cannabis verbieten oder befürworten, obwohl Mohammed sagte: "Wenn etwas stark berauscht, dann ist auch wenig davon „haram" (verboten). Angeblich erlaubt der Koran offiziell keine Rauschmittel. Die Hadithen (Überlieferungen der Aussprüche und Handlungen des Propheten Mohammed) weisen darauf hin, dass "alle Rauschmittel verboten sind". Viele Muslime glauben, dass das auch für Cannabis gelte. Die Mullahs in Nordafrika verbieten zwar offiziell Cannabisbesitz und -konsum, doch ist dieser in allen sozialen Schichten weit verbreitet ist. Er galt schon in der Vergangenheit als das Genussmittel der mohammedanischen Welt (Stringaris, M. 1939). Zu seiner Verbreitung soll das strikte Alkoholverbot mit beigetragen haben.

Zu medizinischen Zwecken ist Cannabis in vielen islamischen Staaten inzwischen offiziell „halal", d. h. erlaubt. Einige Islamisten, so die Silfi Bewegung schätzen den Nutzen von Cannabis – auch von THC - für größer ein als die Nachteile. Cannabis helfe dabei, sich zu entspannen und in Trancezustände zu gelangen. Haschisch sei das „Häppchen der Meditation", meinen sie (Sahid Rezek 2002).

Hinduismus

Der Cannabiskonsum hat in Indien eine lange Tradition. Er spielt im Hinduismus nach wie vor eine zentrale Rolle. Obwohl offiziell verboten, ist der Konsum beträchtlich. Hindus verehren Cannabis als Sakrament, Opfergabe und Substanz, die aus dem Blut von Shiva gebildet würde - einem der dreieinigen Götter. Auch aufgrund dieser Jahrhunderte alten, spirituellen Bedeutung drücken die indischen Behörden beim Cannabiskonsum traditionell ein Auge zu. Offiziell sind Besitz und Konsum aber illegal. Selbst in Nepal ist der Cannabiskonsum illegal, ausgenommen beim Shivaratri-Fest, das einmal im Jahr stattfindet. Das Fest hat eine lange Tradition und Cannabis soll angeblich dabei helfen, sich geistig auf Shiva zu konzentrieren. Bei religiösen Festen wird häufig mit Cannabis angereichertes Bhang getrunken: Ein Getränk, das aus Cannabis, Milch und Kräutern besteht. Cannabis wird in der Atharva Vea erwähnt, einer jüngeren Schrift des Hinduismus. Für Hindus gehört der Rausch zur Religion.

Buddhismus

Im Vergleich zu vielen anderen Religionen ist der Buddhismus weniger streng und dogmatisch. Seine Einstellung zum Cannabiskonsum ist nicht einheitlich. Einige Buddhisten stehen ihm offen gegenüber, andere lehnen ihn zum Genuss strikt ab. Im buddhistischen Tempel darf nicht geraucht werden. Für medizinische Zwecke darf Cannabis aber eingesetzt werden. Der buddhistische Glaube beruht auf einer Reihe von Überzeugungen, bekannt als die „Fünf Silas". Die fünfte Silas verbietet das Berauschen durch Drogen und Alkohol.

Die Vajrayana-Schule ist gegenüber Cannabis sehr offen. Sie ermutigt ihre Anhänger, die Essenz der Reinheit in allen Dingen zu sehen - einschließlich Cannabis. Der Legende nach soll sich Buddha auf seinem Weg zur Erleuchtung lediglich von einem Hanfsamen pro Tag ernährt haben. Der Hanfsamen sei das einzige Lebensmittel, durch das man Vollkommenheit erlangen könne, heißt es.

In Tibet betrachtet man Cannabis traditionell als heilig. Im tantrischen Buddhismus, der im Himalaja entstand, verwendet man Cannabis zur Erleichterung bei der Meditation.

Shintoismus

Cannabis genoss im Shintoismus (der traditionellen japanischen Religion) ein hohes Ansehen und hatte eine wichtige Funktion. Die Shinto Priester glaubten, Cannabis reinige die Luft. Sie schwenkten Cannabis- Blätterbündel, um die Umgebung von negativen Geistern zu befreien. Cannabis wurde als Symbol der Reinheit betrachtet, weshalb auch Bräute bei der Hochzeit Schleier aus Cannabispflanzen trugen.

Taoismus

Der Taoismus ist eine uralte Religion in China. Seine Entstehung geht auf das 4. Jahrhundert vor Christus Geburt zurück. Unsterblichkeit zu erlangen, war und ist das zentrale Anliegen. Um das biologische Leben zu verlängern, nehmen die Taoisten an spirituellen Ritualen und Reisen teil, wobei der Cannabiskonsum eine zentrale Rolle spielt. Für Taoisten verkörpert Cannabis eine eigene Gottheit. Taoistische Texte propagieren die Verwendung von Cannabis (THC) in Form von Räucherstäbchen, um in den Genuss einer Bewusstseinsveränderung zu kommen.

Kapitel 3

Cannabis und Spiritualität

Die Spiritualität hat mit der Religion gemeinsam, dass beide sich auf ein transzendentes Geschehen beziehen. Beide gehen davon aus, dass über unserer sinnlich erfahrbaren, sichtbaren Welt eine weitere Dimension existiert. Spiritualität bedeutet Hinwendung zu der sinnlich nicht fassbaren und rational nicht erklärbaren transzendenten Wirklichkeit. Spiritualität heißt, sich abzuheben vom Materiellen und Dogmatischen. Im allgemeinen Sprachgebrauch wird unter Spiritualität heute die Suche nach Antworten auf Fragen des menschlichen Daseins verstanden.

Ägypter, Griechen, Römer und Germanen kannten und nutzten die Rauschwirkung bestimmter Pflanzen, deren Rauch sie bei kultischen Ritualen inhalierten. Sie sollte die Grenzen von Diesseits und Jenseits verwischen sowie eine Verbindung zu den Gottheiten und den eigenen Vorfahren herstellen. Mit Hilfe des „heiligen Rauchs" wollte man den Kontakt zu den Göttern herstellen, diese milde stimmen und für bestimmte Anliegen, so u. a. auch bei kriegerischen Auseinandersetzungen, gewinnen.

Im Rausch glaubte man auch Antworten auf existenzielle Fragen, etwa den Sinn des Lebens, die Geburt und den Tod zu finden.

Das Inhalieren von Rauch findet man praktisch in allen Religionen. Weihrauch und Myrrhe haben auch heute noch in der katholischen Kirche eine große Bedeutung, etwa bei der sonntäglichen Messfeier, im Stundengebet (besonders in Laudes und Vesper) oder in der eucharistischen Anbetung (bei Prozessionen und Andachten). Die Myrrhe gehört zu den ältesten medizinisch und kultisch verwendeten Pflanzen. Weihrauch (d. h. der geweihte Rauch) soll in die Höhe steigen und Gott gnädig stimmen. Die Vermischung von Rauch mit psychoaktiven Substanzen war ursprünglich nur der Priesterschaft vorbehalten. Heute werden keine Beschränkungen mehr gemacht. Räucherstäbchen werden sowohl zur Verehrung als auch zur Abwehr von bösen Geistern und dem Tod verwendet.

Die Hippie-Bewegung, die das materialistische Streben der Gesellschaft ablehnte, suchte nach spiritueller Erfüllung und einem tieferen Verständnis des Selbst. Für sie war der Rausch ein möglicher Weg zur Spiritualität. Dabei lag die Vorstellung zu Grunde, mit Cannabis und LSD neue Bewusstseinsbereiche erschließen zu können. Inspiriert durch die Kulturen des Fernen Ostens, entwickelte sie eine eigene Kultur, die den „Spießern der bürgerlichen Gesellschaft" verschlossen blieb (Watschke 2004). Cannabis und LSD sollten eine Änderung des Bewusstseins, eine Loslösung des Geistes vom Körper sowie eine weitergehende Beschäftigung mit existenziellen Fragen, also eine Perspektiv Erweiterung ermöglichen. Im Rausch sei auch eine Rückbesinnung in die Vergangenheit möglich, einschließlich eines erneuten Erlebens der Kindheitserlebnisse, hieß es. Es käme zu einer Intensivierung von Sinneseindrücken. Es wäre so, als würde man in die Vergangenheit zurücktransportiert. Die Wahrnehmung würde sich verändern, tiefere und kreative Einsichten würden generiert und zum innovativen Arbeiten, zum Schreiben und Dichten anregen. Einen Zustand höchster Glückseligkeit hoffte man im Rausch zu erreichen (Anonym 2007, Bonn 1968, Ströver et. al 1996).

Cannabis hat sich heute zu einem „spirituellen Wellness Genuss" entwickelt. Weniger die Bewusstseinsveränderung als der Genuss und die Erholung vom Alltag und der Wirklichkeit stehen im Vordergrund. Deshalb auch die Bezeichnung „Recreational Cannabis" (Erholungscannabis). Jeder Bürger müsse ein Anrecht auf diese Erholung haben, behaupteten die Befürworter einer Liberalisierung in Deutschland. Pflicht des Staates sei es, - so die Cannabis Lobby- den Freizeit-Genuss zu ermöglichen, dessen Stigmatisierung (Kriminalisierung) zu verhindern und für eine rechtlich wie hygienisch einwandfreie Cannabisversorgung zu sorgen. Wenn dies dann auch die Bandenkriminalität einschränke, die Justiz und die Polizei entlaste, gesund sei und – nicht zuletzt- auch steuerliche Vorteile für den Fiskus und die öffentliche Hand bedeute, sei es für alle Seiten nur vorteilhaft.

Kapitel 4

Begriffsbestimmungen von Cannabis

Cannabis ist eigentlich das lateinische Wort für Hanf, wird aber inzwischen als Sammelbezeichnung für über 500 verschiedene Inhaltsstoffe der Hanfpflanze benutzt. Die Cannabinoide THC (9-Tetrahydrocannabinol) und CBD (Cannabidiol) sind dabei die bekanntesten und am besten untersuchten Inhaltsstoffe. Sie sind eine heterogene Gruppe pharmakologisch aktiver Substanzen, die eine Affinität zu den sogenannten Cannabinoid-Rezeptoren haben. Synonym für die Cannabinoide sind Bezeichnungen wie Gras, Weed, Marihuana, Haschisch, Joint, Dagga, Pot, Hash, Black, Blow, Smoke, Piece, Dope, Buff, Mary Jane, Dab, Kraut, Grünes, Grünes Herz oder Bubaz. Kif ist die arabische Bezeichnung.

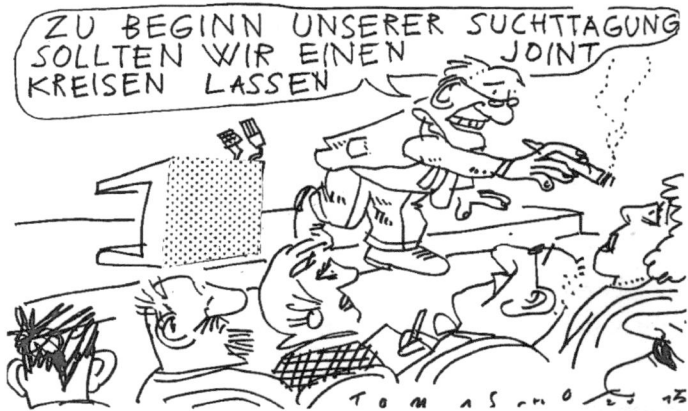

Copy Right: Dr. med. Jan Tomaschoff, Arzt für Neurologie und Psychiatrie, Düsseldorf

Am bekanntesten sind drei Cannabis- Typen: Cannabis sativa, Cannabis indica und Cannabis Ruderalis. Ihr Aussehen, ihre Wuchsgewohnheiten und Inhaltsstoffe variieren – und damit auch ihre Wirkung.

Cannabis Sativa ist die am meisten verbreitete Cannabisart. Der Name stammt aus dem Lateinischen und bedeutet so viel wie kultiviert oder gezüchtet. Die Pflanze stammt aus den äquatornahen Regionen und wurde im Jahre 1753 vom schwedischen Naturforscher Carl von Linné klassifiziert. Durch die dunkelgrüne Farbe lässt sich die Indica Pflanze gut von einer Sativa unterscheiden. Sie ist reich an Cannabinoiden und Terpenen. Die Wirkung wird als entspannend und beruhigend beschrieben.

Die Bezeichnung „Indica" geht auf das lateinische Wort für Indien zurück, wo man zum ersten Mal auf die Indica-Sorten stieß. 1785 hatte Jean-Baptiste Lamarck herausgefunden, dass Cannabis indica eine stärkere Harzproduktion aufweist und ein größeres psychoaktives Potenzial besitzt als die Blüten des Cannabistyps Sativa. Cannabis indica wird vorwiegend in Gebirgsregionen (z. B dem Hindukusch) angebaut, wo es sehr heiß und trocken ist. Sativas dagegen wachsen bevorzugt in tropischen Zonen, wo es warm und feucht ist, also in Thailand, Kambodscha oder Kolumbien. Der klebrige Harz dient der Pflanze eigentlich als Schutzschild. Aus ihm bzw. dem Harz der Blütenstände wird Haschisch hergestellt. Es werden ständig neue Cannabisarten gezüchtet mit unterschiedlichen quantitativen und qualitativen Besonderheiten. Sie können einen THC-Gehalt von über 95 % erreichen. Bei Marihuana handelt es sich um die getrockneten Blüten oder Blätter der weiblichen Hanfpflanze. Je nach Pflanzensorte, aber auch je nach Wachstumsbedingungen, schwanken der Gehalt an CBD und THC sowie die Wirkungen und Nebenwirkungen. Die Blätter enthalten weniger THC als die Blüten. Haschisch enthält Harz und andere gepresste Pflanzenteile.

Cannabispflanzen dürfen seit dem Cannabisgesetz 2024 privat zu Hause angebaut werden, allerdings nur drei Pflanzen pro volljähriger Person in einem Haushalt. Wenn zwei Erwachsene in einem Haushalt wohnen, dürfen somit sechs Pflanzen angebaut werden. Pro Pflanze kann man mit einer durchschnittlichen Ernte von 20 bis 30 g Marihuana rechnen. Ein Kilogramm davon bringt derzeit 4000 Euro (2024). Die Aufzucht eines Setzlings dauert etwa sechs bis acht Wochen.

Bei der Hanfpflanze liegt THC überwiegend in seiner inaktiven Form vor, der Tetrahydro-Cannabinol-Säure, abgekürzt THCA. THCA selbst hat keine psychoaktive Wirkung. Erst bei längerer Lagerung wandelt es sich in psychoaktiv wirksames THC um. Der Prozess wird durch Erhitzung beschleunigt. Dies geschieht beim Rauchen (Kiffen), wenn das Cannabis in der mehrere Hundert Grad heißen Glutzone verbrennt. In geringerem Maße erfolgt die Umwandlung auch beim Backen, beispielsweise bei der Herstellung von Cannabis-Plätzchen.

Für den Konsumenten sind THC und CBD die relevantesten Inhaltsstoffe. Sie unterscheiden sich im Aufbau der Moleküle und in ihren Wirkungen. Anders als THC macht CBD nicht „high". Es ist nicht psychoaktiv und hat - nach bisherigen Erkenntnissen – kaum Nebenwirkungen. THC wirkt psychoaktiv, macht euphorisch und dient primär dem Genuss. Es wird aber auch in der Heilkunde wegen seiner analgetischen, antispastischen, sedierenden und appetitsteigernden Eigenschaften geschätzt. Als großer Nachteil gilt die Beeinträchtigung der Kognition und der starke Verdacht, eine Psychose, ja sogar eine Schizophrenie auszulösen. Der Wirkstoffgehalt von THC hat in den letzten Jahrzehnten deutlich zugenommen.

Cannabis wird hauptsächlich durch die Inhalation des Rauchs getrockneter Blüten (Marihuana) oder des Harzes (Haschisch) konsumiert. Der Konsum mit oder ohne Tabak über die Lunge ist in Deutschland mit 92,4 % die bevorzugte Konsumform (Kotz, D et al 2024). Im außereuropäischen Ausland ist die Aufnahme über den Magen-Darm-Trakt wesentlich häufiger. Konsumformen (wie z. B. „Space Cookies", Öle und Kartuschen für E-Zigaretten) werden auch in Deutschland immer beliebter.

Gemäß dem Epidemiologische Suchtsurvey (ESA) wird Cannabis vorwiegend von jungen Erwachsenen (bis etwa 30 Jahre) konsumiert. Ein Drittel der Befragten hatten zum Befragungszeitpunkt 2023 Erfahrungen mit Cannabis (34,7 %). 8,8 % gaben an, Cannabis in den letzten 12 Monaten mindestens einmal konsumiert zu haben. Männer häufiger (10,7 %) als Frauen (6,8 %)! In den letzten 30 Tagen hatten 4,3 % die Substanz konsumiert (DHS: Jahrbuch Sucht 24 (2024), Rauschert et al., 2022, 2023).

9,3 % der Kinder und Jugendlichen geben an, im Lebenszeitraum bereits einmal Erfahrung mit Cannabis gemacht zu haben. Von den 12- bis 17jährigen hatten 7,6 % im letzten Jahr Cannabis konsumiert. Die Konsumprävalenz bezogen auf die vorhergehenden 30 Tage liegt bei 4,2 %. In allen Altersgruppen konsumieren mehr Jungen als Mädchen Cannabis (DHS: Jahrbuch Sucht 24 (2024). Personen mit niedriger Schulbildung neigen eher zum Cannabiskonsum. Problematischer Cannabiskonsum tritt am häufigsten in der Altersgruppe der 21- bis 24jährigen auf (8,5 %).

Endocannabinoide

Die Erforschung der Endocannabinoide führte zur Entdeckung des Endocannabinoid-Systems, das unterschiedliche Prozesse im Organismus reguliert und auch Einfluss auf andere Neurotransmitter-Systeme nimmt (darunter auf Rezeptoren, an denen Dopamin aktiv ist). Dopamin ist ein wichtiger Botenstoff des Belohnungssystems. Der belohnende Effekt, der von Cannabis ausgeht und zu einer Abhängigkeit führt, geht darauf zurück.

Endocannabinoide sind körpereigene Stoffe, die der Mensch selbst produziert. Phyto-Cannabinoide (Exo-Cannabinoide) stammen hingegen aus der Hanfpflanze. Sie wirken über verschiedene Rezeptoren, die für die von Phytocannabis-Wirkstoffe empfänglich sind. Auch ohne Kontakt zu einer Cannabispflanze besitzt jeder menschliche Organismus endocannabinoide Rezeptoren. Neben der Hanfpflanze produzieren auch andere Pflanzen und Pilze Phyto Cannabinoide, die am Endocannabinoid-System wirken und zu entsprechenden Wirkungen führen.

Das Endocannabinoid-System

Das Endocannabinoidsystem dient im zentralen Nervensystem als Vermittler zwischen dem Gehirn und dem restlichen Körper. Es ist ein komplexes Netz aus Rezeptoren und Cannabinoiden, welches wichtige Prozesse in unserem Körper beeinflusst. Die Rezeptoren befinden sich hauptsächlich im zentralen Nervensystem und in Zellen des Immunsystems. Das Endocannabinoidsystem ist ein wichtiges Signalsystem des Körpers, das an vielen Körperfunktionen direkt oder indirekt beteiligt ist. Es umfasst die Cannabinoid-Rezeptoren CB1 und CB2 sowie die körpereigenen Cannabinoide (Endocannabinoide). Letztere binden die Rezeptoren und aktivieren sie.

Im Gegensatz zu den vielen anderen Neurotransmittern werden Endocannabinoide nicht in den Nervenzellen gespeichert, sondern erst bei Bedarf hergestellt. CB1-Rezeptoren im Gehirn spielen eine wichtige Rolle für die Motivation sowie für kognitive Funktionen (wie das Lernen und die Gedächtnisbildung). Eine besonders hohe Konzentration von CB1-Rezeptoren befindet sich im Gehirn, nämlich am Hippocampus, an den Basal Ganglien, am Kleinhirn und an der Hirnrinde, die für die kognitiven Funktionen wie Sprache, Entscheidungen und Willkürmotorik zuständig sind. An sie dockt THC an, Vereinzelt befinden sich CB1-Rezeptoren auch im Herzmuskel, in der Innenschicht von Blutgefäßen, in der Leber, im Fettgewebe. CB2-Rezeptoren befinden sich primär in den Immunzellen und nur vereinzelt im Gehirn. Von den CB2-Rezeptoren weiß man, dass sie an der Regulation der Immunabwehr beteiligt sind. Man kann das Endocannabinoid-System (ECS) mit einem Kommunikationssystem gleichsetzen, das zwischen dem menschlichen Gehirn und dem Körper agiert. Es reguliert unterschiedliche Prozesse im Organismus und beeinflusst zahlreiche Prozesse.

Vom Endocannabinoid-System werden die Stimmungen und das Schmerzempfinden gesteuert. Dabei fungieren die körpereigenen (also endogenen) Cannabinoide ebenso als Aktivatoren der Zellen wie solche Cannabinoide, die von außen aufgenommen werden. Das Endocannabinoid-System beeinflusst viele Körperfunktionen. Es aktiviert Neurotransmitter wie GABA, Glutamat und Dopamin und ist an vielfältigen physiologischen Funktionen (wie der Gedächtnisleistung, Schmerzwahrnehmung, Stressantwort) beteiligt. Es spielt eine wichtige Rolle bei der Verarbeitung von aktuellen Informationen, so z. B. beim Zugriff auf das Arbeits- und das Kurzzeitgedächtnis.

Ein Eingriff kann massive Auswirkungen zur Folge haben. Bei psychischen Erkrankungen ist das Endocannabinoid-System häufig verändert. So löst beispielsweise die künstliche Blockierung von CB1-Rezeptoren schwere Angststörungen aus (Lammer et al 2018). Genetisch unterschiedliche Ausprägungen von CB1-Rezeptoren erhöhen oder vermindern die Anfälligkeit für Suchterkrankungen. Im Gehirn gibt es besonders viele Cannabinoid1-Rezeptoren, über die Cannabis psychoaktive Wirkungen entfaltet. Einige kommen auch außerhalb des Gehirns vor. Vom Rezeptor CB2 weiß man, dass er sich vermehrt in den Immunzellen von Lunge und Darm befindet und dass er antientzündlich wirkt.

Synthetische Cannabinoide

Synthetische Cannabis-Präparate sind künstlich hergestellte Substanzen, die in ihrer Wirkweise dem THC ähneln, aber teilweise wesentlich stärker psychoaktiv wirken (Whiting et al 2016). Sie sind relativ einfach herzustellen und deswegen in der Herstellung relativ preisgünstig. Sowohl synthetische Cannabinoide als auch der natürliche Wirkstoff THC aktivieren die Rezeptoren des Endocannabinoid-Systems.

Es gibt über zweihundert verschiedene synthetische Cannabinoide, die international identifiziert wurden, alle mit anderen chemischen Strukturen als THC. Ihre Wirkungen sind viel stärker als die von pflanzlichen Cannabinoiden. Manche haben eine kürzere Wirkung als THC, bei anderen ist sie länger. Alle haben ein hohes Suchtpotential. Die meisten stellen ein hohes Gesundheitsrisiko dar. Wegen ihrer starken und unberechenbaren Nebenwirkungen sind sie in vielen Ländern verboten. Zu den synthetisch hergestellten Cannabinoiden gehört „Baba-Liquid (Baba-L). Man nennt es auch CBD-Liquid, obwohl es so gut wie keine CBD-Effekte aufweisen. Es wird als Liquid in E-Zigaretten und gerne in Vapes verdampft und ist wegen der starken körperlichen und psychischen Wirkungen sehr gefürchtet (ga-praevention@lrasw.de). Neben dem deutlich höheren Risiko für psychotische Störungen kann es zu Herzrasen, Übelkeit mit Erbrechen, Bluthochdruck, Psychosen, Halluzinationen, Aggressionen, Kampfanfällen und einem höheren Abhängigkeitspotenzial kommen.

Synthetische Cannabinoide haben im Vergleich mit THC eine deutlich höhere Affinität zu CB1 und CB2 und dadurch insgesamt stärkere psychoaktive und toxische Effekte und Wirksamkeit. Zugleich weisen synthetische Cannabinoide kein CBD auf, das in Pflanzenprodukten von Cannabis sativa vorkommt und offenbar den ungünstigen klinischen Effekten von THC (z. B. Ängstlichkeit, psychotische Symptomatik) entgegenwirkt.

Kommentar: „Legal Highs" oder „neue psychoaktive Substanzen" (NPS) nennt man synthetisch hergestellte Designerdrogen, die die Wirkungen illegaler Drogen nachahmen. Legal Highs enthalten synthetische Cannabinoide, die manchmal als Kräutermischung in bunten Tüchern verpackt sind oder auch als Badesalz, Reiniger oder Research Chemical vermarktet werden.

Auf dem Schwarzmarkt ist es üblich, billigen Industriehanf mit synthetischem Cannabis zu mischen. Problematisch ist, dass eine Nachweisbarkeit mit den üblichen Drogenschnelltests schwierig sein kann. Selbst Drogenhunde können die Substanz kaum erschnüffeln. Man erkennt sie am besten mit professionellen Tests. Dazu eignen sich THC-Gehalt-Testgeräte und Drug-Checking-Stationen.

In der Regel werden die synthetischen Cannabinoide unterschiedlichen Pflanzenprodukten (z. B. Minze, Thymian beigemischt und dann „Spice" genannt.

Semisynthetische Cannabinoide

Halb-synthetische Cannabinoide sind Mischungen aus pflanzlichem THC und synthetisch hergestellten Cannabinoiden. Ein halb synthetisch hergestelltes Cannabinoid ist das Hexahydrocannabinol (HHC). Es wird als Alternative zu THC und aus Cannabidiol (CBD) synthetisiert, das aus Cannabispflanzen (Hanf) mit niedrigem THC (Tetrahydrocannabinol)-Gehalt gewonnen wird. Dazu gehören Cannabis(hanf)blüten und -harz mit niedrigem THC-Gehalt, auf die HHC aufgesprüht oder beigemischt wird. Zwei weitere halbsynthetische Cannabinoide sind das HHC-Acetat (HHC-O) und Hexahydrocannabiphorol (HHC-P).

Hexahydrocannabinol (HHC) wirkt ähnlich wie THC, ist aber weniger potent. Die Herstellung erfolgt in größerem Maßstab unter Verwendung von legal hergestelltem Cannabidiol (CBD), das selbst kein Rauschmittel ist. Es wird als Ersatz für Cannabis und THC-Produkte (in einer Reihe von Marken- und Nichtmarkenprodukten) verkauft. Beim Marketing und Werbung werden häufig Vergleiche zur Wirkung von Cannabis und THC gezogen.

Kommentar: Seit einigen Jahren wird intensiv daran gearbeitet, ein ausschließlich medizinisch wirkendes HHC zu synthetisieren, das nur minimale psychoaktive Wirkungen hat.

Kapitel 5

Nutzanwendungen und Wirkungen von Cannabis

Cannabis als Freizeitdroge (Genuss Cannabis)

Freizeitdrogen sind Substanzen, die zum Vergnügen und Wohlbefinden, aber nicht aus medizinischen Gründen konsumiert werden. THC ist - im Gegensatz zu CBD - eine solche Freizeitdroge. Sie hat das Ziel, die Lebensfreude zu vergrößern und wird deswegen auch Genussdroge genannt, kann aber auch das Gegenteil bewirken, nämlich gesundheitliche Störungen, einschließlich Psychosen, Depressionen, ja sogar kriminelles Verhalten zu verursachen. Schon ein einmaliger Konsum kann zu Beeinträchtigungen psychomotorischer Fähigkeiten führen. Aufmerksamkeits- und Gedächtnisleistungen können sich verschlechtern.

Kommentar: Die Bezeichnung „Freizeitdroge" oder „Genussdroge" vermittelt den Eindruck der Harmlosigkeit, was aber nicht immer zutrifft.

Cannabis und Urlaub

Die Touristik-Industrie hat Cannabis als ein lohnendes Geschäftsfeld entdeckt: Cannabis-Liebhaber mit und ohne Partner wollen zunehmend ihren Urlaub in einem Cannabis-freundlichen Land verbringen. In den USA sollen Kiffer-Ferien schon jetzt eine 20-Milliarden-Dollar-Industrie sein. In Deutschland hofft die Ferien- und Unterhaltungsindustrie auf eine ähnliche Entwicklung.

Wer eine Urlaubsreise plant, um seiner Cannabis Leidenschaft nachzugehen, sollte sich auf jeden Fall bei der Reiseagentur nach den Konditionen der Hin- und Rückreise sowie den Bedingungen für Besitz und Konsum vor Ort erkundigen. Die Bedingungen können von einem Land zu Land (und auch innerhalb eines Landes) sowie von einem Jahr auf das andere variieren. Cannabis Reise Agenturen beraten bei der Auswahl Cannabis freundlicher Regionen, sie informieren über die rechtlichen Bedingungen vor Ort, kennen den lokalen legalen und illegalen Markt, die Strenge bzw. Toleranz der überwachenden Institutionen, die Sauberkeit, die Qualität und die Stärke der vor Ort angebotenen Ware sowie die zu erwartenden Strafen bei Nichtbefolgung der lokalen Bestimmungen.

Wenn man als Patient innerhalb Deutschlands oder des Schengen-Raums verreist, darf man medizinisches Cannabis für bis zu 30 Tage unter der Bedingung einer „Bescheinigung für das Mitführen von Betäubungsmitteln im Rahmen einer ärztlichen Behandlung" mit sich führt. Sie belegt, dass es sich um ärztlich verschriebenes Cannabis handelt. Für Auslandsreisen außerhalb des Schengen Raums gibt es Bestimmungen, die - je nach Reiseziel - abweichen. Reisen mit medizinischem Cannabis ist grundsätzlich (wie auch bei anderen Betäubungsmitteln) möglich. Nicht gestattet ist die Mitnahme von Betäubungsmitteln durch vom Patienten beauftragte Personen, „da Betäubungsmittel ausschließlich für den eigenen Bedarf mitgeführt werden dürfen". Für jedes verschriebene Betäubungsmittel benötigt man eine gesonderte Bescheinigung. Medizinisches Cannabis sollte zusammen mit der Bescheinigung und einer Kopie des Rezepts im Handgepäck mitgeführt werden. Ohne Bescheinigung darf Cannabis nach Deutschland weder ein- noch ausgeführt werden.

Illegale Betäubungsmittel „einschließlich synthetischer Drogen, Designerdrogen, Cannabidiol (CBD) und medizinischem Cannabis" sind gemäß den Richtlinien der meisten Kreuzfahrtgesellschaften verboten. Auf einigen Schiffen sind Cannabis Produkte (vornehmlich CBD) bei Vorlage medizinischer Bescheinigungen allerdings erlaubt. Es kann sein, dass Besitz und Konsum in manchen angefahrenen Häfen legal, in anderen hingegen illegal sind. Es empfiehlt sich grundsätzlich, vor Reiseantritt bei der entsprechenden Linie die notwendigen Bestätigungen einzuholen.

Produkte, die weniger als 0,3 % THC auf Trockengewicht Basis enthalten und sich im Handgepäck befinden, sind in den meisten Fluglinien erlaubt. CBD-Vape-Pens und Cannabis dürfen zwar im Handgepäck, nicht aber im aufgegebenen Fluggepäck vorhanden sein.

Cannabis als Gebrauchsmittel (Nutzhanf)

Die meisten Menschen betrachten Cannabis als Droge. Tatsächlich gibt es aber viele Eigenschaften, die Cannabis auch zu einem wertvollen Gut machen. So ist z. B. die Hanffaser zur Herstellung bestimmter Papiere sehr geeignet. Johannes Gutenberg druckte 1455 seine Bibel auf Hanfpapier. Aus Nutzhanf (auch bekannt als Industriehanf) können verschiedene Produkte wie reißfeste Seile für die Schifffahrt, Dämmmaterial für die Bauwirtschaft, Speiseöl zum Kochen, ätherische Öle für kosmetische Zwecke hergestellt werden. Cannabis eignet sich zum Hausbau, aber auch als Grundlage für Farben, Lacke, Waschmittel und vieles mehr.

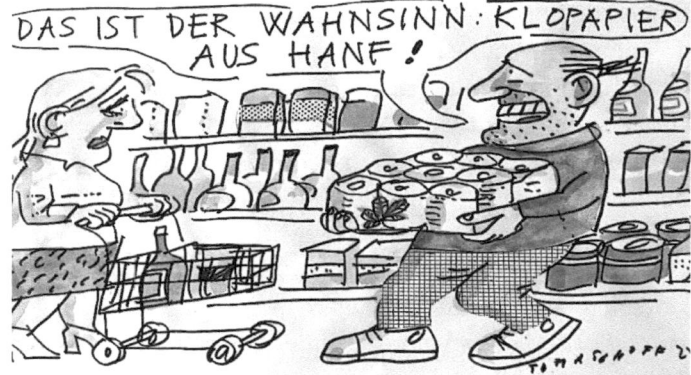

Copy Right: Dr. med. Jan Tomaschoff, Arzt für Neurologie und Psychiatrie, Düsseldorf

Cannabis als Lebens- und Genussmittel

Genussmittel sind solche Produkte, die der Mensch wegen ihres Geschmacks oder der anregenden Wirkung, aber weniger zur eigentlichen Ernährung konsumiert. Das ist vor allem bei den Edibles, den Cannabis Cookies, den Haschkeksen, der Fall. Lebensmittel dienen hingegen vorwiegend der Ernährung, weniger dem Genuss.

Hanf (Cannabis Samen) war im alten China (um 6000 v. Chr.) nicht nur aufgrund seiner Haltbarkeit, sondern auch als Lebensmittel geschätzt. Er war in der Antike ein wichtiger Bestandteil der Ernährung. Heute dient er eher dem Genuss. Er wird in Edibles, in Haschkeksen, in Pizzas weniger wegen des Ernährungswertes als wegen des Geschmacks von Feinschmeckern, besonders in der asiatischen Bevölkerung geschätzt. Wissenschaftler der Universität Hohenheim sehen in ihm ein wertvolles Superfood. Ihre Untersuchungen bestätigen, dass Cannabis-Samen alle essentiellen Aminosäuren mit einer hohen biologischen Wertigkeit und mehrfach ungesättigte Fettsäuren enthält. Er ist reich an Omega-3 und Omega-6 Fettsäuren und enthält die Spurenelemente Magnesium, Eisen, Zink und Calcium, Vitamin B1, B2. Hanf-Food ist somit ein idealer Energie- und Ballaststoff-Lieferant. Es enthält die Spurenelemente Magnesium, Eisen, Zink, Kalzium, Vitamin B1 und B2. Hanf-Food ist somit ein idealer Energie- und Ballaststoff-Lieferant.

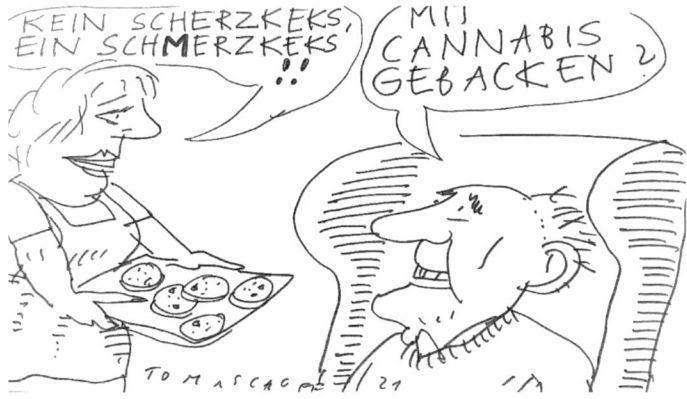

Copy Right: Dr. med. Jan Tomaschoff, Arzt für Neurologie und Psychiatrie, Düsseldorf

Kommentar: *Aufgrund der hohen Fett- und Energiedichte sollte man täglich nicht mehr als 30 g Hanfsamen* (Cannabis Samen) *zu sich nehmen. Man kann ihn mit Nüssen vergleichen, von denen man täglich eine Handvoll essen sollte. CBD-Öle werden in Form von Nahrungsergänzungsmitteln vertrieben, gleichwohl die Grundlagen als Lebensmittel für sie fragwürdig sind und in Deutschland nicht als Lebensmittel gehandelt werden dürfen. „Durch eine nachgewiesene Anwendungssicherheit wird ein Arzneistoff nicht zum Lebensmittel", heißt es. Lebensmittel mit Hanfsamen und daraus gewonnenem Öl oder Mehl sind allerdings als Zutaten in Lebensmitteln erlaubt. Für Tees darf man Hanfblätter verwenden. Cannabis mit einem Gehalt von 0,3 % THC und mehr wird allerdings als Betäubungsmittel eingestuft und ist verboten.*

Mit Cannabis angereicherte Edibles

Cannabis-Edibles sind Lebensmittel (oder Getränke), die mit psychoaktiv wirkendem Cannabis angereichert sind. In einigen Fällen wird das Cannabis direkt in die Lebensmittel eingekocht, in anderen werden die Cannabinoide zunächst extrahiert und dann einer neuen Substanz zugesetzt. Ein gutes Beispiel dafür ist die Cannabutter, die zum Kochen anderer Rezepte verwendet wird.

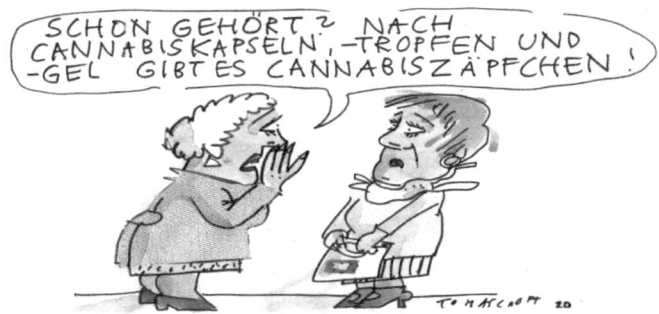

Copy Right: Dr. med. Jan Tomaschoff, Arzt für Neurologie und Psychiatrie, Düsseldorf

In den USA ist es populär, Esswaren wie Schokolade, Kekse oder Kuchen, mit Cannabis anzureichern und den Gästen in Form von Edibles anzubieten. In der Vergangenheit ist es allerdings häufig vorgekommen, dass Kinder die Edibles naschten und in einen Rausch gerieten. 2021 (also nach der Liberalisierung) sollen in den USA mehr als 3.050 Kleinkinder wegen akuter Cannabis Vergiftungen nach dem Genuss von Edibles im Krankenhaus behandelt worden sein.

Kommentar: Theoretisch darf in Deutschland der THC Gehalt in den Lebensmitteln nicht mehr als 0,2 % betragen, denn sonst würden sie als Betäubungsmittel eingestuft und den BTM-Bestimmungen unterliegen. In den USA ist der THC-Gehalt zum Teil wesentlich höher. Das Risiko gesundheitlicher Schäden nach dem Genuss vieler Edibles ist daher dort relativ hoch.

Wirkeintritt von Cannabis

Der Zeitpunkt des Wirkeintritts hängt davon ab, ob das Cannabis eingeatmet, geschnupft, über Sprays in der Mundhöhle, über eine ölige oder alkoholische Lösung oder über den Magen-Darm-Trakt in Kapseln, Tee oder Plätzchen (Edibles) oder in einer Pizza aufgenommen wird. Wird es eingeatmet, tritt die Wirkung früher ein als bei Aufnahme über den Magen, von wo es erstmal in der Leber verarbeitet wird, bevor es in das Blut, in das Gehirn und dort zu den Rezeptoren gelangt.

In Deutschland wird Cannabis vor allem in Joints geraucht. Ein Joint (auch Tüte genannt) ist ein mit Cannabis gefülltes Papier, das zusammengedreht, mit Tabak vermischt, geraucht wird. Ein Joint enthält etwa 0,32 g Cannabis. 25 - 30 Gramm reichen für 90 Joints, also etwa drei Joints am Tag; eine Menge, die international schon als riskant gilt. In einigen Regionen wird Cannabis pur (d. h. ohne Tabakbeigabe) geraucht. Wenn es geraucht wird, setzt die Wirkung schnell ein. Nach etwa 20 bis 40 Minuten erreicht sie ihr Maximum, klingt dann langsam ab und kommt nach 3 bis 5 Stunden weitestgehend zum Stillstand. Der große Vorteil des Verdampfens (Vaporisation) liegt darin, dass keine potenziell schädigenden verbrannten Inhaltsstoffe (wie beim Rauchen) eingeatmet werden.

Die orale Aufnahme (über den Mund) von Cannabisblüten erfolgt zumeist in Form von Tees oder Keksen, wobei eine exakte Dosierung schwierig ist. Gelegentlich wird Cannabis in Tee, Kaffee, Desserts oder Backwaren und Süßigkeiten aufgelöst sowie mit anderen Getränken als Cocktail gemixt. Manche Liebhaber träufeln sich Cannabis-Öle und Tinkturen in den Mund und spülen sie dort einige Zeit hin und her. Auch über Suppositorien kann Cannabis aufgenommen werden und seine Wirkung entfalten.

Liebhaber rauchen Cannabis gerne mit speziellen Haschischpfeifen und Bongs (Wasserpfeifen). Der Rauch soll dann angeblich bis in die letzten Kapillaren der Lunge gelangen, von wo die Inhaltsstoffe über das Blut in das Gehirn transportiert werden. Dort besetzen sie Cannabinoid-Rezeptoren, veranlassen die Freisetzung bestimmter Neurotransmitter und lösen körperliche und psychische Reaktionen aus. Immer populärer werden E- Zigaretten, E-Shishas und Vaporizer, deren Liquids sich gut zur Aufnahme von Cannabis eignen. Durch den schonenden Erhitzungsprozess werden die empfindlichen Cannabinoide angeblich geschont.

Rückstände befinden sich noch lange im Körper. Der Abbau dauert länger als die Wirkung. Im Urin sind die Metaboliten (Abbauprodukte) noch bis zu 30 Tagen nach dem Konsum nachweisbar. Ursache ist die Lipophilie (Fettlöslichkeit).

Akute Wirkungen und Verhaltensweisen bei Cannabis-Konsumenten

Die Wirkung hängt von der Qualität und Dosis des Cannabis, der Art der Aufnahme, aber auch der jeweiligen Lust und Laune des Konsumenten ab. Bei einer Inhalation erfolgt der Wirkeintritt sehr schnell innerhalb weniger Minuten und dauert 3 bis 4 Stunden. Der Wirkeintritt nach Aufnahme über den Magen-Darmtrakt erfolgt nach 30 bis 90 Minuten und dauert 4 bis 8 Stunden.

Angstzustände, Panikgefühle und Verfolgungsängste können - besonders beim ersten Mal - auftreten. Manche Kiffer sind im Rausch euphorisch und entwickeln Ideen, verbunden mit starken Gedankensprüngen, andere sind schweigsam und/oder fühlen sich wohlig entspannt. Einige entwickeln einen auffallenden Appetit, ja einen richtigen „Fress-Flash". Bei den meisten Konsumenten kommt es im Rausch zu einem schnelleren Puls. Übelkeit und Schwindel sind selten. Je höher der CBD-Anteil im Joint, umso stärker ist die Müdigkeit, die Manche mit Entspanntheit gleichsetzten.

Typische Verhaltensweisen gibt es nicht. Dauerkiffer sind zumeist ruhig und emotionslos. Sie verhalten sich unauffällig. Gerne rauchen sie in Gesellschaft. Nachdem die Haschischpfeife zubereitet oder die große Haschischzigarette gedreht ist, kreist sie in der Gruppe. Jeder macht einen möglichst tiefen Zug und hält den Rauch lange in den Lungen. Er reicht den Joint, die Pfeife oder die Hash-Zigarette dann an seinen Nachbarn weiter, der ebenso verfährt. Es herrscht eine Art Disziplin innerhalb der Gruppe. Krawallmacher findet man selten (Stringaris 1939).

Die meisten CB1-Rezeptoren befinden sich im Gehirn, die CB2-Rezeptoren hingegen mehrheitlich in der Peripherie. Die Wirkungen vom THC-Cannabis konzentrieren sich auf die CB1-Rezeptoren, die für das Denken und das Gedächtnis, die Stimmung, den Appetit, den Schlaf, das Erleben, die Gefühle und die Schmerzen zuständig sind. Das Kurzzeitgedächtnis ist häufig gestört. Was fünf Minuten zuvor geschehen ist, gerät häufig in Vergessenheit, was oft als amüsant erlebt wird. Subjektiv wird die Wahrnehmung intensiviert. Den CB2-Rezeptoren werden immunologische und entzündungshemmende, relaxierende, krampflösende und schmerzstillende Eigenschaften zugeschrieben. Bei der Schmerzentstehung und bei muskulären Spasmen sind sowohl CB1- als auch CB2-Rezeptoren beteiligt.

Bekannte Akutwirkungen von THC sind Euphorie, Fröhlichkeit und „High sein". Andere akute THC-Wirkungen sind plötzlicher Hunger, Konzentrations- und Gedächtniseinschränkungen sowie ein Rausch. Einige Konsumenten berichten über angenehme akustische und visuelle Sinneswahrnehmungen.

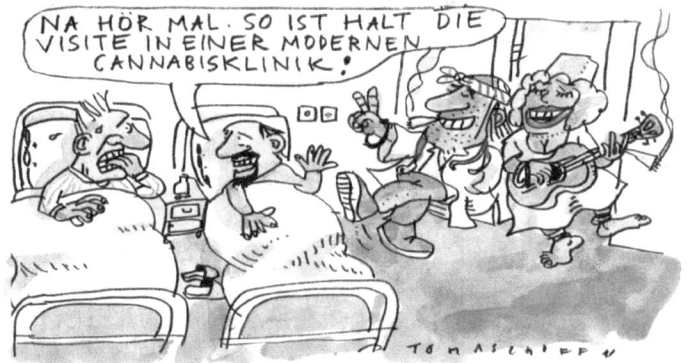

Copy Right: Dr. med. Jan Tomaschoff, Arzt für Neurologie und Psychiatrie, Düsseldorf

Die Rauschwirkung von Cannabis

Das Rauschgefühl kann sehr unterschiedlich sein. Das „High sein" empfindet jeder Mensch anders. Es reicht von einer Euphorie bis zu Ängsten. Die schon vorhandene Grundstimmung wird verstärkt. Einige empfinden bestimmte Reaktionen als angenehm, andere als unangenehm oder sogar beängstigend. Manche spüren nichts, anderen wird übel. Positive Gefühle können intensiver erlebt, negative Stimmungen aber auch verschlimmert werden.

Einige Cannabis Liebhaber wollen im Rausch ihr Bewusstsein erweitern, ihre Sinneswahrnehmung intensivieren, um kreativer und origineller zu werden. Andere schätzen die Euphorie. Ein Gefühl der Leichtigkeit macht sich bei ihnen breit. Die meisten jugendlichen Cannabiskonsumenten streben, das „High" sein an. Es entsteht durch das THC, das sich an Cannabinoid-Rezeptoren bindet, die im ganzen Körper vorhanden sind, vor allem aber im Gehirn. Je stärker der THC-Anteil ist, desto intensiver ist der Rausch. „High" wird man nicht durch CBD. Beginn, Intensität und Dauer der Rauschwirkung werden durch CBD eher gehemmt.

Grundstimmung und psychische Stabilität des Konsumierenden beeinflussen u. a. die Wirkung. Zu den angenehmen Wirkungen zählen die Entspannung, die Ausgeglichenheit und das Wohlbefinden. Die Euphorie kann gleichzeitig gepaart sein mit emotionaler Gelassenheit. Übliche Denkmuster treten dann in den Hintergrund. Neuartige Ideen und Einsichten, verbunden mit starken Gedankensprüngen, entstehen. Nebensächliches wird deutlicher wahrgenommen.

Das Gemeinschaftserlebnis unter Freunden wird intensiviert, oft verbunden mit Albernheit. Viele haben das Gefühl, sich besser in ihren Gegenüber hineinversetzen zu können.

Kommentar:. Cannabissorten mit einem hohen THC-Anteil haben in den letzten Jahrzehnten zugenommen. Besonders die in den Cannabisplantagen speziell gezüchteten Pflanzen enthalten mehr THC und kaum noch CBD, was nach Meinung einiger Experten möglicherweise die Ursache für das (in letzter Zeit) angeblich erhöhte Psychose-Risiko bei Cannabis-Rauchern sein soll. Je geringer der CBD-Anteil ist, desto halluzinogener wirkt der Rausch. Je höher der CBD-Anteil ist, desto stärker dominier die Schläfrigkeit.

Gründe für den heute höheren THC-Gehalt im Cannabis sollen neben der Vorlieben der Konsumenten, aber auch die Klimaerwärmung in den produzierenden Ländern sein. Fortschritte der Gentechnik spielen sicherlich auch eine Rolle. Laut der Deutschen Beobachtungsstelle für Drogen und Drogensucht lag der THC-Gehalt 2010 bei rund sieben Prozent, zehn Jahre später stieg er bereits auf über zwanzig Prozent. Heute (2023) schwankt das auf dem Schwarzmarkt erworbene Cannabis je nach Sorte, Anbau und Verarbeitung um etwa 30 Prozent. Die Herstellung von Cannabis mit einem 100 % hohen THC Anteil ist technisch möglich. 1969 wurde übrigens mit nur einem Prozent THC gekifft.

Faktoren, die die Wirkung von Cannabis beeinflussen

- Einstiegsalter, intensiver Konsum und CoKonsum von Tabak

- Intensität, Menge und Stärke je nach Sorte.

- Konsumform: Gegessen oder getrunken, setzt die Wirkung wesentlich später ein als bei einer Inhalation.

- Das Verhältnis von THC zu CBD beeinflusst die „Qualität" des Rausches. Hat der Joint einen geringen CBD-Anteil, kann der Rausch stärker halluzinogen wirken.

- Unmittelbare Umgebung und Atmosphäre machen einen Unterschied. Entscheidend ist häufig auch der persönliche Wohlfühlfaktor.

- Die gleichzeitige Einnahme anderer Medikamente kann die Wirkung steigern oder reduzieren. Besonders gefährlich ist ein Mischkonsum mit Alkohol.

- Tagesform, körperlichen Verfassung, Erfahrungen und Erwartungen sowie Grundstimmung an den Rauschbeeinflussen die Wirkung.

Physiologische bzw. therapeutische Eigenschaften von THC und CBD (nach Herdegen 2024)

	THC	CBD
Schmerzreduzierend:	++	+
Angstreduzierend:	++	+
Schlaffördernd:	++	+
Krampfanfall reduzierend:	(+?)	++
Brechreiz lindernd:	++	+
Appetit:	steigernd	hemmend
Dermatologische Effekte:	nein	++
Entzündungshemmend:	+	++
Sedierend:	++	+
Berauschend:	++	nein
Blutdruck:	Abfall	neutral
Herzfrequenz:	+	neutral

Physiologische Veränderungen im Gehirn nach Cannabiskonsum?

Landesweit repräsentative Daten aus den USA deuten darauf hin, dass dort etwa 30 % der Menschen nach häufigem Cannabisgebrauch eine „Cannabiskonsumstörung" entwickeln (Hasin et al., 2015). Abhängig vom Konsumverhalten und vom THC/CBD-Gehalt stellen sich bei ihnen Beeinträchtigungen der Lern- und Erinnerungsleistung ein. Zu nachteiligen Auswirkungen kommt es besonders bei Jugendlichen. Bildgebende Untersuchungen bestätigen, dass sich das Gehirn in seiner Arbeitsweise verändert.

Kommentar: Langjährige Cannabisraucher sollen eine dünnere Hirnrinde (vor allem in den präfrontalen Regionen) entwickeln. Ob diese aber tatsächlich im Zusammenhang mit den Auswirkungen von häufigerem Kiffen stehen, ist nicht eindeutig gesichert. Unklar ist auch, ob die Auswirkungen bei einer Abstinenz später vollkommen verschwinden.

Die Wirkung von Cannabis bei Tieren

Ähnlich wie bei Menschen wirkt Cannabis auch bei Tieren vorwiegend auf Rezeptoren im Gehirn. Hunde haben (im Vergleich zu Menschen) eine höhere Anzahl an Cannabinoid-Rezeptoren im Gehirn, was deren größere Empfindlichkeit gegenüber THC erklärt. Cannabis kann beim Hund Schmerzen lindern und Angstzustände (sowie Stress) positiv beeinflussen. Manche Hundebesitzer geben ihrem Hund zur Entspannung und Angstreduzierung bei Feuerwerken oder Autofahrten prophylaktisch CBD-Öl. Dabei ist bei kleinen Hunden allerdings Vorsicht geboten, denn schon geringe Dosen können bei ihnen epileptische Anfälle auslösen. Manche kleine Hunde reagieren schon sensibel auf Cannabis Passivrauch. Hunde und Katzen können durch Cannabis high werden.

Die Geruchsentwicklung von Cannabis

Während der Wachstumsperiode entwickeln sich in den Blüten der Pflanze aromatische Öle (Terpene), die für den charakteristischen Geruch und Geschmack der Pflanze verantwortlich sind. Sie werden in denselben Drüsen produziert, in denen auch Cannabinoide wie THC und CBD produziert werden.

Limonen ist ein Terpen, das sich nicht nur in Cannabispflanzen befindet, sondern auch in Zitrusschalen, Wachholder und in Pfefferminze. Es hat ein citrusartiges Aroma und kann bei Konsum stimmungsaufhellend und stressabbauend wirken. In der Medizin wird es meist als Angstlöser in Antidepressiva und auch zur Regulierung der Magensäure verwendet. Je nach Sorte gibt es süße, fruchtige und sogar brennstoffartige Düfte, die die Ursache für den Namen der Cannabis-Sorte sind. Die Sorte Lemon Haze bekam ihren Namen z. B. aufgrund des citrusartigen Duftes, den man beim Riechen der Sorte identifizieren kann. Die Cheese Sorte soll an den Geruch bestimmter Käse erinnern. Für manche Cannabisliebhaber sind neben der Wirkung, die Symbiose aus Duft und gutem Geschmack der Schlüssel zur bevorzugten Cannabissorte.

Kapitel 6

Cannabis als Medikament (Medizinisches Cannabis)

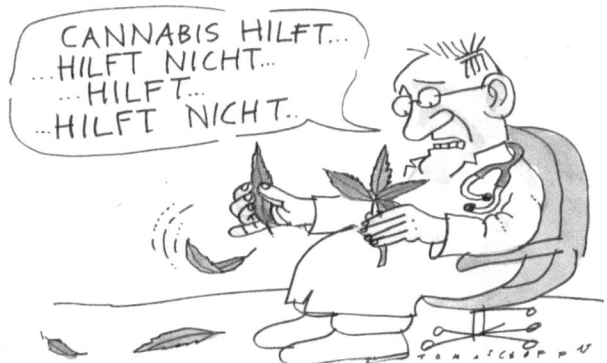

Copy Right: Dr. med. Jan Tomaschoff, Arzt für Neurologie und Psychiatrie, Düsseldorf

Cannabis zu medizinischen Zwecken

Wird Cannabis zur Behandlung oder Linderung von Beschwerden und Erkrankungen eingesetzt, so spricht man von „medizinischem Cannabis oder Medizinalcannabis". Medizinischer Cannabis unterliegt strengen pharmazeutischen Qualitätsstandards. Ein gleichbleibender Wirkstoffgehalt ist sichergestellt und ungünstige Inhaltsstoffe (wie Pestizide, Schimmelpilze sowie Streckmittel) sind in ihnen ausgeschlossen. Medizinischer Cannabis unterlag vor der Legalisierung - im Gegensatz zu THC und CBD - nicht dem Betäubungsmittelgesetz. Besitz und Konsum waren legal. Für medizinisches Cannabis entfällt nach wie vor die Eigenschaft als Betäubungsmittel.

Der Anteil von CBD ist im medizinischen Cannabis relativ hoch, in der Regel höher als der von THC. Entscheidend für die Definition von medizinischem Cannabis ist aber nicht der CBD- oder der THC-Gehalt. Medizinischer Cannabis ist ganz normaler Cannabis, der sowohl CBD als auch THC (oder beides gemeinsam) enthalten kann, aber nicht muss. Die „Ansprechraten" und Wirkungen von medizinischem Cannabis variieren je nach dem Anteil von CBD und THC. (Herdegen 2024, (Petzke 2019). Je mehr CBD im Cannabis enthalten ist, desto wirksamer soll es sein. Es wird gerne bei Schmerzen, einer Spastik, Missempfindungen, Einschlafstörungen, bestimmten Anfallleiden, aber auch in Pal-

47

liativsituationen und therapieresistenten Krebserkrankungen. Hingegen wirkt es kaum als Genussdroge. 2021 wurde laut GKV-Spitzenverband ein Umsatz von rund 185 Millionen Euro mit Cannabis für medizinische Zwecke erwirtschaftet.

Kommentar: Medizinischer Cannabis zählt zu den „ut aliquid fiat" Medikamenten. Darunter versteht man Präparate, die zwar lindernd wirken, aber in der Regel einem Vergleich mit schulmedizinischen Präparaten nicht standhalten. Bei den CBD-Wundermitteln, wie sie von einigen Herstellern in der Werbung angepriesen werden, handelt es sich teilweise um Placebo-Präparate. Die einzige CBD-Anwendung, die als gesichert und nachweisbar wirksam gilt, betrifft die Behandlung bestimmter Anfall-Erkrankungen (Epilepsien und Tourette Syndrom). CBD ist bei vielen Beschwerden und Krankheiten (Schmerzen, Angst, Morbus Crohn, Diabetes, Schlafstörungen und Multiple Sklerose) zwar wirksam, aber weniger effektiv und hat eine geringere Wirksamkeit als andere schulmedizinische Präparate.

Ärztlich verordnete cannabishaltige Medikamente

Interdisziplinäre Evidenz- und Konsensus basierte Leitlinien, die eine Überlegenheit cannabisbasierter Arzneimittel nachweisen und deren Einsatz rechtfertigen, gibt es sehr viel weniger als die Cannabis-Werbung behauptet. Wenn überhaupt, dann wird Cannabis von den medizinischen Fachgesellschaften (S-3-Leitlinien) nur als Zweit- oder Drittlinientherapie empfohlen.

Sativex (Sativex®) ist ein zugelassenes Fertigarzneimittel auf THC-Basis. Es ist eines von den drei zugelassenen Fertigarzneimitteln. Verschrieben wird das Präparat gerne bei mittelschwerer bis schwerer Spastik bei Patienten mit Multipler Sklerose (MS), wenn die Beschwerden auf andere Arzneimittel nicht ansprechen. Der Cannabis Mundspray hat antispastische und psychotrope Eigenschaften. Er ist als Mittel der zweiten Wahl zur Symptomverbesserung zugelassen.

Es gibt eine Vielzahl synthetischer CB-Agonisten und -Antagonisten, die sich von THC ableiten. **Nabilon (Canemes®)**ist eine vollsynthetische Variante des psychotropen Cannabisinhaltsstoffes Δ^9-Tetrahydrocannabinol (THC). Es wird seit 2017 gerne bei Chemotherapie verursachter Übelkeit und Erbrechen dann eingesetzt, wenn andere Präparate nicht wirken. Außerdem ist es bei starker Gewichtsabnahme zugelassen.

Dronabinol® ist die chemische Bezeichnung für das aus der Hanf-Blüte (Cannabis sativa) gewonnene trans-Isomer des Δ^9-Tetrahydrocannabinol (THC). Dronabinol ist ein teil-synthetisches Derivat, das manche Ärzte gerne bei Übelkeit und Erbrechen, Appetitverlust und Gewichtsverlust, aber auch bei chronischen Schmerzen einsetzen.

Ein Spray zur Anwendung in der Mundhöhle (**Nabaximol**) mit den Inhaltsstoffen THC und CBD ist zugelassen zur Symptomverbesserung bei Erwachsenen mit mittelschwerer bis schwerer Spastik aufgrund von Multipler Sklerose.

Vor der Verordnung von **Cannabis-Blüten** wird allgemein gewarnt, da die Wirkstoffkonzentration von Mischung zu Mischung unterschiedlich stark ist. Die Wirkungen werden auch durch die Art der Anwendung (z. B. Rauchen, in Backwaren, als Beilage in Pudding etc.) beeinflusst. Verunreinigungen und Überdosierungen kommen vor.

THC wird in einigen Präparaten mit CBD kombiniert. Man geht davon aus, dass es im Falle einer Kombination von THC mit CBD zu anderen Auswirkungen und Nebenwirkungen kommt als wenn die Cannabis-Bestandteile einzeln eingenommen werden (Curran et al., 2016, Andreae et al. 2015). Je höher der THC-Gehalt, desto stärker soll die psychoaktive Wirkung bzw. Rauschwirkung sein. CBD verursacht keine THC-typischen psychoaktiven Effekte, möglicherweise hemmt es sogar die Wirkung von THC. In den letzten Jahren ist der THC-Gehalt gestiegen, hingegen der CBD-Gehalt gleichgeblieben oder ist sogar gesunken.

Kommentar: Medizinisches Cannabis ist nur per Rezept erhältlich. Seit April 2024 kann es per elektronischem Rezept verordnet werden - Mit der Teil-Legalisierung von Cannabis unterliegt die Verordnung nicht länger dem Betäubungsmittelgesetz! Ausnahme ist das Nabilon, das auch zukünftig auf dem BtM-Rezept zu verordnen ist.

Cannabis zur Entspannung

Zu den erwünschten Wirkungen zählen die körperliche und geistige Entspannung. Sie sind nach CBD ausgeprägter als nach THC. Den Konsumenten wird eine größere Toleranz und Gelassenheit nachgesagt. So lautete 2023 das Motto der jährlich in Berlin stattfindenden Hanfparade „Hanf ist prima für Frieden und Klima". Man sagt, Cannabis sei hervorragend geeignet, Problemen toleranter, gelassener und gleichgültiger gegenüber zu stehen.

Tatsächlich steckt hinter der Entspannung des Cannabis-Abhängigen aber auch Trägheit, hinter der „Toleranz" ein gefährlicher Individualismus und hinter der „Gelassenheit" eine Gleichgültigkeit anderen Menschen (dem Umfeld, aber auch sich selbst) gegenüber.

Kommentar: Die Liberalisierung erlaubt dem Konsumenten seinen Rausch in-

dividueller auszuleben, aber lässt ihn auch oberflächlicher und einsamer werden. Der Cannabis-Rausch verspricht Freiheit und Toleranz, die so manche Konsumenten aber überfordern (Lenzen, Blaues Kreuz 2023). Die Überforderung soll mit ein Grund für die Zunahme von Depressionen und Suizide nach der Legalisierung von Cannabis in einigen Staaten sein.

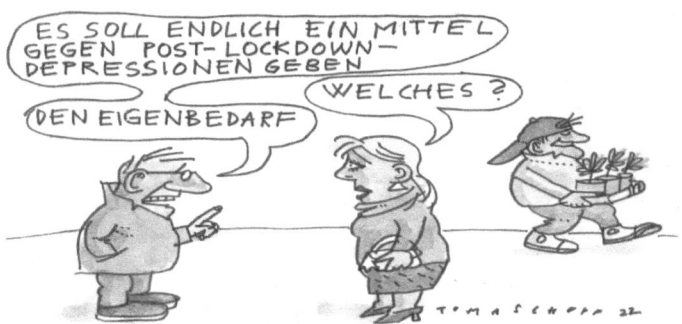

Copy Right: Dr. med. Jan Tomaschoff, Arzt für Neurologie und Psychiatrie, Düsseldorf

Cannabis zur Schmerzbekämpfung

Wirksamkeit und Nutzen von Cannabis zur Schmerzbekämpfung werden sehr unterschiedlich eingeschätzt (Petzke 2019). Die Daten der Metaanalysen sind insgesamt eher inkonsistent, was u. a. an der unterschiedlichen Wirkung je nach Schmerzursache, Schmerz-Lokalisation, Schmerzempfindung und gleichzeitigen, Begleittherapien sowie der Applikationsform, Dosierung und Qualität von Cannabis liegt. Der Anteil von THC oder CBD hat sicherlich einen Einfluss, wobei in der Mehrzahl der Therapiestudien das CBD sowohl lokal als auch systemisch appliziert wurde. CBD- Präparate können sich sehr stark in ihrer Formulierung unterscheiden. Präparate mit hohem CBD-Gehalt haben andere Wirkungen als Präparate mit niedrigem CBD-Gehalt. In einer Placebokontrollierten Studie bei Patienten mit Polyneuropathie wurde gezeigt, dass über die Haut verabreichtes CBD (z.B. RubaXX) neuropathische Schmerzen, arthritische Schmerzzustände, Entzündungen und Juckreiz reduzieren kann (Xu, DH, Cullen, BD et al 2020).

Die Verschreibung von Cannabisblüten und Dronabinol (synthetisches hergestelltes THC) gegen Schmerzen ist seit 2017 in Deutschland unter der Voraussetzung erlaubt, dass andere Schmerzmittel zur Beschwerdelinderung nicht ausreichen (Horlemann und Schürmann 2022).

Wenn überhaupt, dann führt Cannabis offensichtlich nur unter bestimmten Bedingungen zu einer Schmerzstillung, die dann häufig auch nur mäßig ist. Bei hohen Dosierungen treten signifikant häufiger Nebenwirkungen auf. Die Erfahrung, dass Spastik-Beschwerden im Verlauf einer Multiplen Sklerose (MS) nach Einnahme von Cannabis gelindert werden, wird mit der entspannenden Wirkung von Cannabis erklärt. Es findet keine direkte Wirkung auf die Schmerzrezeptoren statt. Gesichert ist, dass Cannabis die Wirkung anderer klassischer Schmerzmittel (wie z. B. die von Opioiden) unterstützen kann. Dronabinol kann z. B. die Opioiddosis um etwa 50 % gegenüber der Ausgangsdosis senken. Dies hat auch Nachteile. Über Todesfälle wegen einer versehentlichen Opioid-Überdosierung bei gleichzeitiger Cannabisgabe wurde mehrfach berichtet.

Kommentar: Die meisten getesteten Produkte stammen von Cannabis, das über den Magen-Darm Trakt und nicht über die Atemwege aufgenommen wurde. Außerdem beruhen die Studien häufig auf Selbstauskünften und sind nicht randomisiert. Sie haben im Vergleich zu kontrollierten klinischen Studien nur eine geringe Aussagekraft.

*Die CaPRis-Studie (**Ca**nnabis: **P**otential und **R**isiko) kam zu dem Schluss, dass die bisherigen Studien-Ergebnisse auf subjektiven Einschätzungen der Patienten beruhen und eine objektive schmerzreduzierende Wirksamkeit deswegen nicht belegt werden kann.*

Erwünschte und unerwünschte medizinische Wirkungen von CBD

CBD findet man in vielen Produkten (Tinkturen, Gel, Lotionen, Getränken, Lebensmitteln, Kapseln, Ölen und in Massage- sowie Pflegeprodukten), die im Handel für jedermann frei erwerbbar sind. In der Werbung wird das CBD häufig als Wundermittel gepriesen, was es aber sicherlich nicht ist. Es wirkt – wenn überhaupt - nur symptomatisch (symptomlindernd) und nicht kurativ (heilend). Tatsächliche nachweisbare Vorteile aus Therapiestudien gegenüber schulmedizinischen Präparaten gibt es kaum. Gleiches trifft auch auf die - schon in der Antike beschriebene - Cannabis Wirksamkeit gegen Arthrosen, Migraine und Krämpfe zu.

Das in Deutschland frei verkäufliche CBD-Öl gilt als Alternative für viele Medikamente, die wegen ihrer Unwirksamkeit oder Unverträglichkeit nicht verabreicht werden. Der THC-Gehalt im frei verkäuflichen Öls liegt unter 0,2 Prozent, so dass keine berauschende Wirkung eintritt und es niemals als Betäubungsmittel eingestuft wurde.

Viele Konsumenten berichten über gute Erfahrungen mit der Einnahme von CBD-Präparaten bei Einschlafproblemen, Schmerzen und Stress. Es heißt, dass Altersheime in Israel und in Kalifornien ihren Bewohnern abends prophylaktisch CBD gegen Einschlafstörungen geben. CBD soll in höherer Dosierung der berauschenden Wirkung von THC entgegenwirken. Der THC-verursachte Rausch soll bei zusätzlicher CBD-Einnahme weniger halluzinogen wirken.

CBD wird gerne in der Kosmetik eingesetzt. Dank seiner entzündungshemmenden Wirkung soll es die Talgproduktion regulieren, wovon Menschen mit Pickeln und Akne profitieren. Als Gel wird es bei Gelenkschmerzen und chronischen Entzündungen eingesetzt (Boehm 2023). Je höher der CBD-Gehalt, desto häufiger wird über immunsuppressive, entzündungshemmende und antiarthritische Wirkungen berichtet.

CBD verursacht auch Nebenwirkungen (z. B. Schläfrigkeit, Appetitverlust, Durchfall und gelegentlich sogar Krampfanfälle). Es kann zu Wechselwirkungen mit anderen Medikamenten kommen.

CBD wird gerne zur Besserung einer schlechten Stimmung eingesetzt, kann in Einzelfällen aber auch zu Reizbarkeit und Stimmungsschwankungen führen. Großer Vorteil von CBD ist, dass es anders als der psychoaktive Wirkstoff THC nicht „high" macht. Psychedelische, beziehungsweise halluzinogene Wirkungen, wie sie THC- Freizeitkonsumenten mitunter wünschen, sind selten.

Im Unterschied zu THC vermindert CBD den Appetit. Nachteilig ist, dass es bei etwa jedem zehnten Patienten Schläfrigkeit und Benommenheit auslöst. Wesentlich seltener kommt es hingegen zum Gegenteil, einer inneren Unruhe. Über niedrigen Blutdruck klagen manche Menschen. Es kann zu Wechselwirkungen mit Medikamenten kommen, die über spezielle Enzyme (CY450) in der Leber abgebaut werden.

Kommentar: *Insgesamt weist CBD ein gutes Sicherheitsprofil mit geringen subjektiven und objektiven Nebenwirkungen auf. Im Gegensatz zu THC kommt es selten zu kognitiven Einbußen. Negative Auswirkungen auf die Fahrtüchtigkeit sind nicht bekannt, weshalb es auch nicht bei den Drogen-Schnelltests bei Verkehrskontrollen berücksichtigt wird. Anders als Alkohol, Nikotin und weitere Suchtstoffe macht CBD offensichtlich nicht abhängig.*

Will man CBD vermarkten, so müssen bestimmte Bedingungen erfüllt sein. Die Hanfpflanze, aus der CBD extrahiert wird, darf nicht mehr als 0,2 % THC enthalten. Enthält sie mehr als 0, 2 % würde das CBD-Präparat als Betäubungsmittel gelten und dem Betäubungsmittelgesetz (BTMG) unterliegen.

Die Europäische Union arbeitet an klaren Richtlinien für die Verwendung von Cannabidiol (CBD) und anderen Cannabinoiden und THC in der Kosmetik. Ziel ist eine einheitliche Regulierung, wobei die Sicherheit der Konsumenten im Fokus steht.

CBD-haltige Produkte dürfen nicht an Minderjährige verkauft werden. Aufgrund unzureichender Therapiestudien gibt es keine Nachweise für Langzeitfolgen.

Erwünschte sowie fragliche Wirkungen von THC

THC moduliert neuronale Prozesse im Belohnungssystem (vor allem führt es zu einen erhöhten dopaminergen Aktivität im Striatum, aber auch zur Modulation des Mittelhirns, der Insel und des Vorderteils vom Cingulum), während CBD gegenteilige neuromodulatorische und klinische antipsychotische Effekte zu haben scheint.

Die meisten Kiffer wollen entspannen, abschalten, Ärger und Anspannung vergessen, Unangenehmes verdrängen und in eine positive Stimmung geraten. In Gesellschaft unter Mitkiffern fühlen sie sich wohl („recreational cannabis").

Therapieresistente Krankheiten und Schmerzen werden häufig als Grund für ärztliche Verordnungen angegeben. Bei spastischen Schmerzsyndromen, die bei Multipler Sklerose (MS) häufig mit zusätzlichen körperlichen Beeinträchtigungen und einer inneren Anspannung einhergehen, soll Sativex - ein zugelassenes Fertigarzneimittel auf THC-Basis - helfen. Metaanalysen bei Patienten mit multipler Sklerose und anderen Paraplegien fallen allerdings unterschiedlich aus.

THC-Präparate sollen eine Appetitverbesserung und Gewichtszunahme bewirken, gehen jedoch mit dem Risiko psychischer Beschwerden einher. Bei HIV-Patienten soll es unter Cannabis zu einer Verbesserung des Appetits und einer Gewichtszunahme kommen. Gegen experimentell erzeugte Epilepsien bei Tieren zeigte THC eine Schutzwirkung, nicht aber bei Menschen. Negative Ergebnisse erbrachten Therapiestudien bei Leukämiepatienten.

Zu den ungünstigen Nebenwirkungen und Symptomen, die auftreten können, zählen kognitive Beeinträchtigungen. Dokumentiert sind Halluzinationen, Bewusstseinsveränderungen, Angstzustände, Konzentrationsschwankungen und Persönlichkeitsveränderungen. Bei ungünstiger Veranlagung und chronischem Gebrauch sind Psychosen möglich - sogar eine Schizophrenie.

Kommentar: *Leider ist nur schwer vorhersehbar, wer von der Therapie profitiert und bei wem Cannabis unwirksam ist und/oder zu starken Nebenwirkungen führt.*

In der Regel handelt es sich bei Cannabispräparaten um getrocknete Canna-

bisblüten und -extrakte sowie einer Mischung von THC und CBD mit unterschiedlicher Stärke. Sorten mit hohem CBD-Gehalt werden gerne zur Behandlung von Krampfanfällen und Angststörungen eingesetzt, während Sorten mit höherem THC-Gehalt zur Schmerzlinderung und zur Bewältigung von Übelkeit und Erbrechen bei Krebspatienten verwendet werden.

Der THC-Anteil in Cannabis-Präparaten hat in den letzten 10 Jahren weltweit zugenommen, während der CBD-Gehalt gesunken ist, womit man die häufigeren Nebenwirkungen erklärt. Bei Jugendlichen und jungen Erwachsenen kommt es häufiger zu starken Nebenwirkungen als bei älteren Menschen.

Wechselwirkungen mit anderen Substanzen

Wenn Cannabis zusammen mit anderen Präparaten verschrieben bzw. eingenommen wird, drohen Interaktionen und Wechselwirkungen mit Wirkungsverlusten, Überdosierungen und Nebenwirkungen (Herdegen, T. et al 2023). Spezielle Probleme drohen bei gleichzeitiger Einnahme anderer Rauschmittel. Bestimmte Pilze, Alkohol, Ecstasy, Amphetamine, Kokain oder Crystal Meth und Speed erhöhen das Risiko unkalkulierbarer Rauschzustände. Sie können die Wirkung dämpfen, aber auch das Gegenteil bewirken. Halluzinationen sind möglich. Bei „Psychopilzen" („Magic Mushrooms") besteht die Gefahr akuter Psychosen und Halluzinationen. Angst- und Panikattacken sind bei gleichzeitiger Einnahme von Amphetaminen, Kokain und Crystal möglich. Für Cannabiskonsumenten gilt wegen der unvorhersehbaren Minderung der Aufmerksamkeit und der Reaktionsschwäche absolutes Alkoholverbot im Straßenverkehr. Bei Zuwiderhandlung riskieren sie hohe Geldstrafen und Führerscheinentzug, ja sogar Freiheitsstrafen. Die meisten Cannabis Liebhaber inhalieren Cannabis gemeinsam mit Tabak. Sie erleben somit die Wirkungen und Nebenwirkungen auch vom psychoaktiv und krebsfördernd wirkendem Tabakkonsum.

Manche betrachten das Kiffen als harmloses Freizeitvergnügen, andere sind kritischer. Cannabis gilt bei manchen als „natürlich" und deshalb irrtümlich als „gesund". Das ist falsch! Sicher sind Risiken, gleichgültig ob das Cannabis legal erworben wurde oder vom Schwarzmarkt stammt.

Einige Medikamente werden durch die gleichen Enzyme wie Cannabis metabolisiert, so dass bei einer Über- oder Unterdosierung Probleme auftreten können. Dem CBD sagt man eine abschwächende Wirkung von THC nach. Cannabis kann den Abbau bestimmter Arzneimittel beschleunigen oder verlangsamen, so z. B. den von solch gängigen Schmerzmitteln wie den Postaglandin-

Synthesehemmern (z.B. nichtsteroidale Antirheumatika bzw. Antiphlogistika wie z. B. Aspirin oder Diclofenac). Interaktionen beobachtet man bei gleichzeitiger Einnahme von THC und Wirkstoffen, die eine Sedierung, Schwindel oder psychotische Symptome verursachen. Etwa 6 bis 14 % aller Schmerzpatienten brechen deshalb die gleichzeitige Therapie mit Nabiximol (Sativex) und Dronabinol (reines Tetrahydrocannabininol) ab. Bei Personen, die regelmäßig Cannabis rauchen, erhöht sich die Konzentration von Buprenorphin (ein sehr starkes halb synthetisch hergestelltes Opioid-Schmerzmittel) um das 2,7-fache. Die Konzentration des aktivierten Metaboliten erhöht sich bei ihnen um 40 % (Vierke et al 2021, Herdegen et al 2023). Wenn THC zusammen mit Opioiden eingenommen wird, kann dies zu einer Desorientierung führen; im schlimmsten Fall zu einer Atemhemmung (bis hin zur Atemlähmung). Die Opioiddosis muss bei einer zusätzlichen Einnahme von THC daher reduziert werden (Baho et al 2022). Vorsicht ist bei zusätzlicher Einnahme von Antihistaminika, Blutdruck senkenden Medikamenten und Antipsychotika (Neuroleptika) geboten.

Will man mit dem Cannabiskonsum Schluss machen wollen, empfiehlt sich gleichzeitig auch auf Nikotin verzichten. Nikotin macht abhängig und erschwert den Cannabisverzicht.

Kontraindikationen gegen Cannabis

Große Zurückhaltung mit einer Cannabis-haltigen Therapien ist bei Kindern und Jugendlichen (< 18 Jahren) und bei Psychosen geboten. Ein Herzfehler gilt als Kontraindikation. Noch mehrere Stunden nach Cannabis- und Alkoholkonsum ist aktives Autofahren wegen der herabgesetzten Fahrtüchtigkeit verboten. Der Cannabiskonsum in der Schwangerschaft und danach (in der Stillzeit) ist eine Kontraindikation. Bei schweren Persönlichkeitsstörungen sollte auf keinen Fall Cannabis konsumiert werden.

Kommentar: Eine Verordnung von medizinischem Cannabis kommt nur dann in Frage, wenn andere, gleichwertige Medikamente für die Indikation nicht zur Verfügung stehen.

Im Gegensatz zu England, wo medizinisches THC nur von denjenigen Ärzten verordnet werden darf, die zertifizierte Erfahrungen im Umgang mit THC haben, kann in Deutschland jeder approbierte Arzt Cannabis verschreiben.

Zunehmend wird das - bisher noch freiverkäufliche synthetische Cannabinoid Hexahydrocannabinol (HHC) - konsumiert, das mit dem Risiko erheblicher physischer und psychischer Begleiterscheinungen behaftet ist.

Cannabis im Strafvollzug

Gefängnisse gehören zwar zu den bestbewachten Orten der Welt, in denen aber Drogen auf vielen Wegen eingeschmuggelt werden können. Im Gefängnis hat man angeblich leichter Zugang zu Drogen als in der Freiheit, heißt es. 2022 befanden sich insgesamt 6.187 Personen aufgrund von Verstößen gegen das Betäubungsmittelgesetz (BtMG) in Einrichtungen des Freiheitsentzugs (14,6 % aller Inhaftierten). 6,2 % der inhaftierten Jugendlichen saßen eine Strafe aufgrund von Straftaten gegen das BtMG ab. Cannabis und Kokain überwogen unter den Drogen, die zu Gefängnisstrafen führten.

Obwohl die Insassen ebenso wie das Außengelände mehrmals am Tag kontrolliert werden, ist der Erfindungsreichtum der Häftlinge bei der Beschaffung von Drogen schier unendlich. Immer wieder werden Drogen auch von Angehörigen reingeschmuggelt, obwohl strenge Kontrollen herrschen.

Cannabis darf nur von den im Gefängnis beschäftigten Medizinern im Falle einer behandlungsbedürftigen Erkrankung verordnet werden. Grundsätzlich dürfen die Strafgefangenen keine von ihrem Hausarzt verschriebenen Medikamente in die Haftanstalt mitnehmen. In der Regel dürfen sie aber eine (vor ihrer Haft begonnene) medizinische Therapie im Gefängnis fortsetzen, auch wenn diese mit der Einnahme von Betäubungsmitteln oder anderen Medikamenten verbunden ist. Im Falle von Cannabis versuchen die Gefängnisverwaltungen vehement, den Konsum zu verhindern. Grund sind Befürchtungen, der medizinische Cannabiskonsum eines Patienten könne Begehrlichkeiten und Missmut bei seinen Mitgefangenen erregen. Zudem spielt auch das Kostenargument eine Rolle, denn die Justizkasse müsste die nicht unerheblichen Kosten für die Cannabis-Medikamente übernehmen. Bei Freigängern sieht die Sache anders aus. Sie sind nämlich (während der Freigänge) durch die Krankenkasse versichert, bei der sie vor Haftantritt versichert waren. Die Kosten müssen dann nicht mehr von der gefängnis-Verwaltung getragen werden. Würde das Gefängnis die Therapie mit Cannabis Extrakten übernehmen, kämen schnell Kosten zwischen 3000 und 10000/ Monat pro Patient auf sie zu, denn das medizinische Cannabis ist um ein Vielfaches teurer als normales Cannabis.

Kapitel 7

Cannabis und Krebs

Stellenwert von Cannabis in der Onkologie?

Stellenwert und Nutzeffekt von Cannabis in der Krebstherapie sind noch weitgehend unklar, was sich u. a. mit den Fehlen von aussagekräftigen Therapiestudien erklären lässt. Hinzu kommt, dass in den bisherigen kontrollierten Therapiestudien kaum zwischen der Gabe von THC und CBD unterschieden wurde. Der Anteil von THC und CBD und deren Stärke sind in ihnen häufig unklar. Cannabis wird daher in den meisten onkologischen S-3 Leitlinien nur mit dem Hinweis erwähnt, dass weder eine krebsprophylaktische, noch eine wachstumshemmende oder krebsverursachende Wirkung ausgeschlossen werden kann. Die für klinische Onkologen mehr oder weniger verbindlichen ASCO Guidelines sehen bislang (2024) keine wesentliche therapeutische Indikation für Cannabis in der Krebstherapie.

Wenn es auch keinen Nachweis für eine Hemmung des Krebswachstums gibt, so sprechen doch einige ärztliche Beobachtungen für eine positive Beeinflussung mancher Beschwerden. Bei quälenden Schmerzen, bei Schlafstörungen, Appetitmangel und/oder Übelkeit kann, wenn andere Medikamente nicht mehr wirken oder nicht vertragen werden, ist ein Versuch mit Cannabis möglich. Allzu viel darf man allerdings nicht erwarten. Insgesamt sind die Therapieerfolge wesentlich geringer als in der Werbung behauptet wird. Häufig werden irrtümlich Wirkungen mit Wirksamkeit gleichgesetzt. Zwar kann sich die Cannabisgabe schmerzlindernd auswirken, aber die Wirksamkeit ist geringer als nach Gabe konventioneller Schmerzmittel. Nur in Einzelfällen lohnt sich der Einsatz. CBD sollte dann wegen der geringeren Nebenwirkungen der Vorzug gegeben werden. Nebenwirkungen von THC können die Lebensqualität eher einschränken.

Kommentar: Eine gewisse Bedeutung hat THC in der Palliativonkologie wegen seiner –appetitanregenden Wirkung. Allerdings ist auch diese Wirkung individuell unterschiedlich stark ausgeprägt.

Ist Cannabis ein Krebsrisikofaktor? Verursacht Cannabis Krebs?

Für die gelegentliche Behauptung, dass Cannabis Krebs verursacht, gibt es keine Belege, gleichwohl Lungenkrebs bei Cannabisrauchern häufiger beobachtet wird. Die Krebsursache ist in solchen Fällen aber sehr wahrscheinlich nicht das Cannabis, sondern sind die gleichzeitig inhalierten gentoxischen Tabak-Inhaltsstoffe.

In früheren Erfahrungsberichten wurde vermutet, dass Cannabiskonsum ein Risikofaktor für eine besonders aggressive Form von Hodenkrebs sei. Je häufiger und je länger man Cannabis konsumiere, desto höher sei das Erkrankungsrisiko, hieß es (Gurney et al 2015). Erklärt wurde das Krebsrisiko mit Interaktionen in der Hypothalamus-Hypophysen-Hoden-Achse. Man ging davon aus, dass THC die hormonelle Steuerung der Spermienentwicklung störe und auf diese Weise das Risiko für Hodenkrebs erhöhe. Der Autor dieses Buches - selbst praktizierender Facharzt für Hämatologie und Onkologie mit langjähriger Berufserfahrung besonders bei Hodenkrebspatienten – kann sich an keinen Einzigen der von ihm betreuten Hodenkrebspatienten erinnern, bei dem wir Cannabiskonsum als Ursache seiner Krebserkrankung vermuteten.

Eine erhöhte Krebsgefahr durch Cannabis wird gelegentlich bei Krebserkrankungen im Kopf- und Halsbereich vermutet. Ähnlich wie der Lungenkrebs entstehen diese Tumore aber eher infolge des gemeinsam mit Cannabis mutagen wirkenden Tabaks und Alkohols. Unter einem erhöhten Krebsrisiko leiden besonders diejenigen Raucher, die das Cannabis-/Tabakgemisch tief inhalieren (Callaghan et al 2017).

Cannabis als Krebsmedikament?

In den Medien wird gelegentlich über eine Krebsheilung nach Einnahme von Cannabis-Präparaten berichtet, doch gibt es hierfür keine wissenschaftlichen Nachweise (Otsuka Pharmaceuticals 2015). Cannabis- Wundermittel sind mehrheitlich Placebos. Studien, bei denen eine (fragliche) Krebshemmung festgestellt worden ist, basieren in der Regel auf Zellexperimenten, deren Ergebnisse sich nicht auf den menschlichen Organismus übertragen lassen. Positive Effekte von THC auf das Wachstum von Hirntumoren (wie zeitweise in den Medien erwähnt) konnten in späteren klinischen Kontrollstudien nicht reproduziert werden.

Synthetische Analoga von Hexahydrocannabinol (HHC) beeinflussen bei Versuchstieren die Blutgefäß-Versorgung von bösartigen Tumoren. Bei Nacktmäusen wurde eine Verkleinerung transplantierter Tumore festgestellt, die sich aber bei anderen Tieren (und erst recht bei krebskranken Menschen nicht reproduzieren ließ.

Kommentar: *Problematisch sind Heilversprechen, die Cannabis als Wundermittel gegen Krebs vermarkten.*

Hypothesen für eine angebliche Linderung von Krebsbeschwerden

- Hemmung des Krebswachstums durch die Wirkung auf peritumorale Entzündungen

- Linderung von Übelkeit und Erbrechen. (Hochdosiert ist Dronabinol wirksam gegen Erbrechen, kann aber unangenehme Nebenwirkungen wie z. B. starke Müdigkeit verursachen).

- Wirkungen bei Schlafstörungen

- Gewichtszunahme bei Untergewicht/Kachexie und Appetitanregung (MarinolR, Dronabinol, THC)

- Schmerzlinderung bei neuropathischen Tumor- und Entzündungsschmerzen (CPD mit THC Anteil)

- Angstlösung (CPD)

Cannabis als Medikament bei krebsassoziierten Beschwerden.

Gelegentlich wird über positive Effekte von Cannabis bei krebsassoziierten Beschwerden berichtet (Schmerzen, Gewichtszunahme, Depressionen, Angstzustände, Chemotherapie bedingte Übelkeit und Erbrechen).

Die Teilnehmer einer großen kontrollierten Studie in Australien bei Patienten mit fortgeschritten Krebserkrankungen berichteten, dass sie sich nach der Gabe von CBD-Öl (100 mg/ml) - im Gegensatz zu den mit Placebo-Behandelten - wohler fühlten; doch waren die Unterschiede in beiden Gruppen statistisch kaum signifikant. Es kam weder zu einer statistisch signifikanten Lebensqualitäts-Verbesserung noch zu einer nachweisbaren Lebensverlängerung und auch nicht zu einer Gewichtszuname bei den mit Cannabis behandelten Patienten. Es waren in der Therapiestudie allerdings ausschließlich CBD- Präparate verabreicht worden (Hardy et al 2022*).

Auch andere prospektive Therapiestudien – so z. B. eine am Karolinska Institut in Schweden durchgeführte kontrollierte Studie – ließ keinen deutlichen Unterschied bei den mit Cannabis- oder Placebo-Präparaten behandelten Patienten erkennen.

Kommentar: *Cannabis bietet (im Vergleich zu konventionellen Therapie) weder in der kurativen noch in der palliativen Krebstherapie eindeutige Vorteile, obwohl in Einzelfällen Wirkungen feststellbar sind.*

Cannabis als Medikament bei Chemotherapie bedingter Übelkeit und Erbrechen

Zur Verhinderung von Chemotherapie-bedingtem Erbrechen erhielt ein synthetisches Cannabis Präparat (Nabilon®) die Krankenkassen-Zulassung. Nabilon® enthält THC und CBD in einem bestimmten Verhältnis. Marinol® wird schon seit den 1980er Jahren zur Appetitstimulierung und gegen Übelkeit und Erbrechen eingesetzt. Auch niedrig dosiertes CBD soll anti-emetische Wirkungen haben.

Kommentar: *Die S-3 Leitlinie empfiehlt die Gabe von Cannabis gegen Übelkeit und Erbrechen nur in Ausnahmefällen. Grundsätzlich gibt es keine ausreichenden Studienergebnisse, nach denen sich Cannabis zur Vorbeugung bzw. Behandlung von Geschmacksstörungen und/oder einer Anorexie eignet.*

Damit Nabilon® wirksam ist, muss es hoch dosiert werden, was mit einem erhöhten Nebenwirkungsrisiko einhergeht.

Cannabis bei Krebsschmerzen

Dass es nur wenige evidenzbasierte Belege zur Schmerzbekämpfung mit Cannabis bei onkologischen Patienten gibt, liegt daran, dass Krebsschmerzen sehr unterschiedliche Ursachen haben (Delbrück 2003, 2007). Schmerzgedächtnis, Emotionalität, psychische und soziale Aspekte haben einen großen Einfluss auf die Schmerzempfindung. Je nach Krebsart, Krebslokalisation, Krebsaktivität und Entzündungsaktivität sprechen Krebsschmerzen unterschiedlich auf periphere und zentrale Schmerzmittel sowie auf Cannabis an. Aussagekräftige Angaben sind auch deswegen schwierig, da in nahezu allen Therapiestudien in der Regel neben Cannabis noch viele andere Schmerzmedikamente verabreicht werden. Kontrollierte Vergleichsstudien von Cannabis allein – mit und ohne Placebo – gibt es kaum. Entsprechend unterschiedlich sind die Ergebnisse von Studien beziehungsweise deren Interpretationen widersprüchlich

Grundsätzlich muss man bei Krebserkrankungen nozizeptive und neuropathische Schmerzen unterscheiden. **Nozizeptive Schmerzen** entstehen z. B. in Knochenmetastasen, in der Haut, in den Gelenken, in den Eingeweiden und bei Entzündungen. Prostaglandin-Synthesehemmer (wie Aspirin und Diclofenac) sowie Opioide wirken bei diesen Beschwerden häufig. **Neuropathische Schmerzen** werden durch eine Läsion oder eine Dysfunktion des Nervensystems durch Krebszellen verursacht. Charakteristisch für sie sind Schmerzen, die brennend, stechend, kribbelnd oder auch dumpf auftreten. Bei ihnen soll Cannabis besser wirken (Worster, B et al 2022). THC hat darüber hinaus psychoaktive, krampflösende und entzündungshemmende Eigenschaften, die bei einigen Krebsformen schmerzlindernd wirken.

Kommentar: Ein Cochrane Review fand (auf der Basis von 14 Studien mit 1823 Teilnehmenden) keine Evidenz dafür, dass Cannabis starke, nicht auf Opioide ansprechende Schmerzen lindert. Aussagen zum Stellenwert von Cannabis-basierten Medikamenten in der Analgetika-Stufentherapie der Weltgesundheitsorganisation liegen nicht vor.

Cannabis ist bei keiner Krebserkrankung das Schmerzmittel der ersten Wahl. Je stärker der THC-Anteil und die Dosierung ausfallen, umso größer ist das Risiko von Nebenwirkungen. Etwa ein Drittel der – dank THC – schmerzfreien Krebspatienten bricht wegen der Nebenwirkungen die Behandlung ab. Wenn man sich für eine Cannabis basierte Schmerztherapie entscheidet, sollte man wegen der geringeren Nebenwirkungen für CBD entscheiden.

Wirken Cannabisblüten gegen Krebs?

Naturheilkundige, aber auch manche Hausärzte geben gerne Cannabisblüten zur Hemmung des Krebswachstums. Tatsächlich gibt es aber keine Hinweise für eine Wirksamkeit (ASCO 2024, Braun, I et al 2024). Gelegentlich wird über eine Verbesserung des Wohlbefindens von Palliativpatienten berichtet, manchmal auch über einen Wachstumsstillstand des schmerzhaften Tumors, die aber schwer nachweisbar ist.

Gerne werden Cannabis-Präparate bei Krebs bedingter Appetitlosigkeit und Übelkeit eingesetzt, obwohl eine eindeutige Wirksamkeit angezweifelt wird. Gegen eine Behandlung mit Blüten spricht, dass deren Wirkstoffgehalt stark schwankt. Es droht die Gefahr einer Über- oder Unterbehandlung. Rezepturen aus Cannabisextrakten sowie industriellen Fertigarzneimitteln (wie Canemes® oder Sativex®) sind weniger risikobelastet, allerdings auch nicht wirksam.

Kommentar: Nach Ansicht der meisten Fachgesellschaften überwiegt bei der Risiko-Nutzen-Analyse das Risiko (ASCO 2024).

Kapitel 8

Cannabis als Risiko für psychiatrische Erkrankungen?

Vieles spricht für Interaktionen und Zusammenhänge von Cannabis mit psychischen Erkrankungen (Hoch et al 2023). Laut dem Zentralinstitut für die kassenärztliche Versorgung wurden 2021 psychische Verhaltensstörungen durch Cannabinoide bei 108.313 gesetzlich Krankenversicherten dokumentiert. In der Regel waren es Verhaltensauffälligkeiten.

Cannabis erhöht das Erkrankungsrisiko für psychische Beschwerden besonders dann, wenn es über längere Zeiträume und regelmäßig konsumiert wird. Das Risiko für Angststörungen und Depressionen erhöht sich um den Faktor 3,2, wenn der Konsum vor dem 16. Lebensjahr begonnen wurde. Nach einem Entzug nehmen Beschwerden häufig ab. Häufiger werden kurzzeitige symptomatische Beschwerdelinderungen angegeben. Von Patienten wird relativ häufig eine entspannende, beruhigende Wirkung erwähnt.

Kommentar: Die genauen Ursachen von Psychosen sind unklar. Sicher ist, dass es mehr als nur einen Auslöser gibt. Es müssen mehrere Einflüsse stattfinden. Einer von ihnen ist ein möglicher Drogenkonsum. Vor allem Halluzinogene, Kokain und THC können Störungen bei der Übertragung von Informationen im Gehirn erzeugen, bereits bestehende Störungen verstärken und eine Psychose, ja sogar eine psychogene Schizophrenie auslösen. Für Cannabis als Einflussfaktor sprechen auffallend viele Beobachtungsstudien.

Cannabis als Risiko für Depressionen

Cannabiskonsumenten leiden dreimal so häufig unter Depressionen wie Cannabis Nichtkonsumenten, was für die Hypothese spricht, dass Cannabis Depressionen auslöst. Tatsächlich scheinen sich Cannabiskonsum und Depressionen gegenseitig zu verstärken, wobei Jugendliche stärker gefährdet sind. Depressive greifen häufig zu Cannabis. Möglicherweise spielen gemeinsame Einflussfaktoren eine Rolle, die sowohl das Risiko für den Konsum von Cannabis verstärken als auch die Gefahr von Depressionen erhöhen (Meier, M et al 2020). Vorstellbar ist, dass Depressive häufiger zu Cannabis greifen, weil sie sich vom Rausch eine Linderung ihrer Beschwerden erhoffen („Selbst-Medikations-Hypothese").

Für letztere Hypothese spricht die Erfahrung, dass junge Menschen, die kiffen, mehr Konsumtage haben, wenn sie gleichzeitig unter depressiven Symptomen leiden (drugcom.de, Lydiard, J. B. et al 2023).

Menschen, die an einer Depression oder Schizophrenie erkrankt sind, leiden oft auch unter kognitiven Einschränkungen und Depressionen. Ihnen fällt es schwer, komplexe Informationen zu verstehen, zu lernen, zu planen oder eine Situation zu verallgemeinern. Personen, die zu depressiven Stimmungen neigen, sollten sich bewusst sein, dass Cannabiskonsum ihnen langfristig mehr schadet als guttut.

Kommentar: *Unklar ist, ob Personen depressiv werden, weil sie kiffen oder Cannabis konsumieren, weil Depressionen sie dazu bringen.*

Cannabis als Risiko für Psychosen?

Schlaflosigkeit und Symptome eines psychotischen Syndroms zählen zu den Beschwerden, die schon nach geringem Cannabiskonsum auftreten können. In der Regel sind sie vorübergehend, doch können sie auch einen Schub auslösen und lebenslange Folgen haben. Manchmal verursacht bereits der einmalige Genuss von Cannabis auffällige, Psychose ähnliche Symptome. Nicht selten haben Jugendliche , bei denen eine psychotische Störung diagnostiziert wurde, eine Vorgeschichte mit Cannabiskonsum.

„Psychose" ist der Oberbegriff für Störungen der Wahrnehmung und der Realitätskontrolle. Denkstörungen, Desorientiertheit, Wahnvorstellungen, Ideenflucht, Depersonalisation, kommen vor. Das Empfindungsvermögen bei Freude oder Trauer ist abgestumpft. Das eigene Körpererleben ist verändert. Visuelle und akustische Halluzinationen sind möglich. Manchmal entwickelt sich eine deutliche Lethargie. Schule und Freunde werden vernachlässigt. Im Umkehrschluss kann man sagen, dass jemand, der noch erfolgreich zur Schule geht und seine Hausaufgaben macht, trotz Cannabiskonsum, keine Psychose entwickelt.

Unklar sind Ursache und Wirkung. Eine Psychose kann nämlich zum Cannabis-Konsum verleiten, aber auch das Umgekehrte kann der Fall sein (Kuepper, R et al. 2011). Jeder Mensch kann an einer Psychose erkranken. Etwa 3 von 100 Menschen - zumeist in jungen Jahren zwischen dem 18. und 35. Lebensjahr - erleben in ihrem Leben eine Psychose. Weitaus die meisten von ihnen erholen sich aber davon. Bei einigen Wenigen persistieren die Beschwerden und gehen bei etwa 1 % von ihnen sogar in eine Schizophrenie über. Man geht davon aus, dass jeder Mensch mit der Wahrscheinlichkeit von etwa einem Prozent im Laufe seines Lebens eine psychotische Störung erlebt. Zur Auslösung bedarf es mehrerer Einflüsse, z. B. einer Traumatisierung in der Kindheit oder auch des Genusses von THC. Jugendliche mit einer angeborenen familiären Disposition sind stärker gefährdet. Wer täglich kifft, hat ein dreimal so hohes Risiko wie jemand, der kein Cannabis konsumiert. Jugendliche mit einer angeborenen familiären oder erworbenen Disposition sind besonders gefährdet. Bei einem Cannabis-Entzug unterscheidet sich die Rückfallquote nicht von jener bei Psychose-kranken, die nie Cannabis konsumierten. Erbanlagen, soziale Perspektivlosigkeit und/oder eine labile psychische Gesundheit zählen zu den möglichen Ursachen. Die derzeit gängige Meinung ist, dass der Entwicklung mehrere Einflüsse unterschiedlicher Stärke vorausgehen. Zu ihnen gehört auch Cannabis („Trigger-Hypothese"). Besonders gefährdet sind jugendliche Cannabis-Konsumenten, da deren Hirnentwicklung noch nicht abgeschlossen ist und deswegen besonders empfindlich auf (epigenetische) Einflüsse reagiert. Je häufiger sie Cannabis konsumieren, umso gefährdeter sind sie. Cannabiskonsumenten erkranken durchschnittlich etwa 2,7 Jahre früher als Nichtkonsumenten. In Berlin, wo der Prozentsatz Cannabis konsumierender Kinder relativ hoch ist, soll die Psychose-Rate fünfmal höher sein als bei abstinenten Kindern. Bei gelegentlichem Konsum ist die Gefahr hierfür um das 1,4- bis 2-fache erhöht; bei intensivem Konsum steigt es auf das 2- bis 3,4-fache. Cannabis Konsumenten erkranken in der 4 Regel etwa 2,7 Jahre früher als bei Nichtkonsumenten (Hummel 2023, Jackson et al (2016, Lange et al 2011). Auch andere Mischformen einer bipolaren Störung kommen vor; manisch-depressive Symptome und Angststörungen sind häufiger als bei Nichtkonsumenten. Sie steigen um den Faktor 1,3 bzw. 1,7 bei Jugendlichen vor dem 16. Lebensjahr.

Kommentar: Eine psychotische Störung kann bei Drogenabstinenz binnen weniger Wochen komplett ausheilen. Allerdings besteht lebenslang ein höheres Risiko, bei erneutem Konsum wieder in eine zu rutschen. Bei einem Cannabis-Entzug unterscheidet sich die Rückfallquote nicht von der bei Psychose-Kranken, die nie Cannabis konsumierten.

Cannabis als Risiko für eine Schizophrenie?

Unter einer schizophrenen Psychose versteht man eine psychische Erkrankung, die das Denken und die Gefühlswelt des Betroffenen stört und zu Realitätsverlust, Trugwahrnehmungen und Wahnvorstellungen führt. Der Stoffwechsel der Botenstoffe Dopamin und Serotonin soll bei ihr gestört sein. In bestimmten Bereichen des Gehirns soll es zu einem Überschuss dieser Botenstoffe und einer Reizüberflutung mit nachfolgender Störung der Informationsaufnahme und -verarbeitung im Gehirn kommen.

Metaanalysen bestätigen, dass Cannabis die Entwicklung einer Schizophrenie triggert (Lammer et al 2018, Solmi, M et al 2023). Es beeinflusst den Verlauf und das Rückfallrisiko. Vermutet wird, dass Cannabis vor allem bei zusätzlichen Störungen und einer noch nicht abgeschlossenen Hirnentwicklung zu einer Schizophrenie führt. Je höher der THC-Anteil, desto größer ist das Erkrankungsrisiko.

Kommentar: Die Mechanismen, die zu Psychosen und zu einer Schizophrenie führen, sind noch weitgehend unklar. Die THC-vermittelte Modulation im Belohnungssystem scheint relevant zu sein, wobei die Toxizität der synthetischen Cannabinoide deutlich größer ist als ist.

15 % aller Schizophrenien (bei Männern) hätten angeblich vermieden werden können, wenn diese früher auf den Cannabis-Genuss verzichtet hätten, heißt es in der Zusammenfassung einer großen dänischen Beobachtungsstudie (Hjotoilet et al 2023, Jefsen, O et al 2023). Sie bestätigt indirekt auch andere Fallkontrollstudien aus dem Jahr 2019 (von Marta Di Forti et al), nach denen in Städten Psychosen mit einem hohen THC-Gehalt besonders häufig Psychosen und Schizophrenien vorkommen.

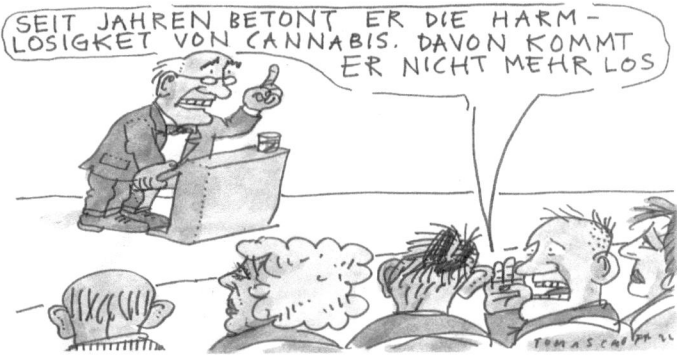

Copy Right: Dr. med. Jan Tomaschoff, Arzt für Neurologie und Psychiatrie, Düsseldorf

Cannabis als Risiko für eine Abhängigkeit (Sucht)

Bei einer Abhängigkeit kommt es zu ständigem Verlangen nach einem Suchtstoff oder einer bestimmten Tätigkeit (z. B. Spielsucht). Andere Interessen werden diesem Verlangen untergeordnet. Ein weiteres zentrales Merkmal ist der Kontrollverlust. Man weiß nicht mehr, wann, wieviel und wo man das Suchtmittel konsumierte.

Cannabis verursacht – wenn überhaupt – nur eine sehr milde körperliche, aber dafür starke psychische Abhängigkeit. Diese äußert sich u. a. in der Vorstellung, „ohne Cannabis nicht mehr zurecht zu kommen". Sie ist vornehmlich gewohnheitsbedingt und dadurch verursacht, dass die Ausschüttung von Dopamin im Gehirn zu einer angenehmen Befindlichkeit führt.

Bei der körperlichen Abhängigkeit werden immer größere Mengen „vertragen", weswegen die Dosis ständig angepasst werden muss, um die gewünschte Wirkung zu erzielen. Dies ist bei der psychischen Abhängigkeit kaum der Fall! Bei Cannabis kommt es häufig zu Problemen in Alltagssituationen, bei denen man unangenehme Gefühle oder Gedanken ausblenden möchte. Je häufiger Cannabis zur „Problembewältigung" genutzt wird, umso weniger kann man sich vorstellen, ohne Cannabis Alltagsprobleme zu beherrschen.

Kommentar: Die Ärztekammern gehen davon aus, dass circa 10 % der regelmäßigen Nutzer von Cannabis abhängig sind. Bei Alkohol isst dieser Prozentsatz höher. Er beträgt 22,7 %.

Kriterien einer Abhängigkeit von Cannabis (THC)

- Zwanghaftes Verlangen nach dem „High" sein
- Verminderte Kontrollfähigkeit bzgl. Beginn, Menge und Beendigung des Rausches
- Entzugserscheinungen bei Reduzierung des Cannabiskonsums (THC)
- Toleranzentwicklung (Erhöhung der Anzahl der Joints)
- Fortschreitende Vernachlässigung anderer Aktivitäten und Interessen zugunsten des „High" Seins
- Fortgesetzter Cannabiskonsum trotz gesundheitsschädigender Auswirkungen

Im Vergleich zu Heroin, Kokain, Alkohol und Nikotin, ist eine zwanghafte Abhängigkeit mit Kontrollverlust bei Cannabis Konsumenten eher selten. Kommt es zu einer solchen, so ist sie entweder durch synthetisches Cannabis oder durch das gleichzeitig inhalierte Nikotin oder durch Alkohol ausgelöst, nicht aber durch Cannabinoide. Die Beschaffungskriminalität ist daher bei Heroin- und anderem Rauschmittelkonsum wesentlich höher als bei Cannabis.

Gene können die Entwicklung einer Cannabisabhängigkeit begünstigen. Eine Reihe von Genvarianten (Single Nucleotide Polymorphism, SNP) findet man bei Menschen mit Cannabisabhängigkeit häufiger als bei Menschen, die keine Abhängigkeit entwickeln. In der Regel bedarf es bei ihnen allerdings zusätzlicher Einflüsse zur Entwicklung einer körperlichen Abhängigkeit.

Kommentar: Das Abhängigkeitspotenzial von Cannabis wurde lange unterschätzt, da man vor allem auf körperliche Entzugserscheinungen achtete, die bei Cannabiskonsumenten allerdings – wenn überhaupt - nur in milder Form auftreten. Dealer, die eine Abhängigkeit ihrer Klientel anstreben, mischen dem Cannabis gerne synthetisches Cannabis sowie Heroin, Kokain zu, um Abhängigkeiten zu erzeugen.

Da Cannabis zumeist gemeinsam mit Tabakrauch inhaliert wird, kann es zu einer nikotinbedingten Sucht kommen, die eine körperliche Abhängigkeit von Cannabis vortäuscht.

Kapitel 9

Cannabis als Risiko für verschiedene Organ- und Funktionsstörungen

Männer haben mit 3,4 % nahezu doppelt so häufig einen problematischen Cannabiskonsum wie Frauen (1,6 %). Dieser tritt am häufigsten in der Altersgruppe der 21- bis 24-Jährigen auf (8,5 %). In dieser Altersgruppe schätzen 38,8 % der männlichen und 30,2 % der weiblichen Konsumierenden den eigenen Konsum als „problematisch" ein. Über verschiedene Altersgruppen hinweg (von 18 bis 39 Jahre) weist etwa ein Drittel der Konsumierenden einen problematischen Cannabiskonsum auf. Deutlich höher ist der entsprechende Anteil in der Altersgruppe der 60- bis 64-Jährigen. Hier erfüllt die Hälfte der Konsumierenden die Kriterien für problematischen Cannabiskonsum, männliche Konsumenten deutlich häufiger (66,5 %) als weibliche Konsumentinnen (17,8 %) (Jahrbuch Sucht 2024).

Ist Alkohol- oder Cannabisgenuss gefährlicher?

Die Frage, was gefährlicher ist, lässt sich kaum beantworten. Zu viele Einflussfaktoren sind zu berücksichtigen, zumal beide Suchtmittel häufig gleichzeitig konsumiert werden. Etwa 20 % der Cannabiskonsumenten trinken gleichzeitig Alkohol. Sicher ist, dass beide Drogen gesundheitsschädlich sind und sich der Schaden bei gleichzeitigem Alkohol- und Cannabisgenuss sehr wahrscheinlich mehr als additiv auswirkt. Die Behauptung, Alkohol verursache jährlich 3 Millionen Todesfälle, während das Sterberisiko durch Cannabis zu vernachlässigen sei, ist nicht relevant und hilft bei der Beantwortung der Frage nicht weiter.

Alkohol erhöht das Risiko für einen Verkehrsunfall um den Faktor 6 bis 15. Beim Cannabis geht man von einem Faktor 2 aus. Alkohol erhöht das Risiko für Herz-Kreislauf-Erkrankungen und verursacht einen Leberschäden. Beides kommt beim Cannabiskonsum selten vor. Sowohl Alkoholkonsum als auch Cannabis in der Schwangerschaft können zu Fehlgeburten, Tot- und Frühgeburten sowie Untergewicht führen, kommen beim Cannabiskonsum aber seltener vor. Der alkoholbedingte Rausch und nachfolgende „Kater" sind nach Alkoholkonsum unangenehmer als nach einem Cannabis Trip. Todesfälle in Folge von Cannabis sind sehr selten. Die Zahl der Tabak- und Alkoholtoten übersteigt die Zahl der Drogentoten um ein Vielfaches. Cannabis bedingte Todesfälle sind extrem selten. Nach den Daten der Global Burden of Disease-Studie 2019 starben in Deutschland rund 144.000 Menschen an den Folgen des Tabakrauchens.

Alkohol schädigt nahezu alle menschlichen Organe und verursacht ab einer Dosierung Funktionsausfälle in bestimmten Gehirnregionen. Cannabis führt in erster Linie zu Beeinträchtigungen der neuronalen Plastizität im Gehirn und verursacht - wenn überhaupt – nur geringe Organschäden.

Der Kontrollverlust, das geringere Reaktionsvermögen und die Fehleinschätzung von Gefahren führen sowohl beim Alkohol- als auch Cannabiskonsum zu einer Unfallgefährdung im Straßenverkehr. Körperliche Schäden sind nach Cannabis, im Gegensatz zum Alkoholkonsum, selten.

Findet gleichzeitiger Alkohol- und THC-Konsum statt, so erhöht sich die THC-Konzentration überproportional im Blut. Der Rausch ist dann stärker. Cannabis kann bei endogener und exogener Prädisposition eine Psychose, ja sogar einen schizophrenen Schub mit Halluzinationen auslösen, was beim Alkoholkonsum seltener vorkommt. Beim Alkohol ist sowohl das körperliche als auch das psychische Suchtpotenzial hoch, bei Cannabis eher gering. Bei einer Alkoholintoxikation ist im Gegensatz zu Cannabis eine stationäre Akutbehandlung mit mehrwöchiger Nachbehandlung indiziert.

Kommentar: Gleichzeitiger Alkohol- und Tabakkonsum führt schneller zu einem „High". Sicher ist, dass gleichzeitiger Alkohol- und Cannabisgenuss fatale Folgen haben kann. Jugendliche sind stärker als Erwachsene gefährdet.

Tabakkonsum zusammen mit Cannabis als Gesundheitsrisiko?

In Deutschland wird Cannabis in der Regel zusammen mit Tabak in einem Joint geraucht, wobei beide ein Gesundheitsrisiko darstellen und das Risiko für eine Abhängigkeit erhöhen. Eine Kohorten-Längsschnittstudie bei jungen Erwachsenen zeigte additive Effekte auf die Abhängigkeit und die Lungenfunktion (Kotz et al 2024). Das Lungenkrebsrisiko ist erhöht.

Bei Nikotin dominiert die körperliche Abhängigkeit, bei Cannabis steht die psychische Abhängigkeit im Vordergrund. Neben Organschäden und der erhöhten Abhängigkeit kommt es zudem zu einem erhöhten Rückfall-Risiko nach einer Abstinenz (Weinberger, A et al. 2019).

Auch wenn es für die psychoaktive Wirkung unerheblich ist, ob Cannabis mit Tabak vermischt ist oder nicht, so bedeutet der Tabakrauch doch in jedem Fall ein zusätzliches Gesundheitsrisiko.

Kommentar: Suchtexperten empfehlen, bei einer Cannabisentwöhnung zugleich auch den Tabakkonsum einzustellen (Kotz, D et al 2024).

In Tschechien rät die Regierung dringend vom Cannabiskonsum über die Lunge ab und empfiehlt die Aufnahme über den Magen-Darm-Trakt. Das Risiko für Lungenkrebs sei bei Cannabisrauchern aufgrund des beigemischten Tabaks erheblich erhöht.

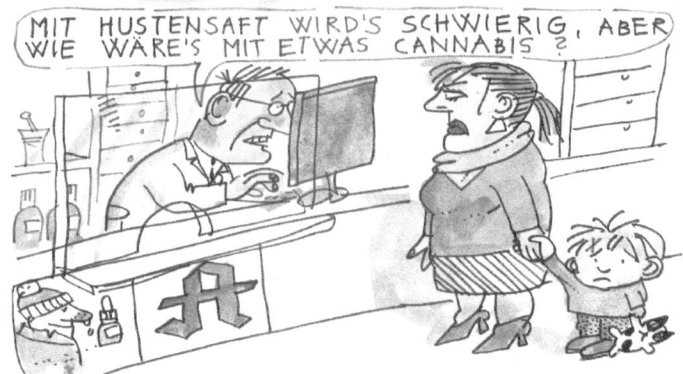

Copy Right: Dr. med. Jan Tomaschoff, Arzt für Neurologie und Psychiatrie, Düsseldorf

Cannabiskonsum als Risikofaktor bei einer COPD (Chronische Bronchitis)

Cannabis hat eine beruhigende und entspannende Wirkung, die von Patienten mit einer chronischen Bronchitis geschätzt wird. Bei chronischem Cannabiskonsum drohen aber weitere Einschränkungen der Lungenfunktion.

Eine große populationsbasierte Kohorten Studie bei 4212 Erwachsenen mit einer COPD in Kanada ergab, dass sich die Anzahl der Hospitalisierungen und schweren Verläufen im Falle einer Cannabistherapie (> 1,5 Nabilon/Tag) deutlich häufen. Der Cannabisrauch enthält bis zwanzigmal mehr Ammoniak sowie fünfmal mehr Blausäure als Tabakrauch. Die Flimmerhärchen in den Atemwegen werden dadurch geschädigt und die Selbstreinigung der Bronchien beeinträchtigt. Die Verweildauer von Schadstoffen und das Krebsrisiko in der Lunge steigen an (Vozoris et al 2021).

Cannabis als Risiko für Herz- und Gefäßerkrankungen

Als gesichert gilt, dass Cannabis schon innerhalb der ersten Stunde die Pulsfrequenz, den Blutdruck und den myokardialen Sauerstoffbedarf erhöht - und damit die Herzleistung herabsetzt. Eine große französische Studie ergab, dass „Party Drogen" (zu denen Cannabis zählt) die Herzfunktion beeinträchtigen. 11 % von 1500 Patienten, die wegen eines schweren Herzleidens auf Intensivstationen behandelt wurden, wiesen Drogenspuren im Urin auf (Pezel et al 2023). In einer großen kalifornischen Beobachtungstudie stellte man bei Cannabis Konsumenten doppelt so viele Schlaganfälle und zu 25 % häufiger Herzinfarkte fest (Keyhani 2024). In einer anderen kanadischen Beobachtungsstudie stellte man bei Cannabiskonsumenten doppelt so viele Herz-Kreislauf-Probleme und Herz-Rhythmusstörungen wie in der Bevölkerung fest (Bahji et al 2023). Die Herzkranzgefäße waren bei den Cannabis-Konsumenten häufiger verkalkt und verengt und wahrscheinlicher Anlass für die festgestellten Angina pectoris Beschwerden. Vermutlich unterstützt THC -neben dem Nikotin - Entzündungsvorgänge in den Gefäßen (De Filippis, E. M. et al. 2020).

Kommentar: Als Ursache kommen auch Wechselwirkungen mit Herz-Kreislauf-Medikamenten in Betracht, denn Cannabinoide hemmen bestimmte Enzyme, die den Metabolismus von Herzmedikamenten beeinflussen. THC wirkt durch die Bindung an CB1 steigernd auf den Sympathikus und hemmend auf den Parasympathikus, wodurch Herzrhythmusstörungen verursacht werden. Möglicherweise spielt auch der häufig ungesündere Lebensstil der Cannabiskonsumenten eine Rol-

le. Bekannt ist das sogenannte Flash-back-Phänomen mit rauschähnlichen Wahrnehmungsstörungen bei gleichzeitiger LSD-Einnahme.

Mögliche Herzstörungen nach Cannabiskonsum im fortgeschrittenem Alter

- **Schlaganfallrisiko:** Cannabis soll das Schlaganfallrisiko verdoppeln. Möglich ist, dass Cannabinoid-Rezeptoren auf den Blutplättchen die Ursache für häufigere Verklumpungen und Verstopfungen in den Gefäßen sind (Barber, P. A. et al 2013).

- **Cannabis Arteriitis:** Cannabis kann eine „Cannabis Arteriitis" verursachen (Entzündung der Arterien). Die Gefäße ziehen sich bei dieser Erkrankung vorübergehend zusammen und verengen sich (Subramaniam, V. N. et al 2019). Eine Thrombozytenaktivierung und die Förderung einer endothelialen Dysfunktion und oxidativer Stress werden diskutiert.

- **Herzinfarktrisiko:** Cannabis erhöht die Herzfrequenz, was auch zu einer Überbeanspruchung der Herzmuskulatur (nach einem Herzinfarkt führen kann (Goel, A. et al 2020).

- **Herzrhythmusstörungen/ Vorhofflimmern:** Cannabis begünstigt die Entstehung von Herzrhythmusstörungen und Vorhofflimmern (Patel, R. S. et al 2021).

Cannabis und die von Streckmitteln ausgehende Gesundheitsgefahr

Dealer vermischen Cannabis gerne mit Sand, Zucker, Gewürzen oder Blei, um auf diese Weise ihren Gewinn zu maximieren. Manchmal vermischen sie es auch mit synthetischem Cannabis, um die psychoaktive Wirkung zu erhöhen. Einige wollen dem Cannabis auch „nur" ein besseres Aussehen durch z. B. Haarsprays verleihen. Blei wird manchmal auch zugefügt, um das Verkaufsgewicht zu erhöhen. Beliebt ist eine Geschmacksverbesserung mit Zuckerwasser. Cannabisblüten, die mit Zuckerwasser eingesprüht werden, entwickeln beim Rauchen einen Karamellgeschmack und produzieren eine untypisch aussehende Asche. Die Blüten schmecken deutlich nach Zucker.

Ist die Asche nicht hellgrau und fein, so ist das ein wahrscheinlicher Hinweis dafür, dass die Blüte mit Streckmitteln behandelt wurde. Naturbelassene Hanfblüten brennen nur wenige Sekunden, wenn man eine Probe entzündet, während gestreckte Blüten üblicherweise lange glimmen und rauchen. Manche Streckmittel haben einen unangenehmen Geschmack. Feuchtes Cannabis wiegt schwerer. Ein modriger und verdorbener Geruch geht von ihm aus. Bei Kunststoffgeruch sollte man auch an eine Verunreinigung denken.

Brix (auch Brixx genannt) ist ein kommerziell vertriebenes Streckmittel zur Gewichtserhöhung von Marihuana. Hauptbestandteile sind diverse Kunststoff- und Zuckerarten. Man erkennt die Verfälschung leicht daran, dass nur ein Teil des Cannabistabaks verbrennt. Dafür entnimmt man eine kleine Probe. Gestrecktes Cannabis verbrennt sehr schlecht Es kommt zu einer charakteristischen Funkenbildung. Zerreibt man die Asche zwischen den Fingern, so entsteht ein schmieriger, schwarzer Ölfilm.

Kommentar: Streckmittel können die Gesundheit schädigen. Einige verursachen Lungenschäden, andere lagern sich in den kleinen Bronchien ab und führen zu einer Silikose. Manche erzeugen Suchtverlangen oder können Kopf- und Gliederschmerzen, Übelkeit, Bauchkrämpfe, Bluthochdruck verursachen.

Kapitel 10

Cannabis zur Verbesserung der körperlichen und sportlichen Leistungsfähigkeit

Manche Cannabisliebhaber geben ein psychisches, aber auch körperliches Wohlbefinden an, das ihre Leistungsfähigkeit erhöht. Tatsächlich konnte aber bislang in keiner Studie eine Verbesserung der körperlichen Leistungsfähigkeit durch Cannabis nachgewiesen werden. Cannabis taugt nicht zum Doping. Es stärkt weder die Muskulatur, noch beeinträchtigt sie diese.

Tatsächlich soll Napoleon Cannabis bei seinen Feldzügen Cannabis wegen des besseren Durchhaltevermögen eingesetzt haben. Das deutsche Militär nutzte angeblich auch Cannabis, so u. a. im Deutsch Französischen Krieg 1870/1871, weil es Ängste löste und den Kampfgeist stärkte.

Kommentar: Bei chronischem Cannabis Konsum kann es zu Einschränkungen der Herz- und Lungenfunktion mit körperlicher Leistungsminderung kommen. Inwiefern hierfür der gleichzeitige Tabakkonsum, der passive Lebensstil oder Cannabis für die körperlichen Einschränkungen verantwortlich sind, ist unklar. Eine Belastungsstudie zeigte, dass sich bei Patienten mit verkalkten Herz-Kranz-Gefäßen (Koronare Herzerkrankung) unter Belastung die Zeit bis zu einem Angina-Anfall um 48 Prozent verkürzt, wenn sie zuvor THC-haltiges Cannabis rauchten.

Cannabis zur Verbesserung der sportlichen Leistung

Eine körperliche, muskuläre Leistungssteigerung kann man weder nach Einnahme von CBD noch nach THC erwarten. Einige Leistungssportler schwören dennoch auf Cannabis vor Wettkämpfen. Vermutlich, weil die Einnahme - in niedriger Dosis - entspannend und angstlösend wirkt. Außerdem verringert Cannabis die Schmerzempfindung, die sich z. B. bei Marathonläufern häufig limitierend auswirkt (Huestis et al 2011 und 2021). Einige Profisportler nehmen CBD zur Regeneration ein. In der amerikanischen Football-Liga NFL soll es angeblich Standard sein, sich mit Cannabis-Massage-Öl vor den Wettkämpfen einzureiben. Cannabis – mit einem höheren THC Anteil - mache sie risikofreudiger und schränke die Schmerzwahrnehmung ein, behaupten Footballplayer.

Kommentar: CBD wird beim Drogentest nicht erkannt, THC hingegen ja! CBD wird bei den üblichen Drogenschnelltests vor den Wettkämpfen auch nicht überprüft. CBD – nicht THC - wurde 2018 von der Dopingliste der WADA (Welt-Anti-Doping-Agentur) gestrichen. THC und synthetische Cannabinoide sind hingegen wegen ihrer Eigenschaft als Rauschmittel nicht zugelassen. Ihr Konsum ist ein Ausschlusskriterium bei Sportwettkämpfen.

Manche Sportmediziner empfehlen CBD-Öle. Bei Sportarten mit psychischer oder mentaler Belastung macht die Einnahme von einigen Tropfen CBD-Öl auch durchaus Sinn. Die entspannenden, schmerzlindernden und angstlösenden Effekte können sich leistungssteigernd auswirken.

Cannabis ist lipophil und lagert sich im Fettgewebe ab. Kommt es bei starken körperlichen Belastungen, wie z. B. beim Marathonlauf oder Boxkampf zum Fettabbau, so gelangt der aus den Fettpolstern freigesetzte Cannabis in den Blut-Kreislauf. Die THC-Konzentration im Blut und im Urin steigt dann signifikant an, was bei nachfolgenden Straßen-Verkehrs-Kontrollen zu Problemen führen kann.

Cannabis zur Verbesserung des Golf Scores

Unter Golfern ist CBD wegen seiner entspannenden, entzündungshemmenden und schmerzstillenden Wirkung beliebt. Bei Kniearthrosen - bei Golfern weit verbreitet - soll Cannabis schmerzbefreiend wirken. Freizeitgolfer, die im Turnier gegen Nervosität oder Angst kämpfen, profitieren von der entspannenden Wirkung.

Immer mehr Golfer sind bekennende CBD-Fans. Sie seien entspannter bei Turnieren, wenn „es darauf ankommt", „Besonders beim Patten reduziere es ihre Nervosität", sagen sie. Wer gegen Verspannungen und destruktive Ängste kämpft, kann nach der Einnahme von CBD seine Weiten und die Lochgenauigkeit auf dem Green signifikant verbessern.

Kommentar: *Korpulente Cannabis konsumierende Golfspieler sollten auf dem nach Hause Weg auf die Führung ihres KFZ's verzichten, da ihr Cannabis-Blutspiegel bei einer Kontrolle höher und länger als sonst erhöht sein kann.*

Kapitel 11

Medizinisches Cannabis als Therapie?

Von medizinischem Cannabis spricht man, sofern die Substanz zur Behandlung von Krankheiten oder zur Linderung von Beschwerden eingesetzt wird. Grundsätzlich ist medizinisches Cannabis ganz normales Cannabis mit mehr oder weniger THC und CBD. Lediglich die beabsichtigte Wirkung ist eine andere als beim Genuss-Cannabis.

Bei der Evaluierung von Cannabis sind Wirkungen von Wirksamkeit zu unterscheiden. Unter Wirkungen sind Effekte von Cannabis und unter Wirksamkeit, spezifische und unspezifische Wirkungen sowie Vor- und Nachteile zu verstehen (Köbberling 2022).

Seit 2017 ist es Ärzten erlaubt Cannabis auf Kosten der Krankenkassen zu verschreiben, wenn es medizinischen Zwecken dient und wirksam ist (Medizinalcannabis). Seit der 2024 beschlossenen Legalisierung von Cannabis fällt die Verschreibung von Medizinalcannabis dann nicht mehr unter das Betäubungsmittelgesetz. Dies erleichtert die ärztliche Verschreibung, die von den Ärzten als sehr bürokratisch und deswegen als hinderlich empfunden wurde.

Die „Sauberkeit" ist ein großer Vorteil von medizinischem Cannabis. Es muss nämlich aus einem geprüften Anbau stammen. Seine Produktion wird staatlich von der BfArM (Bundesanstalt für Arzneimittel und Medizinprodukte) und der Cannabis Agentur überwacht. Das Produkt hat – im Gegensatz zu dem aus dem Ausland auf illegale Weise nach Deutschland gelangten Cannabis - bestimmte Sicherheits- und Wirksamkeitskontrollen passiert. Im Gegensatz zu dem illegalen und dem Eigenanbau stammenden Cannabis ist die Gefahr einer Über- oder Unterdosierung gering.

Kommentar: *Experten schlagen vor, statt „Medizinisches Cannabis" den Begriff „Cannabis zur therapeutischen Anwendung" anzuwenden.*

Cannabis zur Behandlung von Angstzuständen?

Ein Cannabisrausch sowie Cannabis Medikamente können akute Angst- und Panik-Attacken auslösen (Myran et al 2024). Umgekehrt können sie aber auch zur Angstlösung eingesetzt werden. Einige Betroffene mit einem Angstsyndrom haben mit CBD-Öl positive Erfahrungen gemacht. Der THC-Gehalt des zur Angstlösung konsumierten Cannabis-Öls liegt unter 0,2 %, so dass eine berauschende Wirkung nicht eintritt.

 Studien zeigten, dass CBD ein schnell wirkendes Mittel gegen Depressionen und Ängste sowie gegen soziale Phobien sein kann (Shannon et al 2019). Indica-Hybriden sollen besser gegen Angstzustände helfen als Sativa-Hybriden, heißt es. Langfristig scheint Cannabis Angstzustände aber eher zu verstärken. Somit ist Cannabistherapie eine Scheinlösung und kann zu einem Problem werden (Myran, D et al 2024).

Kommentar: Im Vordergrund sollte bei chronischen Angstzuständen eine psychotherapeutische Betreuung stehen. Manchmal ist eine solche aber erst möglich, wenn die Beschwerden abgemildert wurden. In einem solchen Fall empfiehlt sich die Gabe eines Antidepressivums und bei Erfolglosigkeit CBD- Cannabis. Naturheilmittel wie Lavendel, Passionsblume, Hopfen, Melisse oder Baldrian sind bei leichteren Angstzuständen eine Alternative.

Cannabis zur symptomatischen Behandlung von multipler Sklerose?

Cannabis verhindert nicht das Fortschreiten einer multiplen Sklerose (MS), kann aber Symptome abmildern. Muskelspasmen, neuropathische Schmerzen, Muskellähmungen (Paresen), Blasenstörungen, extreme Müdigkeit und Beschwerden – bedingt durch den bei MS-Kranken häufig erhöhten Muskeltonus - schwächen sich nach dem Cannabiskonsum manchmal ab. Das Wohlbefinden der Betroffenen wird häufig positiv beeinflusst.

Kommentar: Die Evidenz für eine kurative und symptomatische Beschwerdelinderung ist bei den verschiedenen Cannabis-Präparaten eher schwach (Cochrane Deutschland 2023). Warum die einen Patienten stärker, die anderen schwächer oder gar nicht ansprechen, ist völlig unklar. Ob CBD wirksamer als THC ist, ist umstritten.

Cannabis zur Behandlung neurologisch-psychiatrischer Erkrankungen?

Vereinzelt gibt es Berichte, wonach CBD die Entwicklung bestimmter neurologischer Erkrankungen hemmt. So soll es zu einer Anfallsreduzierung und/oder Dämpfung epileptischer Anfälle kommen (Mc Guire et al 2018, Gorberg et al 2020). Aufgrund der unerwünschten kognitiven und verhaltensbezogenen Nebenwirkungen von THC wird CBD in vielen Kombinationstherapien bevorzugt

Kommentar: Eine Evidenz für einen kurativen (heilenden) Einfluss von CBD gibt es nicht. Cannabis ist mit hoher Wahrscheinlichkeit kein Wundermittel, kann aber dazu beitragen, die Häufigkeit und Schwere von verschiedenen Anfall Leiden zu reduzieren. Die meisten positiven Therapie-Erfahrungen mit CBD gibt es bei epileptischen Anfällen im Kindesalter.

Cannabis zur Linderung von Tourette-Beschwerden

Das Tourette-Syndrom ist eine erbliche, neuropsychiatrische Erkrankung, die sich häufig schon in der Kindheit manifestiert und durch körperliche wie vokale Tics und sich wiederholende Ruckbewegungen gekennzeichnet ist. Es gibt Hinweise darauf, dass bei dieser gar nicht so seltenen Erkrankung Cannabinoide sich günstig auswirken und Beschwerden abnehmen (Jakubovski, Pisarenko et 2020). Die Autoren berichten allerdings vorwiegend über Erfahrungen bei Erwachsenen. Studien mit CBD bei Kindern bzw. Therapie Ergebnisse sind wahrscheinlich deswegen rar, weil man wegen der noch nicht abgeschlossenen Gehirnentwicklung Langzeit Nebenwirkungen befürchtet und deswegen keine Kinder in die Therapiestudien einschließt. Das Tourette-Syndrom ist eine chronische Erkrankung, das einer Dauerbehandlung bedarf.

Patienten, die an Tourette leiden, haben häufig auch Schlafstörungen. Cannabis soll hierauf einen positiven Einfluss haben. Die Hauptmerkmale der Erkrankung - unwillkürliche Zuckungen (motorische Tics) und das unwillkürliche Auftreten von Geräuschen oder Sprachfetzen - lassen deutlich nach. Der Einfluss auf kognitive Funktionsstörungen (Gedächtnis, Reaktionszeit, Aufmerksamkeit) soll gering sein, allerdings stammen all diese Erfolgsmeldungen aus Behandlungen bei Erwachsenen.

Kommentar: Patienten und deren Angehörigen ist sehr geholfen, wenn sie über die Erkrankung, die erforderlichen Maßnahmen, den Verlauf sowie die Hilfsangebote in sozialen Belangen umfassend informiert sind. Hilfreich ist der Austausch mit anderen Betroffenen und/oder deren Angehörigen.

Die beiden Selbsthilfe-Verbände IVTS und TgD e. V. (Interessenverband Tic & Tourette Syndrom e. V. (IvTs) Wittelsbacher Str. 34, 79346 Endingen, Tel 01805-500108) helfen mit der „Tic-Landkarte" bei der Suche nach Fachärzten, Unikliniken und Praxen, die sich auf Tic-Störungen bzw. auf das Tourette Syndrom spezialisiert haben.

Cannabis zur Behandlung von Epilepsien?

Schon früh wurde über antiepileptische Wirkungen nach Gabe von Cannabis spekuliert. Das Endocannabinoidsystem gilt als wichtige endogene „Bremse" gegen Übererregbarkeit ähnlich dem $GABA_A$-Rezeptor-System.

Tatsächlich ist eine krampfsenkende Wirkung von CBD bei Kindern belegt. CBD kann die Häufigkeit und Schwere von epileptischen Anfällen bei Kindern reduzieren und motorische Krämpfe verhindern. Die Studienlage bei erwachsenen Epilepsie-Patienten/innen ist hingegen dürftig und widersprüchlich. Bezüglich der Wirkung von THC bei Epilepsien, kommen die Studien zu unterschiedlichen Ergebnissen. Während einige Untersucher dem THC einen krampflösenden Effekt zuschreiben, konnten andere Studien eine solche Wirkung nicht bestätigen. Einige Experten kamen sogar zu dem Schluss, dass THC Krampfanfälle begünstigen könne. Aufgrund dieser widersprüchlichen Studienergebnisse, aber auch unerwünschter psychoaktiver Nebenwirkungen gibt es aktuell keine Empfehlungen zum Einsatz von Cannabis bei Epilepsie.

Kommentar: Zu den häufigsten Auslösern (Triggern) von epileptischen Anfällen gehören Schlafmangel, unregelmäßiger Schlaf-Wach-Rhythmus, körperliche und seelische Belastungen (Stress).

Es gibt Hinweise auf mögliche Wechselwirkungen zwischen CBD und herkömmlichen Antiepileptika. Von der Europäischen Arzneimittel-Agentur (EMA) wurde bisher nur ein CBD-Präparat zur Therapie bei Epilepsie zugelassen.

Cannabis zur Behandlung von Morbus Parkinson?

Zeitweilig ging man von möglichen positiven Cannabis-Effekten aus. Leider waren die Daten aus der präklinischen Forschung aber inkonsistent und widersprüchlich. THC zeigte in nachfolgenden klinischen Studien keine überzeugende Wirkung. Zwar wurden nach Behandlung mit CBD Verbesserungen der Lebensqualität, aber keine Erholung der Motorik (Dyskinesien) festgestellt (Thanbalasingam et al 2021).

Cannabis zur Behandlung von ADHS-Beschwerden?

Zu den ADHS-Symptomen (Aufmerksamkeitsdefizit und Hyperaktivitätsstörung) gehören innere Unruhe, rasende Gedanken und ein schnell aufkommendes Gefühl von Langeweile. Es gibt Berichte, dass Menschen mit ADHS früher und häufiger zum Joint greifen als Gleichaltrige, woher der Glaube rührt, dass Cannabis ADHS fördere. Eine Studie fand heraus, dass Menschen, bei denen sich ADHS durch Unruhe äußert, besonders anfällig für eine Cannabisabhängigkeit sind.

Ebenso wie beim Tourette Syndrom finden sich Hinweise darauf, dass beim ADHS eine Dysregulation im Endocannabinoid-System vorliegt. Gujska und Silczuk et al (2023) heben hervor, dass sowohl Cannabisabhängigkeit als auch ADHS durch ein verändertes Belohnungssystem im Gehirn gekennzeichnet sind.

Einige Mediziner nutzen Cannabis zur Behandlung von ADHS, andere warnen davor, weil sie eine Verschlimmerung des Krankheitsbildes befürchten. Letztendlich sind die Ursache und die Folgen und die Behandlungsmöglichkeiten von ADHS nach wie vor unklar. Auf der einen Seite können Cannabinoide die Symptome wie Hyperaktivität und Impulsivität bei ADHS-Betroffenen lindern, langfristig aber auch verstärken (Gujska, J. et al 2023).

Kommentar: Kiffen kann die ADHS-Symptome für eine Weile reduzieren. Doch hält die Linderung meist nur kurz an. Langfristig verstärkt Cannabis die Symptome.

Cannabis zur Behandlung des Glaukoms?

Endocannabinoid-Wirkungen wurden beim Augeninnendruck nachgewiesen, weshalb Cannabis zeitweilig zur Therapie bei Glaukomen empfohlen wurde. Tatsächlich ist die therapeutische Wirkung von Cannabis aber nur von kurzer Dauer, weswegen eine hohe Dosierung in relativ kurzen Zeitabständen notwendig ist. Die finanzielle Belastung wäre bei dieser Therapie sehr hoch, denn man muss für einen konstant niedrigen Augeninnendruck sorgen und viel Cannabis in kurzen Zeitabständen applizieren. Die Cannabistherapie wurde daher heute zu Gunsten anderer, besser wirkender Therapiemodalitäten aufgegeben.

Cannabis gegen Schlafstörungen

CBD (Cannabidiol) kann wegen seiner entspannenden und angstlösenden Wirkung positiv bei Einschlafstörungen wirken. Man schläft schneller ein und problemloser durch. In einigen Ländern ist man daher sehr großzügig mit der Verschreibung von CBD als Schlafmittel. Gerne wird es dann abends gegeben.

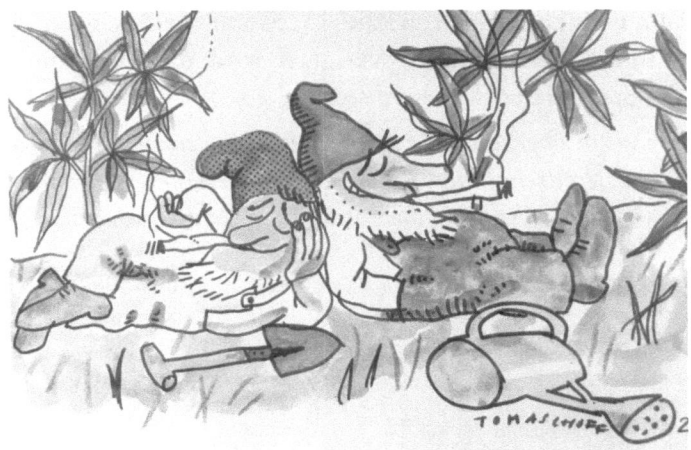

Copy Right: Dr. med. Jan Tomaschoff, Arzt für Neurologie und Psychiatrie, Düsseldorf

Einige Altersheime und Pflegeheime geben ihren Insassen mit Rheuma- und Arthrose-Schmerzen, bei Unruhe sowie bei Ängsten routinemäßig CBD-Präparate vor der Bettruhe. CBD auch deswegen, weil es (im Gegensatz zu THC) weniger abhängig machen soll. Bei dauerhaftem Konsum gewöhnen sich die Rezeptoren, die den Schlaf-Wach-Rhythmus steuern, an das THC. Beim Ausstieg dreht sich der Effekt dann um. Beim Entzug leiden etwa zwei Drittel der THC-Konsumenten unter Schlaflosigkeit und schlechter Schlafqualität. Wer täglich gekifft hat, leidet doppelt so häufig unter Schlafstörungen wie Mitmenschen, die nie oder nur gelegentlich dies taten (Coelho, J. et al. 2023).

Cannabis zur Steigerung der Sexualität

In der Laienpresse wird Cannabis manchmal als natürliche aphrodisierende Substanz gerühmt. Es würde die Qualität der sexuellen Beziehungen verbessern. Ängste und Hemmungen vor dem Sexualverkehr würden abgebaut, die Sensibilität erhöht und die sexuelle Lust gesteigert. Von mehr als 5000 Personen, die an einer amerikanischen Studie teilnahmen, gaben 31 % der Männer tatsächlich an, dass sie länger durchhielten, während 33 % der Frauen sagten, sie kämen schneller zum Orgasmus. 72 % der Männer und 76 % der Frauen behaupteten, dank CBD einen intensiveren Orgasmus zu erleben.

Exzessiver und chronischer Konsum schwächen allerdings die Libido. Sehr bald kommt es zu einer Gewöhnung und die positiven Effekte treten in den Hintergrund. Cannabis wirkt dann immer weniger. Impotenz soll bei Männern, die seit mehreren Jahren kiffen, doppelt so häufig vorkommen. Auch die Fruchtbarkeit soll sich bei ihnen verschlechtern. Vermutet wird, dass THC die hormonelle Steuerung der Spermienentwicklung stört.

Kommentar: *Wenn überhaupt, dann ermöglicht die entspannende Wirkung von CBD eine höhere Bereitschaft und Freude am Sexualverkehr. Chronischer Konsum scheint langfristig die Libido und die Potenz eher abzuschwächen.*

Kapitel 12

Risiken beim Cannabis-Konsum (THC)

Risiken für akute, aber reversible Nebenwirkungen

- Verhaltensstörungen, Verwirrtheit, Panikreaktionen
- Einschränkungen des Kurzzeitgedächtnisses
- Unruhe und Angstzustände, paranoid-halluzinatorische Wahnvorstellungen
- Depersonalisierung (gestörtes Ich-Gefühl)
- Orientierungslosigkeit
- Verfolgungsphantasien
- Depressionen, Suizidalität
- Übelkeit, Erbrechen
- Kältegefühl
- Hunger
- geringere Aufmerksamkeit und Konzentration
- Einschränkungen der Koordination, verschwommenes Sehen, Schwindel
- Wechselwirkungen mit anderen Medikamenten
- Augenrötung
- Verstärktes Erleben (Farben und Musik), übertriebene Empfindlichkeit, Halluzination
- Lachkrämpfe
- Schneller Pulsschlag, Herzrasen, Rhythmusstörungen
- Verzerrtes Zeit- und Raumgefühl, Orientierungslosigkeit
- Puls- und Blutdruckschwankungen
- Müdigkeit, Benommenheit
- Verlängerte Reaktionszeit, erhöhtes Unfallrisiko im Straßenverkehr und am Arbeitsplatz

Akute Beschwerden beim Konsum

Problematisch ist die individuelle Unvorhersehbarkeit von akuten Nebenwirkungen. Schwankungen des Wirkstoffgehalts, besonders bei dem auf dem Schwarzmarkt angebotenen Cannabis und dem synthetischen Cannabis sind relativ häufig.

Die Auswirkungen können sehr unterschiedlich sein. Sie reichen von einer Euphorie bis zu einer entspannten Trägheit. Einige empfinden sie als angenehm, andere als unangenehm und beängstigend. Die schon bestehende Grundstimmung wirkt sowohl auf angenehme wie unangenehme Wirkungen verstärkend. Sie kann Glücksgefühle auslösen, die Stimmung aufhellen, entspannen und beruhigen, aber auch Panik auslösen. Veranlagung, Konsumart, Konsumerfahrung, Menge, Intensität, Konsumdauer, sowie der THC- und CBD Anteil, beeinflussen die Wirkungen. Statt zur Euphorie kann es zu Angst- und Panikgefühlen, zur Verwirrtheit und Verfolgungsideen („Paranoia") kommen. Bewusstseinsverschiebungen mit assoziativem und sprunghaftem Denken sind möglich. Aus Gedankensprüngen entwickelt sich dann ein uferloses Durcheinander. Erinnerungslücken und „Filmrisse" kommen vor. Manche Kiffer nehmen ihre Umwelt nur eingeschränkt wahr, andere können sich nicht mehr mitteilen. Oder sie trauen sich eine körperliche und geistige Leistungsfähigkeit zu, die objektiv betrachtet, nicht den Tatsachen entspricht.

Je höher der THC-Anteil ist, desto stärker ist der Rausch. Der THC-Gehalt ist in den letzten Jahren signifikant gestiegen. War 2006 noch ein durchschnittlicher THC-Gehalt von etwa 10,6 Prozent pro Blüte üblich, so lag er 2020 schon bei 13,7 % und 2022 sogar bei 20,4 %. Gleichzeitig sank der durchschnittliche CBD-Gehalt.

Kommentar: Schwere akute Zwischenfälle sind selten, es sei denn der Cannabistabak wurde mit synthetischem Cannabis, LSD, Ecstasy, Methamphetamin, Amphetamin angereichert. Dann, sowie bei sehr hoher THC-Dosierung, sind Kreislaufkollaps, Herzattacken, Rhythmusstörungen, Blutdruckschwankungen Halluzinationen sowie Angst- und Panikattacken möglich. Sie können im Extremfall zu einem Kreislaufversagen führen.

Die meisten akuten Störungen gehen etwa 2 bis 3 Stunden nach Aufnahme von THC spontan zurück. Ein spezifisches Antidot gibt es nicht. Medikamente sind in der Regel nicht notwendig. Vitamin C und Orangensaft sollen angeblich helfen, „einen schlechten Trip" schneller zu beenden (DHS 2023). Bei ernsthafter Agitation, Unruhe und Panikzuständen sedieren Benzodiazepine (Valium). Spätestens nach ein bis zwei Abstinenztagen sind Beschwerden nicht mehr feststellbar.

Die Fallzahlen bezüglich akuter Intoxikationen mit Cannabinoiden (inkl. synthetischer Cannabinoide) sind bis 2015 angestiegen und seitdem mit Schwankungen rückläufig.

Die Behandlung einer Cannabisüberdosierung erfolgt symptomatisch

Wechselwirkungen und Interaktionen mit Medikamenten

Cannabinoide können mit verschiedenen Arzneimitteln wechselwirken, wodurch Wirkungsverluste, Überdosierungen und Nebenwirkungen auftreten können. THC und CBD können Enzyme des Cytochrom-P450-Systems hemmen, wodurch es zu einem Anstieg der Serumkonzentration anderer Substrate, z. B. der Enzyme des Cytochrom-P450-Systems und Überdosierungen kommen kann.

Vorsicht ist geboten bei Hypnotika, Sedativa und Arzneimitteln, da additive sedierende und Muskel relaxierende Wirkungen möglich sind. THC und CBD werden in der Leber durch Enzyme verstoffwechselt, die bei der Umwandlung anderer Arzneimittel von Bedeutung sind. Sie können sowohl verstärkende als auch abschwächende Wirkung zur Folge haben und hilfreich, aber auch schädlich sein. Opiate können (müssen) bei gleichzeitiger Cannabis-Einnahme reduziert werden. Alkohol verstärkt die Nebenwirkungen, Nikotin erhöht die Abhängigkeit. Sedierende (Neuro) Pharmaka verursachen eine Sedierung und Müdigkeit. Ob die gleichzeitige Gabe von CBD unerwünschte THC-Effekte reduziert („THC-Protektion"), ist nach dem derzeitigem Wissenstand nicht eindeutig gesichert (Ziegler et al 2022).

Cannabis und Geruchsbelästigung.

Cannabis hat einen ganz eigenen Geruch, der vom Cannabis-Liebhaber selber, dessen Kleidung und auch der Pflanze ausgehen kann. Der Geruch der Pflanze wird meist als erdig, holzig oder krautig, der vom Rauch des Konsumenten kräuter- süßlich und moschusartig beschrieben. Ursachlich verantwortlich für den Geruch sind die Terpene. Terpene sind natürlich vorkommende Verbindungen, die in verschiedenen Früchten und Kräutern, so auch in den Cannabispflanzen, für Geschmack und Aroma sorgen.

Aufgrund dessen, dass es eine Vielzahl verschiedener Sorten von Cannabis gibt, ist die Variation an Düften sehr breit gefächert. Indica Sorten, wie z. B. Northern Lights, Granddaddy Purple und Rockstar, produzieren Buds („Knospen") mit weniger penetrantem Geruch.

Kommentar: Aus Cannabis gewonnene Terpene sind im Wesentlichen ätherische Cannabisöle, die aus den reinen Aroma- und Geschmacksessenzen der Pflanze bestehen. Das Terpenprofil im ätherischen Öl fungiert als aromatischer Fingerabdruck einer Cannabissorte, enthält aber weder THC noch psychoaktive Eigenschaften. Cannabissorten haben unterschiedliche Aromen, Geschmacksrichtungen und möglicherweise auch therapeutische Wirkungen. Viele sind davon überzeugt, dass Terpene den Effekt von Cannabis maßgeblich beeinflussen.

Kapitel 13

Risiken bei chronischem (THC) Konsum.

Cannabis Liebhaber bezeichnen ihre Droge gerne als eine „natürliche" Substanz, die schon allein deshalb harmlos sein müsste. Dieser Vorstellung widersprechen allerdings Experten. Sie weisen darauf hin, dass körperliche, seelische sowie soziale Folgeschäden überall dort zugenommen haben, wo der Cannabiskonsum gestiegen ist.

Gelegentlicher Cannabiskonsum („weiches" Konsummuster) ist weniger riskant als häufiger Konsum („hartes" Konsummuster). Gleichzeitiger Tabak- und Alkoholabusus wirken additiv, ja können sich sogar potenzierend auswirken. Synthetisches Cannabis ist besonders gefährlich. Je mehr der Cannabiskonsum zu einen Bestandteil des Alltags wird, desto größer ist die Gefahr von Nebenwirkungen. Das Milieu, in dem Cannabiskonsumenten gerne verkehren, hat sicherlich auch einen Einfluss auf die Nebenwirkungen.

Mögliche Komplikationen bei chronischem Cannabis Konsum(THC)

- Desinteresse und Antriebslosigkeit (Amotivations Syndrom).
- Abnahme der Hirnleistung, Konzentrations- und Gedächtnisstörungen (Kognition)
- Depression, erhöhte Suizidalität
- Sozialer Rückzug, soziale Isolierung
- Arbeitslosigkeit
- Finanzielle Probleme
- Partnerprobleme, Ehescheidungen

- Antisoziales Verhalten, erhöhte Kriminalität

- Erhöhtes Lungenkrebsrisiko (wahrscheinlich Folge des beigemischten Tabaks)

- Abhängigkeit

- Einstieg in härtere Drogen

- Auslösung „einer latenten Psychose".

- Einschränkungen der Lungenfunktion (als Folge des beigemischten Tabaks).

Störungen der geistigen Leistungsfähigkeit (Kognitive Auswirkungen)?

Chronischer Konsum beeinträchtigt die kognitive Leistungsfähigkeit (Aufmerksamkeit, Konzentration, Gedächtnis, Orientierung und Sprache (Testal et al 2022). Bei mehr als zehn Prozent kommt es zu Konzentrations- und Gedächtnisstörungen, einer Beeinträchtigung der Informationsverarbeitung sowie Störungen des kombinatorischen Denkens. Apathie-Syndrome und depressive Verstimmungen sind häufig. Eine besonders gefürchtete Nebenwirkung ist das Amotivations-Syndrom. Unter ihm versteht man ein herabgesetztes Aktivitätsinteresse. Die Aufmerksamkeit konzentriert sich bei den Betroffenen fast ausschließlich auf den Cannabiskonsum.

Es gibt deutliche Unterschiede, ob und ab wann es zu merkbaren Ausfällen kommt. Mit der Intensität und der Dauer des Konsums nehmen sie im Allgemeinen zu. Bei Kindern und Jugendlichen treten die Störungen früher ein, was sehr wahrscheinlich mit der noch unfertigen Gehirnentwicklung zusammenhängt. Hoch dosiert, kann THC auch im fortgeschrittenen Alter zu Störungen führen, die im schlimmsten Fall nicht mehr verschwinden.

Kommentar: *Bei Abstinenz schwächen sich die Störungen mit der Zeit häufig ab, ja, können sich sogar vollständig zurückbilden. Störungen, die schon vor dem Konsum bestanden, verschlimmern sich.*

Soziale Schäden und Isolierung?

Cannabis ist eine persönlichkeitsverändernde Droge, deren Konsum langfristig zum Verlust des Freundeskreises und zu einer sozialen Isolierung führen kann. Allerdings gibt es grundsätzlich zwei gegensätzliche Experten- Einschätzungen zu Ursache und Folgen. Die Einen gehen von einer Überschätzung der sozialen Auswirkungen des Cannabiskonsums aus. Sie behaupten, dass sich die psychosoziale Probleme und die Isolierung unabhängig vom Cannabiskonsum entwickeln. Für andere Experten sind die psychosozialen Ausfälle Folgen des Cannabiskonsums. Ihrer Meinung nach begünstigt Cannabis den Ausbruch einer bereits angeborenen Veranlagung. Es gibt sogar Vorstellungen, dass Cannabis - in der Gruppe genossen - Depressionen und soziale Einsamkeit verhindert. „Ohne Gesellschaft lassen Körper und Geist nach", sagen sie.

Kommentar: Oft merken Familienangehörige und Freunde als erste die körperlichen psychischen und sozialen Veränderungen.

Hormonelle und immunologische Auswirkungen?

Das Endocannabinoid-System ist sehr wahrscheinlich über neuroplastische Einflüsse an der Regulation und Modulation des Immunsystems und des Hormonspiegels beteiligt. Bislang gibt es hierfür allerdings nur Vermutungen. THC und CBD sollen mit dem körpereigenen Endocannabinoidsystem interagieren und eine Erhöhung oder Absenkung des Hormonspiegels verursachen. CBD wirkt offensichtlich entzündungshemmend und schmerzstillend und stärkt so indirekt das Immunsystem, vermutet man. Zudem hat Cannabidiol antioxidative Eigenschaften und fängt freie Radikale gezielt ab.

Kommentar: Tabakrauch und Cannabis (THC) sollen den Testosteron- und Östrogen- und Schilddrüsen-Hormonspiegel senken. Bei dauerhaftem Konsum kommt es angeblich zu einer Beeinflussung der verschiedenen Neurotransmitter im Hypothalamus. Dadurch soll die Entstehung von Hodenkrebs gefördert werden, hieß es früher: eine sehr vage und heute umstrittene Hypothese.

Auswirkungen auf die soziale Teilhabe?

Wer Cannabis regelmäßig über lange Zeit konsumiert, zeigt mit der Zeit weniger Interesse am täglichen Leben. Neben gesundheitlichen Risiken kommt es dann zu Leistungseinbußen mit eingeschränkter Teilhabe am gesellschaftlichen Leben. Die Betroffenen selber haben häufig das Gefühl, „nichts wert zu sein", tun aber nichts dagegen. Sie sind nicht mehr in der Lage, sich den Herausforderungen des Alltags und der Gesellschaft zu stellen. Experten sprechen von einem Amotivations- und/oder einem Apathie Syndrom. Häufig werden sie arbeitslos und sind auf Sozialhilfe angewiesen. Zu negativen Auswirkungen auf die Teilhabe kommt es auch wegen einer drohenden „Kriminalisierung". Die Gesellschaft meidet den Umgang mit ihnen, Freunde brechen den Kontakt ab. Arbeitgeber sind zurückhaltend, Bewerber einzustellen, denen der Ruf von „Kiffern" vorausgeht. Die Befürworter der Liberalisierung weisen auf die Gefahr der Stigmatisierung selbst bei geringem Konsum hin.

Kommentar: **Es ist schwer auszumachen, ob und in welchem Ausmaß das Umfeld, der Lifestyle oder der chronische Cannabiskonsum die Ursache für die psychosozialen Probleme von Cannabis-Konsumenten sind. Soziale Teilhabe und Integration sind wichtige Ziele der Suchtmittel-Prävention. Sie sind Schutzfaktoren. Isolation und Selbstabwertung sind Risikofaktoren.**

Auswirkungen in und auf die Schwangerschaft?

Ob chronischer Cannabiskonsum mit einem erhöhten Komplikationsrisiko für die werdende Mutter und das Kind einhergeht, ist nicht eindeutig nachgewiesen, aber wahrscheinlich. THC passiert nämlich die Plazentaschranke. In tierexperimentellen Untersuchungen (sowie einer großen retrospektiven Kohortenstudie) wurden häufigere Frühgeburten, ein geringeres Geburtsgewicht und mehr Komplikationen nach einem THC-Konsum festgestellt (Avalos, L 2023).

Alle klinischen Studien, die sich mit dem Einfluss des Cannabiskonsums auf die Schwangerschaft befassen, haben das methodische Problem, dass die Wirkung anderer gleichzeitig konsumierter Drogen (zu denen auch Nikotin und Alkohol zählen) und des Lebensstils, schwer voneinander getrennt werden kann (Metz, T et al 2023). Schwangere Cannabiskonsumentinnen sind häufiger fettleibig (31,8 versus 21,3 %). Sie betreiben häufiger Tabakabusus (27,5 % versus 3,0 %), sind häufiger opiatabhängig (2,1 versus 0,8 %), leiden häufiger unter Ängsten (25,2 versus 11,7 %), Depressionen (25,3 versus 12,4 %) und Stress (7,9 versus 3,0 %). Sie sind seltener verheiratet (7,9 versus 64,2 %) und sind häufiger auf Sozialhilfe angewiesen (69,9 % versus 24,9 %). All diese Nachteile können - neben dem Cannabis Konsum - das Risiko von Schwangerschaftskomplikationen erhöhen. Eindeutig ist lediglich ein negativer Einfluss von Nikotin und Alkohol auf das werdende Kind, denn Tabakrauch führt zu einer Beeinträchtigung des Sauerstoff- und Nährstofftransfers. In der Regel wird Cannabis mit Tabak vermischt geraucht.

Kommentar: Cannabis hemmt Übelkeit und Erbrechen, weshalb manche Schwangere Cannabis zur Linderung ihrer Übelkeit einnehmen. In den USA soll der legale Cannabiskonsum deshalb zugenommen haben (Manthey et al 2023). Leider gerät zunehmend in Vergessenheit, dass in Deutschland ein Pharmaunternehmen in den 1960er Jahren ein rezeptfreies Schlaf- und Beruhigungsmittel (Contergan) mit dem speziellen Versprechen auf den Markt brachte, dieses sei vollkommen ungefährlich und speziell für Schwangere zu empfehlen. Tatsächlich führte es aber zu schweren Schädigungen beim Embryo. Bis zu 10.000 Frauen brachten Kinder mit verkümmerten Armen und Beinen sowie anderen Behinderungen zur Welt. Hinzu kam eine unbekannte Zahl an Totgeburten.

Auswirkungen bei Kleinkindern?

Konzentrationsstörungen, Leistungsabfälle und Entwicklungsverzögerungen können die Folge von Cannabiskonsum sein. Angeblich haben Krankenhausaufenthalte von Kindern mit Cannabis-Vergiftungen in den Ländern zugenommen, in denen eine Legalisierung von Cannabis stattfand. In Kalifornien soll der Anteil stationärer Krankenhauseinweisungen von Kleinkindern wegen Einnahme von Cannabis bei über 15 % liegen; in anderen US-Bundesstaaten beträgt der Anteil sogar über 25 %. In Kanada kam es nach der Legalisierung zu einem über siebenfachen Anstieg der Krankenhauseinweisungen. Hauptgrund waren Vergiftungen durch „Cannabis-Edibles", die unkontrolliert in die Hände von Kindern geraten waren. In Kapstadt (Südafrika) sind es die Cannabis-Beimengungen in „Weingummis", die zu Krankenhauseinweisungen führen. Sie sind dort bei Kindern sehr beliebt und in sämtlichen Geschäften und Straßenkiosken erhältlich und werden gelegentlich von Dealern an die Kinder verschenkt.

Kommentar: Wenn Kinder und Säuglinge das Tabak-Cannabis-Gemisch passiv mitrauchen, so ist das für ihre Entwicklung angeblich schädlicher, als wenn sie nur Tabakrauch passiv mitrauchen. Angehörigen wird dringend geraten, auf den Cannabis- und Tabakkonsum in Gegenwart von Kindern zu verzichten.

Das Bundesministerium für Gesundheit (BMG) hat eine Änderung des Bundesnichtraucherschutzgesetzes vorgeschlagen, wonach in Gegenwart von Kindern und Jugendlichen oder Schwangeren im Auto nicht geraucht werden darf. Dort heißt es: „Der Genuss von Tabak- und Cannabisprodukten, einschließlich der Benutzung von elektronischen Zigaretten und erhitzten Tabakerzeugnissen sowie von Geräten zur Verdampfung von Tabak- und Cannabisprodukten, ist in Anwesenheit von Minderjährigen und Schwangeren" verboten.

Auswirkungen in der Jugend?

Große Sorgen bereitet der zunehmende Cannabiskonsum bei Jugendlichen. Laut Drogenaffinitätsstudie der BZgA haben in Deutschland 9,3% der Jugendlichen zwischen 12 und 15 Jahren und 46 % der 18- bis 25jährigen zumindest schon einmal Cannabis probiert. Von den 12 bis 17-Jährigen hatten 7,6 % im letzten Jahr Cannabis konsumiert. In allen Altersgruppen konsumieren mehr Jungen als Mädchen Cannabis (Jahrbuch DHS 2024). In Kalifornien ist der Prozentsatz Jugendlicher mit Cannabis-Erfahrungen sogar noch höher (Testal 2022).

Speziell in der Pubertät und Adoleszenz drohen funktionelle Veränderungen und Einbußen der Gedächtnis-, Lern- und Erinnerungsleistung, eine geringere Aufmerksamkeit und Denkleistung. Einschränkungen der sozialen Kompetenz und Angstzustände nehmen zu. Häufig kommt es in dieser Zeit zu Schwierigkeiten in der Familie, in der Schule und auf der Lehrstelle. Abmahnungen wegen Fehlzeiten und mangelndem Arbeitseinsatz drohen in der Lehre. Beziehungen gehen in die Brüche. Angehörige berichten von häufigeren Wesensveränderungen und „einer auffallenden Wurstigkeit" bei zumutbaren Obliegenheiten (z. B. der Arbeitssuche, beim Schulbesuch, der Versorgung hilfsbedürftiger Familienangehöriger und beim Entzug von Vergünstigungen). Das typische Manifestationsalter für Psychosen liegt bei den Cannabiskonsumierenden dieser Altersstufe deutlich unter dem der Nicht-Konsumierenden.

Kommentar: *THC kann mehrere Hirnbereiche gleichzeitig schädigen. Besonders stark sind das Kleinhirn als Regulationszentrum für Motorik und Koordination und der Hippocampus als Sitz von Gedächtnis und Emotionen betroffen.*

Mehr als 9 % aller wegen psychischer und neurologischer Erkrankungen verlorenen Lebensjahre („disability-adjusted life years") sollen im Zusammenhang mit dem früheren Konsum psychoaktiver Substanzen stehen (Gore et al 2011).

Die Behauptung ist falsch, dass Cannabis die Gesundheit gefährde und die Entwicklung von Jugendlichen beeinträchtige, weil das Rauschgift auf dem Schwarzmarkt verunreinigt sei. Legal erworbenes oder selbst angebautes Rauschgift hat praktisch die gleichen fatalen Auswirkungen wie illegales Cannabis auf ein noch nicht ausgereiftes Gehirn, die Embryonalentwicklung und die Reaktionsfähigkeit im Straßenverkehr. Gleichgültig, ob die Droge vom Dealer, aus dem Club oder aus dem Fachgeschäft stammt, sie ist eine psychoaktive Substanz mit hohem Schädigungspotential (Daniel Deckers. FAZ vom 12. 04. 2023).

Auswirkungen bei Erwachsenen?

Während die überwiegende Mehrheit der Mediziner dazu rät, das Gehirn von Kindern und Heranwachsenden unbedingt vor psychoaktiven Drogen wie Cannabis zu schützen, gibt es bezüglich der Auswirkungen von Cannabis bei älteren Menschen geteilte Ansichten. Eine gelegentliche, geringe Dosis würde nicht schaden, meinen manche Experten. Andere erwähnen die auffallende Häufigkeit von Herz-Rhythmusstörungen bei Erwachsenen nach akutem THC-Genuss und die reduzierte Herzleistung nach chronischem Konsum.

Einige Seniorenheime empfehlen ihren Gästen bei innerer Unruhe und Schlaflosigkeit prophylaktisch die Einnahme von CDP (ausdrücklich nicht THC), um besser einzuschlafen. Es soll u. a. schmerzhafte Arthrosen lindern. Der Appetit würde sich nach THC verbessern. Dass sich Cannabis positiv auf die Alzheimer- und Altersdemenz auswirkt, wird aber allgemein negiert.

Cannabis und Entzug Beschwerden?

Verglichen mit anderen Drogen - wie z. B. Alkohol und Nikotin - sind körperliche Entzugsbeschwerden - selbst nach jahrelangem Cannabis Konsum – eher gering. Psychische Auffälligkeiten kommen hingegen häufiger vor. Zu ihnen zählen ein gewisser Antriebsmangel, Kopfschmerzen, Konzentrationsstörungen, Appetitmangel, Schlafstörungen und gelegentlich auch eine innere Unruhe und das ständige Verlangen nach einem Joint.

Körperliche Entzugsbeschwerden nach dem Genuss von synthetischem Cannabis sind auffallend häufig. Betroffene klagen mehrere Wochen über Alpträume, Schwitzen, Übelkeit und Zittern. Suizide kommen gehäuft vor.

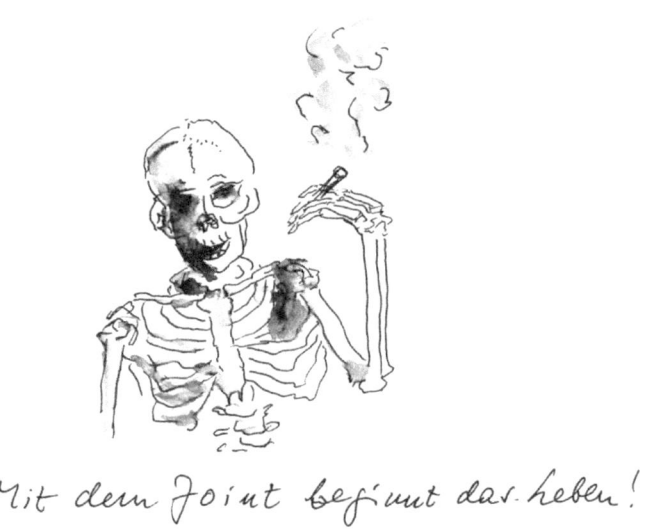

Mit dem Joint beginnt das Leben!

Copy Right: Dr. med. Jan Dirk Rating, Arzt für Radiologie, Wuppertal

Kann Cannabiskonsum tödlich sein?

In Deutschland sterben jedes Jahr über 70.000 Menschen an den Folgen des Alkoholkonsums. 2022 wurden 1990 Rauschgifttote registriert. Die Zahl steigt an (DHS. Jahrbuch Sucht 2024). Weitaus in der Überzahl handelte es sich hierbei um Heroin- und Kokainsüchtige und nur in einem geringen Prozentsatz um Cannabis-Abhängige. Allerdings ist die direkte Zuordnung der Todesursache zu einer bestimmten Droge problematisch, da bei Suizidversuchen Cannabis sehr selten allein, sondern in der Regel zusammen mit anderen Opiaten, Alkohol und Schlafmitteln eingenommen wird. Eine hohe Cannabisdosis endet nicht tödlich. Die Gefahr indirekter tödlicher Auswirkungen nach Cannabiskonsum ist allerdings groß. Dazu gehören die höhere Unfallgefährdung im Straßenverkehr aufgrund von Cannabiskonsum, die häufigeren Depressionen und die eigene sowie fremde Verletzungsgefahr im Cannabisrausch.

Kapitel 14

Cannabis Konsum bei gesetzlich und privat Versicherten

Seitdem Cannabis für medizinische Zwecke zu Lasten der gesetzlichen Krankenversicherung verschrieben werden darf, ist die Nachfrage weiter gestiegen. Betrugen die Ausgaben der Gesetzlichen Krankenversicherung (GKV) für Cannabis 2018 noch knapp 74 Millionen Euro, so waren es 2021 bereits mehr als 185 Millionen.

Gesetzliche Krankenversicherungen

Die Gesetzlichen Krankenversicherungen übernehmen die medizinischen Cannabis-Therapiekosten nur nach vorherigem Antrag. Diesem wird nur stattgegeben, wenn die Verschreibung nachvollziehbar begründet ist, d. h. andere Medikamente nicht ausreichend wirken sowie eine positive Beeinflussung der Beschwerden durch Cannabis zu erwarten ist. Letzteres muss durch Studien belegt sein. Wurde mit der medizinischen Cannabis-Therapie bereits im Krankenhaus begonnen, so ist kein Beleg notwendig. Die Verordnung von Cannabis in Form von getrockneten Blüten ist gesondert zu begründen.

Üblicherweise wird der Medizinische Dienst der Krankenkassen (MDK) mit einer entsprechenden Begutachtung der Anträge beauftragt. Bewertet er den Cannabis-Einsatz positiv, steht einer Kostenübernahme nichts mehr im Wege. Die Patienten müssen allerdings vor der ersten Einlösung des Rezeptes den Entscheid über den Genehmigungsantrag abwarten, was bis zu drei Wochen dauern kann. Bei schwerkranken Menschen wird diese Wartezeit in der Regel auf drei Tage verkürzt. Die beantragenden Ärzte sind gesetzlich verpflichtet, die anonymisierten Daten des Patienten später an das Bundesinstitut für Arzneimittel und Medizinprodukte weiterzuleiten. Dort werden sie zur Markbeobachtung erfasst und ausgewertet. Wird dieses Verfahren nicht eingehalten, wird die Kostenübernahme von medizinischem Cannabis verweigert.

Private Krankenversicherungen

Anders (und weniger kompliziert) verläuft die Kostenübernahme bei Privaten Krankenversicherungen. Die Verschreibungen sind weniger bürokratisch. Bei ihnen gibt es keinen Genehmigungsvorbehalt. Die Verschreibung ist einfacher. Die Cannabis-Therapie muss lediglich medizinisch notwendig sein und im Einklang mit den Erkenntnissen der Schulmedizin stehen. Dennoch kann es auch hier zu Ablehnungen kommen. Ebenso wie bei der Gesetzlichen Krankenkasse besteht nämlich nur ein Anspruch, wenn keine andere anerkannte, dem medizinischen Standard entsprechende Leistung zur Verfügung steht bzw. Aussicht auf eine spürbar positive Einwirkung auf den Krankheitsverlauf zu erwarten ist.

Kommentar: Die Krankenkassen sind zur Erstattung der Cannabis-Behandlungskosten nicht gezwungen und behalten sich grundsätzlich vor, über die Kostenübernahme selbst zu entscheiden. Diese darf allerdings nur in begründeten Ausnahmefällen abgelehnt werden. Beispielsweise darf die Verschreibung nicht Genusszwecken dienen. Sämtliche Alternativen müssen ausgeschöpft sein, die voraussichtlich eine ähnliche Wirkung wie Cannabis haben. Ein gesetzlich Krankenversicherter hat nämlich keinen Anspruch auf Versorgung mit Cannabis, wenn noch andere Behandlungsalternativen bestehen.

Der Kassenverband spricht sich dafür aus, dass nur qualifizierte Ärzte medizinisches Cannabis verordnen dürfen. Derzeit können in Deutschland Ärztinnen und Ärzte jeder Fachrichtung und ohne eine zusätzliche Qualifikation Cannabisblüten und Cannabis-Extrakte verordnen. In anderen Ländern (z. B. Großbritannien, Australien et al.) ist ein spezieller Qualifikationsnachweis notwendig.

Die geforderte Voraussetzung für eine erfolgreiche Verordnung, „alles Bisherige habe nicht geholfen" oder Patient ist schwerstkrank" geht mit der Gefahr der Erpressung des Arztes einher. Ärzte berichten, dass sie von ihren Patienten unter Druck gesetzt werden, Cannabis Präparate mit besonders hohem THC-Anteil unter der Indikation „zu medizinischen Zwecken zu verschreiben. Sie würden in ein schlechtes Gewissen und in einen Handlungszwang getrieben, sagen sie. „Wer kann da noch nein sagen, zumal der Patient ohnehin imstande ist, eine andere Praxis aufzusuchen, wo er bekommt, was er fordert".

Voraussetzungen für die ärztliche Verschreibung von Cannabis-Präparaten?

Voraussetzungen für eine Kostenerstattung von Cannabis Präparaten – sowohl bei der Gesetzlichen als auch der Privaten Krankenkasse – sind eine ärztliche Verordnung und ein „Ultima-Ratio-Gebot", d. h., dass es keine therapeutische Alternative zur Cannabisverschreibung gibt. Zugelassen sind ausschließlich Cannabisextrakte, die CBD allein oder THC im Verhältnis 1:1 enthalten. Die Art der Erkrankung spielt keine Rolle.

Die verschreibenden Ärzte müssen belegen, dass der Patient unter einer schweren Erkrankung leidet. Sie müssen die Wirksamkeit des verordneten Präparates in der jeweiligen Indikation mit Studien belegen. Die Krankenkassen kommen nämlich erst dann für die Kosten auf, wenn es keine anderen geeigneten und (dem medizinischen Standard) entsprechenden alternativen Behandlungsmethoden gibt. Ohne eine solche Bescheinigung wird der Antrag auf Kostenerstattung mit hoher Wahrscheinlichkeit abgelehnt.

Kommentar: Die weitaus meisten Cannabiskonsumenten verzichten auf eine Kostenerstattung von medizinischem Cannabis. Einer der Gründe ist, dass die Kosten für Selbstversorger wesentlich niedriger sind. Sie liegen bei ca. 8 bis 15 Euro je Gramm, für die Krankenkassen hingegen deutlich darüber (Cremer-Schaeffer P, Langer S 2024).

Die Gesetzlichen Krankenkassen (GKV) stehen in der Kritik, weil sie nur bei etwa 60 % aller Anträge die Kosten für eine Cannabistherapie übernehmen. Das liege daran, dass die Kassenleistung häufig ohne ausreichende Indikation beantragt wird, sagen sie. Sie begründen ihr bürokratisch anmutendes Verordnungsverfahren mit der Missbrauchsgefahr.

Laut einer Umfrage unter Ärzten ist die Antragsbürokratie der Hauptgrund für ihre geringe Verordnung von medizinischem Cannabis. Wäre die Verschreibung weniger kompliziert, so würde Cannabis häufiger verschrieben.

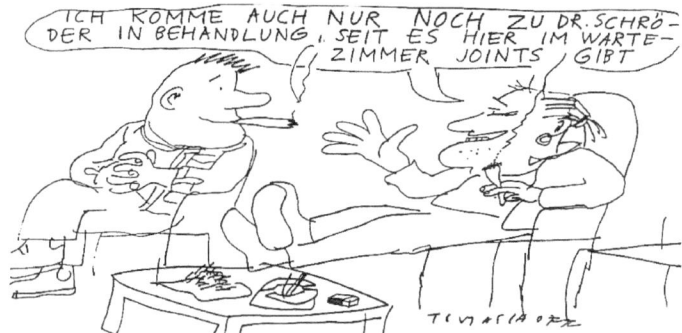

Copy Right: Dr. med. Jan Tomaschoff, Arzt für Neurologie und Psychiatrie, Düsseldorf

Kapitel 15

Rechtliche Aspekte zum Cannabiskonsum

Der Deutsche Reichstag verabschiedete 1929 das **„Opiumgesetz",** das den Umgang mit sogenannten Betäubungsmitteln bis zur Liberalisierung im Jahr 2024 weitgehend regelte. In Deutschland wurde dies „Opiumgesetz" 1971 in das **Betäubungsmittelgesetz (BtMG)** überführt, das alle rechtlichen Aspekte wie Besitz, Handel, Strafmaß und Verschreibungsfähigkeit von Betäubungsmitteln regelte. In ihm wurde kein Unterschied von Cannabis und anderen illegalen Drogen wie Heroin, Kokain oder Ecstasy gemacht. Jeglicher Besitz von Cannabis sollte strafbar sein. Unter dem Dach der Vereinten Nationen entstand 1961 das Abkommen **„Single Convention on Narcotic Drugs",** das diese Verbotspolitik weitgehend bestätigte. Es stellte die Grundlage für die meisten nationalen Gesetze dar, die Cannabis betrafen. Cannabis Konsum war nach wie vor den gleichen Beschränkungen unterworfen sein wie Kokain und Heroin. 2017 änderte sich das teilweise mit der Einführung des Gesetzes „Cannabis als Medizin", das zu einer Aufweichung der Restriktionen führte. Seitdem kann Cannabis (sowohl CPD als auch THC) für medizinische Zwecke in Deutschland von Ärzten auf Kosten der Krankenkassen verschrieben werden.

In der Folge wurde von großen Teilen der Bevölkerung die Zugehörigkeit von Cannabis zum Betäubungsmittelgesetz in Frage gestellt. 2024 beschloss tatsächlich der Bundestag eine Entkopplung vom BTM-Gesetz. Die rechtliche Zuordnung von Cannabis zum Betäubungsmittelgesetz (BtMG) wurde aufgehoben.

Innerhalb Europas existieren allerdings nach wie vor einige bindende internationale Abkommen, die einer Legalisierung von Cannabis entgegenstehen. Zu ihnen gehört das **Schengener Durchführungs- Übereinkommen**, in dem sich die Unterzeichnerstaaten verpflichten, alle notwendigen Maßnahmen zu treffen, um den Konsum von Betäubungsmitteln innerhalb des Schengen Raums zu unterbinden. Hinzu kommt ein **EU-Rahmenbeschluss** von 2004, der die Mitgliedstaaten verpflichtet, Drogenhandel unter Strafe zu stellen.

Cannabis und Strafbarkeit

Der Umgang mit Drogen wird in Deutschland durch Normen geregelt, die auf europäischen Vereinbarungen beruhen. Auf nationaler Ebene wiederum ist eine Vielfalt von Akteuren und Akteurinnen für das unterschiedliche verhalten zum Drogenproblem verantwortlich. Aufgrund der föderalen Struktur sind in Deutschland die Gesetzgebungsbefugnisse auf mehrere Ebenen verteilt.

Cannabis Konsum: „ein Bagatelldelikt"?

Der Konsum (Kiffen) selbst war in Deutschland nie strafbar. Nur der Besitz, Handel und Verkauf standen unter Strafe. Dies hat sich seit der Legalisierung 2024 insofern geändert, weil heute der Besitz von Cannabis bis zu einer bestimmten Menge erlaubt ist .

Inoffiziell konnte die Staatsanwaltschaft allerdings schon früher von einer Strafverfolgung absehen; nämlich dann, wenn die Schuld des Täters als gering eingestuft wurde, kein öffentliches Interesse an der Strafverfolgung bestand und der Täter das Cannabis lediglich zum Eigenverbrauch und in geringer Menge anbaute oder besaß (§31a BtMG). Als gering galt in NRW ein Eigenbedarf bis zu 10 g.

Mit der Liberalisierung von 2024 veränderten sich die Strafvorschriften. Sie wurden entschärft. Der Besitz von bis zu 25 Gramm Cannabis im öffentlichen Raum und 50 Gramm in der privaten Wohnung ist seitdem straffrei. Zu Hause dürfen drei Cannabispflanzen angepflanzt werden. Erst darüber ist der Besitz strafbar. Dann sind Bußgelder allerdings hoch; sie betragen bis zu 30.000 Euro.

Schon vorher, nämlich seit 2017, war der Besitz von medizinischem Cannabis (Medizinalcannabis) straffrei. Benötigte man es, so musste der Bedarf von einem Arzt und der Krankenkasse bestätigt sein. Eine solche Bescheinigung ist seit der Liberalisierung 2024 nicht mehr notwendig.

Kommentar: *In den letzten Jahren vor der Legalisierung wurde nur ein Bruch-*

teil der Verstöße gerichtlich verfolgt und strafrechtlich geahndet. Anbau, Genuss und Handel wurden weitgehend wie Bagatelldelikte behandelt. Jedes Bundesland konnte selbst festlegen, wie groß der Toleranzbereich für den Eigenbedarf war.

Voraussetzungen für ein „Bagatelldelikt", bei dem in der Vergangenheit die Staatsanwaltschaft das Verfahren einstellen sollte.

1. **Der Grenzwert ist nicht erreicht.** Die Bundesländer legen den Grenzwert einer geringen Menge für Cannabis unterschiedlich fest.

2. Es liegt ein **Eigenkonsum vor.** Das Cannabis darf nicht zur Abgabe an andere Personen oder zum Verkauf bzw. Handel bestimmt sein.

3. Es besteht kein **öffentliches Interesse** an einer Strafverfolgung. Der Cannabiskonsum findet nicht öffentlich statt; andere werden nicht zum „Mitmachen" aufgefordert.

4. Der Konsum geschieht nicht in Verbindung mit dem **Straßenverkehr** und nicht in besonders schützenswerten Bereichen (Schulhöfe, Spiel- und Sportplätze, Jugendfreizeiteinrichtungen).

5. Es werden sämtliche Umstände des **Einzelfalles** und der betroffenen Person geprüft wie z. B. Tatmotiv, persönliche Lebensumstände, vorliegende Strafverfahren.

Schuldfähigkeit und Straffähigkeit vor und nach der Liberalisierung von Cannabis

Besitz und Erwerb von Cannabis waren bis zu Legalisierung illegal und strafbar. Ein Strafverfahren konnte in den letzten Jahren vor der Liberalisierung allerdings wegen Geringfügigkeit eingestellt werden. Entscheidend war, ob die Schuld als „gering" oder „nicht gering" eingeschätzt wurde. Bei geringem Eigenbedarf kam es selten zu einer Strafverfolgung.

Seit „Inkrafttreten" des Liberalisierungsgesetzes 2024 ist der Besitz bis zu 25 g und 50 g zu Hause legal. Strafbar ist nach wie vor, wenn Erwachsene (> 21 Jahre) Cannabis an Minderjährige weitergeben. In einem solchen Fall drohen hohe Freiheitsstrafen. Bußgeldkataloge werden derzeit in nahezu allen Bundesländern angelegt. In Bayern drohen bei Cannabis-Verstößen schon seit April 2024 Strafen bis zu 1000 Euro für das Kiffen in Gegenwart von Kindern. Außerdem verbietet Bayern das Kiffen auf Volksfesten und in Biergärten. Im Englischen Garten in München gibt es ein Kifferverbot.

Kapitel 16

Cannabis und Straßenverkehr, Nachweise von Cannabis

Cannabiskonsum kann zu einer Fehleinschätzung von Gefahren und so zu einer Beeinträchtigung der Verkehrssicherheit führen (Straßgütl, L. und M. Albrecht 2022). Geschwindigkeiten und Risiken werden falsch eingeschätzt, rote Ampeln als solche nicht erkannt, Fußgänger und Verkehrshindernisse ab einer bestimmten THC-Konzentration im Blut nicht wahrgenommen.

Je mehr konsumiert wurde und je stärker der THC-Anteil ist, umso größer ist die Gefährdung. Zusätzliche Einflüsse wie die Gewöhnung, die Umgebung, Medikamente und vor allem Alkohol bestimmen Aufmerksamkeit, Reaktionsgeschwindigkeit und Entscheidungsfähigkeit des Fahrers. Die Aufnahmemodalität (Inhalation oder Zufuhr über dem Magen-Darm Trakt) sowie die Fettverteilung im Körper beeinflussen die Abbaugeschwindigkeit und damit die Zeitdauer der Gefährdung. Eine Schwierigkeit bei der Gefährdungsbeurteilung ist die fehlende Korrelation von Nachweisbarkeit und Wirkungsdauer.

Die physischen und psychischen Auswirkungen von Cannabis auf das Fahrverhalten sind individuell sehr unterschiedlich. Die Dosierung, die Art der Aufnahme (z B. Inhalation, Kapseln, Sprays, Tropfen, Kekse), Wechselwirkungen mit anderen Medikamenten, körperliche Anstrengungen Diäten und starkes Übergewicht ziehen ein individuell sehr unterschiedliches und schwer messbares Fahrverhalten nach sich. Nach etwa 24 Stunden ist man in der Regel wieder „clean".

Kommentar: Berichte aus Ländern, in denen eine Liberalisierung stattgefunden hat, klingen bedrohlich. In Ontario (Kanada) sollen seit der Legalisierung Cannabis bedingte Verkehrsunfälle um mehr als 400 % zugenommen haben (Myran et a 2023). Ähnliches wird aus Uruguay berichtet, wo auf das spezielle Risiko für Motorradfahrer in den Medien hingewiesen wird. In den USA ist das Unfallrisiko (je nach Bundesland) nach der Liberalisierung um 30 bis 40 % gestiegen (Gorelick 2023, Arkell et al 2021).

Der Einfluss „berauschender Mittel" in Deutschland

Das Verbot von Rauschmitteln ist im Straßenverkehrsgesetz geregelt. Die Anzahl der Verkehrsunfälle mit Personenschaden unter dem Einfluss „berauschender Mittel" ist auch in Deutschland angestiegen (zwischen 2011 und 2020 um 66 %). Die Unfallgefährdung wird sehr wahrscheinlich aufgrund der Liberalisierung noch weiter ansteigen.

Kommentar: Beträgt der Anteil von THC weniger als 0,2 % soll kein relevanter Einfluss auf die Fahrtauglichkeit stattfinden. Wer reines CBD konsumiert, muss bei einer Straßenverkehrskontrolle nichts befürchten. Es ist nämlich mit den üblichen Drogentests nicht nachweisbar. Die Auswirkungen von reinem CBD im Straßenverkehr sollen – wenn überhaupt – gering sein.

Schwieriger sind Aussagen, ab welcher Höhe des THC-Blutspiegels ein Einfluss auf die Fahrtüchtigkeit stattfindet. Vor der Legalisierung ging man von einer Gefährdung bei einer THC Wirkstoffkonzentration von 1,0 Nanogramm je Milliliter Blutserum aus (in Bayern 2,0 Nanogramm). Eine Expertenkommission des Bundesverkehrsministeriums schlug nach der Legalisierung eine Konzentration von 3,5 Nanogramm vor. Mit dem Grenzwert von 3,5 Nanogramm soll erreicht werden, dass - anders als bei der Schwelle von 1 Nanogramm – nur diejenigen sanktioniert werden, bei denen eine „verkehrssicherheitsrelevante Wirkung" möglich ist. Die Kommission empfahl ein absolutes Cannabisverbot in der Probezeit sowie nach dem Führerscheinerwerb für unter 21-Jährige. Bei Routinekontrollen sollen Speicheltests eingesetzt werden. Wenn ein Fahrer Anzeichen von Ausfallserscheinungen zeige, sei bei ihm aber in jedem Fall, also auch bei einem negativen Speicheltest, eine Blutprobe erforderlich"

Cannabisnachweise bei Verkehrskontrollen

Bei Verkehrskontrollen war die Polizei lange auf Vermutungen und Fehlverhalten des Fahrers angewiesen. Heute stehen bei Routinekontrollen Speicheltests, Urintests und Drogenschnelltests zur Verfügung, die aussagekräftiger sind, aber nicht beweisführend dafür sind, dass durch den festgestellten Cannabisgehalt im Blut die Verkehrstauglichkeit beeinflusst würde. Heute lassen sich Nachweise eines generellen Drogenkonsums schon innerhalb weniger Sekunden mit der ultraportablen Technologie feststellen (Coppey, F et al 2020).

Die Untersuchung im Blutserum ist für die Routine zu aufwendig. Sie ist auch nicht notwendig, denn mit Speicheltests kann man relativ schnell den THC-Gehalt im Speichel bestimmen, und dieser entspricht weitgehend dem im Blut.

Der Speicheltest erlaubt einen Anfangsverdacht an Ort und Stelle zu erhärten. Er ist nur auf THC ausgelegt, nicht auf CBD. Die Bestimmung im Urin erlaubt nur die Aussage, dass Cannabis konsumiert wurde. Die endgültige Beweissicherung kann nur durch eine Blutanalyse in kriminaltechnischen Labors erfolgen. Über die Gaschromatografie-Massenspektrometrie werden dort Art und Stärke des Konsums bestimmt.

THC ist fettlöslich und lagert sich leicht im Fettgewebe an. Von dort wird es nur langsam abgebaut. Die Dauer des „High"-Gefühls und damit verbunden der Fahrtüchtigkeit deckt sich daher nicht unbedingt mit dem Nachweis von THC und seinen Abbauprodukten. Während der Rausch längst vorbei ist, kann vorheriger Cannabiskonsum mitunter bei fettleibigen und regelmäßig Kiffenden noch viele Tage bis Wochen später im Blut nachgewiesen werden. Halbwertzeiten bis zu mehreren Tagen sind möglich, obwohl die Fahrtauglichkeit schon längst wiederhergestellt ist. Die Konzentration der THC-Carbonsäure (also der THC-COOH-Wert) im Blut dient den Behörden daher lediglich als Hinweis, dass die Person Cannabis konsumierte, nicht jedoch, ob tatsächlich eine Einschränkung der Fahrtüchtigkeit des Konsumenten zum Zeitpunkt der Untersuchung vorliegt.

Kommentar: *Während für Alkohol feste Grenzwerte existieren (0,5 Promille), gibt es solche für Cannabis nur sehr begrenzt. Entsprechend verschieden sind die Grenzwerte in den Bundesländern. Der Nutzen des in den meisten Bundesländern geltenden Grenzwertes von 1,0 ng pro Milliliter im Blutserum ist umstritten. Experten sind der Meinung, dass dieser Wert lediglich einen Cannabis-Konsum bestätige, aber keine Aussage zur Gefährdung ermögliche. Grundsätzlich ließen sich kognitive und motorische Einschränkungen nicht auf Grenzwerte zurückführen, sagen sie (Marcotte et al 2023). Tatsache ist, dass sich Grenzwerte bei Cannabis - anders als beim Alkoholkonsum - nicht einfach addieren lassen. Hinzu kommt, dass sich - besonders bei häufig konsumierenden dicken Personen - THC im Körper anreichert, ohne dass hierdurch die Verkehrstüchtigkeit beeinflusst wird.*

Eindeutige Erkenntnisse und Bestimmungen, ob – und wenn ja, ab welchem Cannabisgehalt im Blut – die Fahrtüchtigkeit unzulässig beeinflusst ist, gibt es noch nicht (2024). Während einige Experten einen Cannabisgenuss grundsätzlich mit Fahruntüchtigkeit gleichsetzen, plädieren andere für Grenzwerte.

Grenzwerte erlauben keine sichere Aussage zur Fahrtüchtigkeit. Entscheidender für die Fahrtüchtigkeit sind individuelle innere und äußere Einflussfaktoren und vor allem die Konzentration im Gehirn, welche sich derzeitig noch nicht bestimmen lässt.

Zumindest theoretisch kann es passieren, dass fettleibige Cannabiskonsumierende, die sich körperlich belasteten und dabei schwitzten, bei einer späteren Verkehrskontrolle ungerechtfertigt wegen eines erhöhten Grenzwertes auffallen. Ungerechtfertigt deshalb, weil bei ihnen Cannabis-Abbauprodukte noch lange messbar im Blutkreislauf feststellbar sind, weil aus dem Fettgewebe ausgeschwemmt wurden. Inwieweit dadurch die Fahrtüchtigkeit beeinträchtigt wird, ist nicht gesichert.

Für stark Übergewichtige gilt: Wer vor starken körperlichen Belastungen kiffte, und sich danach hinters Steuer setzt, muss bei einer Blutuntersuchung mit erhöhten Cannabiswerten rechnen.

Strafbemessung bei Nachweis von THC im Blut?

Was bei Alkohol im Straßenverkehr der Promillewert im Blut ist, ist bei Cannabis der THC-Gehalt im Blut. Bei einem Grenzwert von 1,0 ng/ml aktivem THC oder einem Wert > über 150 ng/ml von THC-COOH mussten bis zur Legalisierung 2024 Geldstrafen bezahlt, der Führerschein abgegeben und eine Medizinisch-Psychologische Untersuchung (MPU) absolviert werden. Beim ersten Mal wurde man mit ca. 500 Euro Bußgeld plus zwei Punkten in Flensburg belangt. Beim zweiten Mal kostete das Vergehen 1.000 Euro Bußgeld plus zwei Punkte und Fahrverbot von drei Monaten. Hinzu kam die Anordnung einer MPU, bei der bekanntlich die Fahreignung des Delinquenten genau unter die Lupe genommen wird, will man seinen Führerschein zurückbekommen. Im Falle eines Unfalls konnte der Versicherungsschutz der Haftpflichtversicherung entfallen. Bei einem THC-Wert von > 1 ng drohten Strafen auch dann, wenn man gänzlich unauffällig gefahren war. Die Fahrerlaubnis erlangte man erst wieder nach einer längeren Sperrfrist und einer bestandenen MPU.

All diese Bestimmungen und Anordnungen haben mit der Legalisierung ihre Gültigkeit verloren. Es empfiehlt sich ein gänzlicher Alkoholverzicht, denn der Mischkonsum stellt im Straßenverkehr ein besonders hohes Risiko dar. Die Strafen werden härter ausfallen. Man denkt an einen Grenzwert von 3,5 Nanogramm THC im Blutserum, der vom Risiko her vergleichbar sein soll mit einer Blutalkohol-Konzentration von 0,2 Promille. Die Bundesregierung plant Geldbußen von bis zu 3.500 Euro.

Nachweisschwierigkeiten von synthetischem Cannabis

Synthetische CB-1 Agonisten haben eine bis zu 600-fache Potenz von natürlichem THC, das jedoch mit den klassischen Nachweismethoden schwer feststellbar ist. Wird klassisches THC mit synthetischen Cannabinoiden besprüht, gibt es kaum eine Möglichkeit der Identifizierung. Mit einigen Testkits sollen die wichtigsten synthetischen Cannabinoide erkannt werden können. Problematisch ist, dass permanent neue Cannabinoide entwickelt werden, sodass es bis heute keinen zuverlässigen Schnelltest gibt, der jedes Cannabinoid sicher erkennt. Problematisch ist, dass selbst Spürhunde synthetisches Cannabis häufig nicht erkennen. Wahrscheinlich liegt das an den Terpenen.

Kommentar: Seit kurzem ist in Deutschland ein „drug checking" möglich. Dabei geht es darum, die chemische Zusammensetzung von Drogen zu überprüfen und so den Konsumierenden vor zusätzlichen Substanzen im Cannabis zu schützen. Vorrichtungen für ein solch „drug checking" sind in den nach der Legalisierung vorgesehenen geplanten Verkaufsstellen vorgesehen.

Nachweise im Flugverkehr

Gemäß §4 a des Luftverkehrsgesetzes, zuletzt geändert am 8. Oktober 2023, ist Luftfahrzeugführern das Führen oder Bedienen eines Luftfahrzeugs unter dem Einfluss von Alkohol und Cannabis untersagt. Untersuchungen an Flugsimulatoren haben gezeigt, dass Cannabis zu Einbußen in der Wahrnehmung, der Aufmerksamkeit und dem Reaktionsvermögen führt. Noch 2 Stunden nach einem Joint soll die Flugtauglichkeit eingeschränkt sein.

Untersuchungen auf Drogen werden bei Piloten international sehr unterschiedlich gehandhabt. Deutsche Fluggesellschaften testen in mehr oder weniger regelmäßigen Abständen ihre Piloten stichprobenartig auf Drogen und Alkohol. Das ist aber nicht in allen Ländern der Fall!

Ein Speicheltest ermöglicht (im Gegensatz zur Urinuntersuchung) den Nachweis aktiver Wirkstoffe. Dadurch ist eine zeitnahe Beurteilung des Konsums und der daraus resultierenden Flugtauglichkeit in den nächsten Flugstunden möglich. Seit Inkrafttreten des §20 LuftVG besteht seit 2017 die Verpflichtung, entsprechende Kontrollmaßnahmen durchzuführen. Die Tests sollen die häufigsten Drogenarten umfassen: Cannabis, Opiate, Kokain, Amphetamine, Methamphetamine.

In der Praxis sollen sich Drogenwischtests bewährt haben, mit denen der Nachweis der genannten Drogenarten möglich ist. Der Drogenwischtest testet Speichel, Schweiß und Oberflächen (LBA-B2-Rundschreiben 14/2020).

Kommentar: Der Zugriff von Fliegerärzten auf die Krankengeschichte von Piloten soll erleichtert werden. Zurzeit ist dies immer noch ein Problem, besonders bei einem Verdacht auf psychische Probleme und nach Einnahme psychoaktiver Substanzen.

Nachweismethoden von Cannabis

Ein Joint wirkt normalerweise 4 bis 6 Stunden. Im **Blut** ist THC drei bis vier Stunden nach dem Rauchen noch feststellbar. Je nach Nachweismethode kann ein früherer Konsum aber noch mehrere Monate später festgestellt werden.

Im Gegensatz zu der recht simplen, nahezu linearen, Abbaukurve von Alkohol im Blut kommt es bei THC zu einem komplizierten zeitlichen und individuellen Verlauf. Nachdem die THC-Konzentration im Blut nach der Inhalation einer kleinen Menge THC sprunghaft auf Werte bis über 100 Nanogramm pro Milliliter Blutserum angestiegen ist, sinkt sie schnell wieder ab, verbleibt aber lange bei niedrigen Werten zwischen 1 und 10 ng/ml. Die THC-Konzentration in anderen Körperflüssigkeiten verhält sich nicht proportional zur THC-Konzentration im Blut. Sie folgt einem anderen zeitlichen Verlauf.

Im **Urin** ist Cannabis relativ einfach feststellbar. Das Abbauprodukt von THC (THC-Carbonsäure) kann man selbst bei einem einmaligen Konsum - noch nach 24 bis 36 Stunden feststellen. Bei mehrmaligem starken Konsum beträgt die Nachweismöglichkeit fünf bis sieben Tage, ja u. U. bis zu 6 Wochen, bei Dauerkonsum sogar bis zu 12 Wochen. Im Gegensatz zum Speicheltest erfolgt der Urinnachweis nicht über die Originalsubstanz selbst, sondern über deren Abbauprodukte. Dadurch kann zwar ein genereller Konsum belegt werden, jedoch sind keine sicheren Rückschlüsse auf den Zeitpunkt (bzw. den Umfang) der Cannabisaufnahme und die Beeinflussung möglich.

Mit dem **Speicheltest** lässt sich ein THC-Konsum nachweisen, bevor Drogenspuren im Urin feststellbar sind. Nach dem Konsum kann man das Cannabis noch bis zu 6 bis 8 Stunden danach feststellen. Bei mehrfachem Konsum erhöht sich diese Zeitspanne auf 24 Stunden. Speichel besteht zu 99 % aus Wasser, das aus den Blutgefäßen in die Speicheldrüsen gelangt. Er zeichnet sich somit für einen Drogentest durch ähnlich gute Eigenschaften wie Blut aus und liefert ähnlich zuverlässige Ergebnisse bei der Drogenkontrolle. Vorteilhaft ist, dass die Bestimmung schnell und einfach durchgeführt werden kann. Er zählt in Deutschland zu den rechtskräftigen Beweismitteln.

Eine weitere Nachweismethode ist die **Haaranalyse**. Abbauprodukte von THC sind in der Haarmatrix noch lange feststellbar. Ein Haar wächst im Durchschnitt etwa einen Zentimeter im Monat. In einem 12 cm langen Haar kann man einen ein Jahr zurück liegenden THC-Konsum noch nachweisen. Haaranalysen gewähren allerdings keine sichere Differenzierung zwischen einem aktiv und passiv aufgenommenen Cannabiskonsum (z. B. beim Passiv-Rauchen).

Im **Abwasser** lassen sich erstaunlich genau Rückstände von Drogen feststellen. Aus ihnen lässt sich der Drogenkonsum einer ganzen Stadt bzw. Bevölkerungsgruppe dann berechnen, wenn die Abwässer kontrolliert in Abwasserkanälen abgeführt werden. Über Abwassermonitoring lässt sich hervorragend nachweisen, ob die Legalisierung von Cannabis zu einer Zu- oder Abnahme des Cannabiskonsums in einer Region führte. Die meisten Rückstände (in Europa) von THC-COOH, dem Abbauprodukt von Cannabis, wurden 2022 in den Abwässern von Amsterdam, Genf, Barcelona und Alamada (Portugal) festgestellt. Beim Verbrauch von Ecstasy liegen die Niederlande ganz vorn. Mit weitem Abstand führt Amsterdam das Ranking. In Berlin werden 50 Milligramm Ecstasy am Tag konsumiert, bezogen auf 1.000 Personen. In 22 von 28 Toiletten des Reichstages sollen Reste von Kokain nachgewiesen worden sein, berichtete Sat 1 in "Akte 2000".

Kommentar: Bereits unmittelbar nach dem Konsum gelangt ein großer Teil des fettlöslichen THC über den Blutkreislauf in das Fettgewebe, wo es eingelagert wird. In Form von Abbauprodukten wird er über einen längeren Zeitraum in niedriger Konzentration abgegeben.

Manipulationsmöglichkeiten von Cannabis-Nachweisen

Die Verdünnung des Urins ist eine sehr effektive und preisgünstige Methode, um den Nachweis von THC zu verfälschen. Sie erfolgt durch Verdünnung des Urins im Uringlas (in vitro) oder indem man vor dem Urinieren viel Flüssigkeit trinkt und so den Urin verdünnt (in vivo). Die Verdünnung in vivo ist die häufigste Methode. Je mehr Flüssigkeit getrunken wird, desto größer ist die ausgeschiedene Urinmenge. Da sich die reine Menge der nachweisbaren Drogen nicht erhöht, sinkt die Konzentration insgesamt. Ziel der Probanden ist es, auf diese Weise unter die Nachweisgrenze (cut-off) zu kommen. Die Manipulation der Urinprobe ist allerdings mit bloßem Auge leicht zu erkennen, weswegen Betrüger der hellen Farbe des Urins durch Einnahme von Vitamin B2 entgegenwirken. Viele Probanden nehmen künstliches Kreatin ein, wodurch der Kreatininwert im Urin künstlich erhöht und damit nach Verdünnung ein unauffälliger Wert erreicht wird. Vielfach wird auch ein Entwässerungsmittel (z. B. Lasix) eingenommen, um die Verdünnung schnellstmöglich durchzuführen und so die Urinprobe zu manipulieren. Insbesondere, wenn Urinkontrollen auf Drogen kurzfristig angekündigt werden.

Eine naheliegende Methode zur Manipulation der Urinprobe besteht in der Verwendung von „sauberem" Urin anderer Personen. Hierbei wird ein gefüllter Beutel mit sauberem Urin am Körper transportiert und (im Falle männlicher Probanden) mit einem Kunstpenis ausgeschieden („Screeny Weeny"). Die Silikonnachbildungen mit Funktion sind im freien Handel erhältlich, sogar mit künstlich hergestelltem Urin.

Teststreifen zeigen dem Prüfer an, ob der Urin Körpertemperatur hat. Dadurch wird sichergestellt, dass die Probe authentisch ist und kein künstlicher Urin (oder Urin einer anderen Person) verwendet worden ist.

Kommentar: *Speichel- und Bluttests lassen sich nicht manipulieren.*

Wo kann man Drogentests schnell erwerben?

Im Handel, in Apotheken und im Internet gibt es eine Auswahl verschiedener Drogentests mit Nachweismöglichkeiten von 10 Drogenarten, einschließlich THC, Kokain, Heroin und anderen Drogen. Sie ermöglichen schnelle und zuverlässige Ergebnisse ohne ein notwendiges Labor. Sie sind diskret und einfach anzuwenden. Für Unternehmen und Institutionen, die regelmäßige Drogentests durchführen, sind professionelle Screening-Kits optimal. Die Sensitivität und Spezifität sind relativ hoch. Unsachgemäße Handhabung oder die Verwendung abgelaufener Tests, bestimmte Medikamente oder Nahrungsergänzungsmittel können allerdings zu falsch positiven oder falsch-negativen Ergebnissen führen.

Kommentar: *Drogentests am Arbeitsplatz dürfen nur auf freiwilliger Basis und nur mit ausdrücklicher Zustimmung des Probanden durchgeführt werden.*

Kapitel 17

Gründe und Ziele der Deutschen Regierung zur Legalisierung von Cannabis

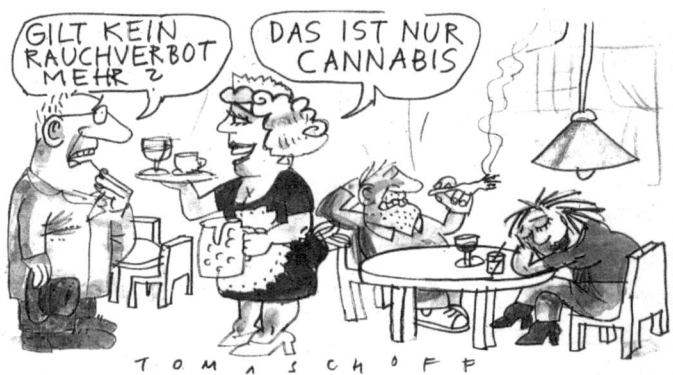

Copy Right: Dr. med. Jan Tomaschoff, Arzt für Neurologie und Psychiatrie, Düsseldorf

Im Zentrum der Liberalisierungsbestrebungen stehe "nicht das Recht auf Rausch", sondern die Überwindung des unbefriedigenden und nicht zeitgemäßen Umgangs mit Cannabis, betonen die Befürworter der Liberalisierung. Das Betäubungsmittelgesetz (BTM) erlaube keine wirksame Reform und Prävention, zumal Polizei, Gerichte und die Strafverfolgungsbehörden mit der Sicherstellung der Bestimmungen des Betäubungsmittelgesetzes machtlos und überfordert seien. Der Schwarzmarkt dominiere, Qualitätskontrollen seien unmöglich und es bestehe die Gefahr der Verbreitung noch gefährlicherer Drogen, wenn man den Cannabis Markt nicht reformiere. Die Liberalisierung (Synonym für Legalisierung) sei die einzige Alternative. Zu ihr gehöre, Cannabis von der Liste der verbotenen Substanzen im Betäubungsmittelgesetz (BTM) zu streichen, den freien Erwerb zu ermöglichen, den Besitz und den Anbau bestimmter Mengen zu erlauben, den Kinder- und Jugendschutz zu verbessern, mögliche Verunreinigungen wie die Versetzung mit gefährlichen Substanzen zu verhindern. Es brauche einen verantwortungsbewussten Umgang mit der Droge, der nicht länger in einem Graubereich stattfinden soll (Tabelle).

Gründe und Ziele der Legalisierung

- Entkopplung vom BTM-Gesetz (rechtliche Zuordnung von Cannabis als Genussmittel)

- Abnahme der Drogenkriminalität, Senkung von Drogendelikten

- Zurückdrängung des Schwarzmarktes

- Reduzierung des Cannabiskonsums (Senkung der Abhängigkeit)

- Möglichkeit des privaten (nicht kommerziellen) Cannabisanbaus Cannabis

- Entkriminalisierung des Cannabiskonsumenten

- Tilgung ehemaliger Eintragungen im Bundeszentralregister für in der Vergangenheit im Zusammenhang mit Cannabis begangene Straftaten

- Senkung der Abhängigkeit in der Bevölkerung (Suchtprophylaxe)

- Verbesserung der psychosozialen Versorgung

- Verbesserung des Jugendschutzes (Verhaltens- und Verhältnisprävention bei Jugendlichen)

- Qualitätskontrolle, Standardisierung, keine Verunreinigungen

- Regulierung des Marktes (Etablierung von Cannabis Clubs und staatlich kontrollierten Abgabestellen)

- Entlastung der Justiz (personelle Entlastung der Polizei und der Rechtsprechung)

- Erhöhung des Steueraufkommens (für Cannabiskonsum und Produktion in Deutschland)

- Profit der Wirtschaft (höhere Cannabiskonsum und Export statt Import).

Kommentar: 51 % der Deutschen sind laut Umfragen gegen die Legalisierung, 42 % befürworten sie und 6 % sind unentschieden. In den verschiedenen Altersgruppen wird die Cannabislegalisierung allerdings unterschiedlich beurteilt. Der meiste Zuspruch kommt von der jüngeren Bevölkerung zwischen 18 und 29 Jahren. 58 % von ihnen befürworten die Legalisierung, hingegen stößt sie bei 64 % der über 65jährigen auf strikte Ablehnung.

Experten meinen, die Legalisierung entlaste keineswegs die Justiz. Der Konsum - und die damit einhergehenden gesundheitlichen und gesellschaftlichen Probleme - würden weiter zunehmen. Die „Reform" erschwere eine glaubhafte Suchtprävention und den Zugang zur Suchtbehandlung. Die meisten Fachverbände behaupten,

der durch die Legalisierung verursachte Schaden sei größer als der beabsichtig-
te Nutzen. Es gibt keinen einzigen medizinischen Verband, der sich positiv zum
Liberalisierungsgesetz äußert (Bergmann 2024).

Die Schritte („Säulen", „Phasen") des Cannabis-Gesetzes

Nicht nur die Herstellung und der Vertrieb von Cannabis als Genussmittel, sondern auch der vom medizinischen Cannabis (Medizinalcannabis) sollen erleichtert werden. Genuss Cannabis (THC) soll von der Liste der im Betäubungsmittelgesetz verbotenen Substanzen gestrichen werden.

In zwei Schritten sollen der Besitz, Erwerb und Konsum legal ermöglicht werden. Der **erste Schritt** sieht die Möglichkeit des privaten Anbaus zu Hause
zum Eigenkonsum sowie des gemeinsamen Anbaus in „nicht gewinnorientier-
ten Anbauvereinigungen" (Social Cannabis Clubs) vor. Privat darf man in der
privaten Wohnung drei Pflanzen anbauen. Man kann bis zu 50 g aufbewahren.
Was darüber hinausgeht, muss sofort vernichtet werden. Geerntet werden darf
nur zum Eigenkonsum, nicht zur Weitergabe. Erwachsene sollen 50 Gramm
Cannabis pro Monat über ihre Club- Mitgliedschaft erwerben können.

Erwachsene dürfen bis zu 25 Gramm Cannabis zum Eigenverbrauch mit sich
führen. Die Höhe des THC-Gehalts ist allerdings begrenzt. Jugendliche unter 18
Jahren dürfen weder Mitglied in einem Anbauclub sein noch zu Hause Cannabis
anbauen. An jugendliche Erwachsene zwischen 18 und 21 Jahren dürfen nur
Produkte mit einem THC-Gehalt von maximal 10 Prozent verkauft werden. Der
Besitz von bis zu 25 Gramm Cannabis soll straffrei sein - auch wenn dies vom
Schwarzmarkt stammt.

Im **zweiten Schritt sind** im Rahmen regionaler Modellvorhaben lizenzierte
Geschäfte vorgesehen, in denen der freie Verkauf von Cannabis für Erwachsene
in lizenzierten Fachgeschäften möglich sein soll. „Umfängliche Schutzmaßnahmen" sind integriert, um einen Konsumtourismus zu vermeiden. Parallel dazu
will man sich für eine abgestimmte gemeinsame europäische Drogenpolitik einsetzen. Absprachen mit den anderen Mitgliedstaaten der EU sollen stattfinden.

Kommentar: Seit den ersten Absichtserklärungen und „Eckpunktpapieren" der
Bundesregierung ist eine gewisse Ernüchterung eingetreten, was u. a. an der Um-
benennung der gesteckten Ziele erkennbar ist. So spricht man heute nur noch von
eingeschränkter Liberalisierung, einer Teilliberalisierung, einer „Liberalisierung
light", einer kontrollierten Cannabisfreigabe und schließlich schlicht einer Regu-
lierung des Cannabiskonsums.

Die Umsetzung des Liberalisierungs-Gesetzes ist letzten Endes Aufgabe der einzelnen Bundesländer", die – ebenso wie die Bevölkerung - der Legalisierung nach wie vor mehrheitlich kritisch gegenüberstehen. Sie nehmen die Warnungen der verschiedenen nationalen und internationalen Institutionen ernster als die Bundesregierung.

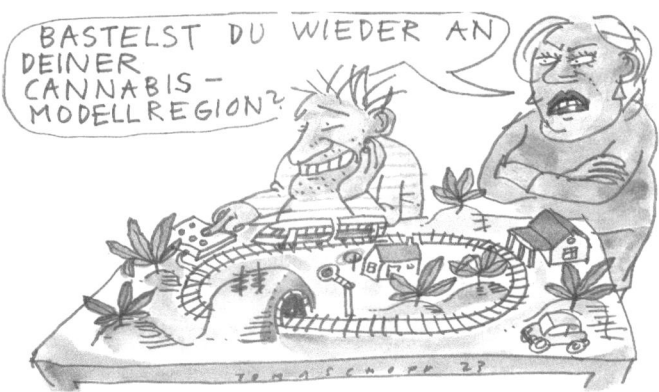

Copy Right: Dr. med. Jan Tomaschoff, Arzt für Neurologie und Psychiatrie, Düsseldorf

Kapitel 18

Cannabis Social Clubs

Vorgesehene Strukturen eines Cannabis Clubs (in Deutschland)

Cannabis Social Clubs sind Vereine für den gemeinschaftlichen Anbau von Cannabis Pflanzen. Maximal 500 volljährige Mitglieder darf ein Club haben. Die Mitglieder dürfen seit Juli 2024 gemeinschaftlich Cannabis anbauen und 25 Gramm täglich bzw. 50 Gramm monatlich des gemeinsam angebauten Cannabis erwerben. Für die Anbauvereinigung gilt eine Werbe- und Sponsoring-Verbot. Aufklärungskampagnen sind geplant.

Die Cannabis Social Clubs, auch nicht kommerzielle Anbauvereinigungen genannt, sind zugleich Produktions- und Ausgabestellen. Gegen einen jährlichen Mitgliedsbeitrag stellen sie ihren Mitgliedern die benötigte Infrastruktur (d. h. Anbauflächen, Arbeitsmaterial, notwendige Energie und notwendiges Fachpersonal) zur Verfügung. Die Abgabepreise, die die Clubs für das (von ihren Mitgliedern angebaute) Cannabis verlangen, sollen staatlich vorgegeben und gesteuert sein. Um unter dem Schwarzmarktpreis zu bleiben, können sie vom

Staat subventioniert werden. Bestimmte Qualitätsvorgaben sind vorgesehen, deren Einhaltung staatlich überwacht wird.

Besonderheiten eines Cannabis Social Clubs in Deutschland

Deutsche Clubs unterscheiden sich in mehreren Details von ausländischen: sie dürfen z. B. nicht profitorientiert arbeiten, in den Clubräumen darf kein gemeinsamer Cannabiskonsum stattfinden, die Clubs dürfen nur eine kleine und begrenzte Mitgliederzahl haben. Bis zu maximal 500 Mitglieder sind geplant. Wer einen Club gründen will, muss die Erlaubnis dafür bei der zuständigen Landesbehörde beantragen.

Vorstandsmitglieder des Clubs sind im Vereinsregister einzutragen sind und müssen ein Führungszeugnis vorlegen. Das Anbaugebäude darf keine Wohnung sein und keine auffälligen Schilder haben. Werbung ist tabu. Anbauflächen und Lager müssen gesichert sein. Die Behörden dürfen den Vereinen die Genehmigung verweigern, wenn deren Anbauflächen oder Gewächshäuser „in einem baulichen Verbund" oder dicht bei einander stehen. Die Clubs verpflichtet, umfassende Daten ihrer Mitglieder zu dokumentieren. Namen mit Geburtsdaten und Adressen müssen in einer Datenbank geführt werden. Nicht-Mitglieder haben keinen Zugang. Räume und Grundstücke der Clubs, müssen umzäunt und gesichert sein, z. B. mit einbruchsicheren Türen und Fenstern. Die Gewächshäuser benötigen einen Sichtschutz. Samen, Pflanzen und geerntetes Haschisch und Marihuana müssen - ebenso wie beim Eigenanbau zu Hause - gegen Diebstahl und vor dem Zugriff von Kindern geschützt werden. Um in den Clubs seinen Anteil des gemeinschaftlich angebaute Cannabis zu bekommen, muss man einen Mitgliedsausweis und einen amtlichen Ausweis mit Foto vorlegen. Neben seinem jährlichen Mitgliedsbeitrag muss man für den Erwerb des von ihm selbst angebauten Cannabis einen finanziellen Beitrag entrichten. Finanzieren sollen sich die Vereinigungen ausschließlich durch Mitgliedsbeiträge. Der in Wuppertal z. B. vorgesehene Mitgliedsbeitrag soll ca. 150 Euro pro Jahr betragen. Die pro geerntete Pflanze zu entrichtenden Kosten richten sich nach den Tagespreisen. Sie dürfen nicht höher sein als die vom Schwarzmarkt verlangten Preise.

Erlaubt ist nur Cannabis in Reinform, also als getrocknete Blüten und blütennahe Blätter (Marihuana) oder abgesondertes Harz (Haschisch). Verboten sind Mischungen mit Tabak, Aromastoffen und anderen Ingredienzien. Die Packung muss neutral sein. Auf einem Infomittel müssen unter anderem das Gewicht in Gramm, die Sorte, der durchschnittliche THC-Gehalt in Prozent und Hinweise zu Risiken des Konsums sichtbar sein. Zwar soll der THC-Anteil nach dem Cannabis-Gesetz bei der Abgabe der Vereinigungen an 18 – bis 21-Jährige 10 % nicht übersteigen.

Das geerntete Cannabis darf nur an registrierte Mitglieder und nicht an Dritte abgegeben werden. Es darf weder an Fremde, noch an Familienmitglieder weiter veräußert und verschenkt werden. Die Abgabe darf nur an in Deutschland Wohnhafte erfolgen. Die Clubs dürfen maximal 25 Gramm pro Tag und 50 Gramm Cannabis pro Monat und Mitglied abgeben, zusätzlich sieben Samen oder fünf Stecklinge. Junge Erwachsene (zwischen 18 und 21 Jahre) erhalten nur Cannabis mit einem Wirkstoffgehalt (THC) von maximal zehn Prozent und davon auch nur maximal 25 - 30 Gramm pro Monat.

Die Landesbehörden sollen die Einhaltung der Vorgaben für Mengen, Qualität und Jugendschutzbestimmungen überwachen. Pro Stadt oder Gemeinde ist nur eine Höchstzahl an Clubs möglich. Die Landesregierungen können Anzahl der Anbauvereinigungen auf einen Verein je 6.000 Einwohner begrenzen. Jeder Club darf maximal 500 Mitglieder haben, die nur in einem einzigen Club Mitglied sein dürfen.

Die Aktivitäten dürfen nicht-gewinnorientiert sein. Es darf also kein Gewinn erwirtschaftet werden. Es gilt ein Werbeverbot für Cannabis allgemein und für den jeweiligen Club speziell. Die Clubs müssen als nicht kommerzielle Vereine organisiert werden. Sie benötigen eine Erlaubnis, die allerdings nur befristet gilt. Der Cannabis Konsum darf nur zu Hause, nicht im Klub, stattfinden. Gleichzeitiger Alkoholausschank und -konsum sind untersagt.

Stufenweise sollen Evaluationen und regelmäßig Kontrollen durchgeführt werden. Die erste Evaluation nach einem Jahr, eine zweite nach zwei Jahren, eine abschließende nach 4 Jahren. Die Expertise des Bundeskriminalamtes ist einzubeziehen. Die Kommunen haben die Erlaubnis kurzfristigere und häufigere Kontrollen vorzunehmen. Es sollen nicht nur die Auswirkungen der Konsumverbote auf den Kinder- und Jugendschutz im ersten Jahr nach Inkrafttreten des Gesetzes, sondern auch die Auswirkungen der Besitzmengen und der Weitergabe- Mengen überprüft werden.

Der Cannabis-Verein muss ein Gesundheits- und Jugendschutzkonzept vorlegen sowie einen geschulten Sucht- und Präventionsbeauftragten benennen. Letzterer muss sich schulen lassen muss und regelmäßige Auffrischungskurse absolvieren.

Grenzwerte für Pflanzenschutz- und Düngemittelrückstände müssen eingehalten werden. Es muss ein Jugendschutzkonzept vorgelegt werden.

Es muss fortlaufend dokumentiert werden, woher der Samen bezogen wird, welche und wie viele Pflanzen angebaut werden, wo der Samen gelagert wird und ob, und wenn ja, an welche Mitglieder das Cannabis abgegeben wurde.

Jährlich muss den Behörden mitgeteilt werden, wie viel und mit welchem Wirkstoffgehalt THC und CBD im Jahr erzeugt, abgegeben oder vernichtet wurde und wie hoch der aktuelle Bestand ist. Die Behörden dürfen unangekündigt den Club kontrollieren. Abstandsregeln etwa zu Kindergärten und Schulen sollen von der Polizei konsequent überwacht werden. Die Clubs dürfen nicht für sich werben.

Erfahrungen mit Cannabis Social Clubs im Ausland

Mehrere Länder verfügen über Erfahrungen mit Social Cannabis Clubs. Nicht alle sind positiv! Viele Clubs mussten wegen wirtschaftlicher oder politischer Restriktionen sowie sozialer Probleme wieder schließen. Oder sie wurden – wie auf Malta – erst gar nicht eröffnet.

Spanien

Spanien gilt als Vorreiter für Cannabis Social Clubs. Der erste Social Club (CSC) wurde dort bereits zu Beginn der 90er-Jahre eröffnet. Inzwischen sind im ganzen Land Clubs gegründet worden, davon allein in Barcelona über 250. Die meisten mussten allerdings aus rechtlichen, wirtschaftlichen oder polizeilichen Gründen wieder schließen. Die Clubs agieren nämlich in einer rechtlichen Grauzone, da sie von der spanischen Zentralregierung für illegal erklärt werden und lediglich in drei Provinzen (Katalonien, Navarra, Baskenland) von den Lokalregierungen geduldet und geschützt werden. In Barcelona existieren sie nur, weil Katalonien die Unabhängigkeit von der Zentralregierung beansprucht und deren Rechtshoheit nicht anerkennt. Alle Klubs riskieren ständige Kontrollen und eine Schließung durch die Bundespolizei. Die Zentralregierung in Madrid besteht darauf, dass die kommunalen Verwaltungen kein Recht haben, Vorschriften für „Räume zu erlassen, die zum Begehen von Straftaten geeignet sind". Schon 2017 hatte der oberste Gerichtshof in Madrid ein Gesetz des katalanischen Regionalparlaments für ungültig erklärt, das den Konsum von Cannabis als „Bestandteil des Grundrechts auf freie persönliche Entfaltung und Gewissensfreiheit" erlaubt .

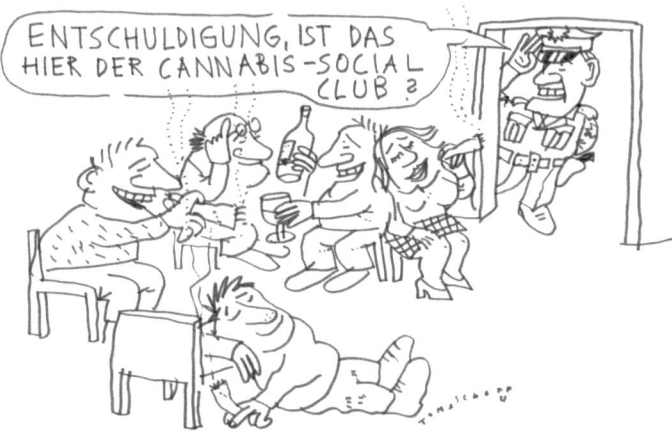

Copy Right: Dr. med. Jan Tomaschoff, Arzt für Neurologie und Psychiatrie, Düsseldorf

Die Vorgaben der Lokalregierungen für die Clubs bestehen nur auf dem Papier und werden selbst in Barcelona kaum befolgt. Laut den Vorgaben müsste theoretisch eine Doppeltür mit Vorraum die Sicht ins Innere versperren, die über eine Rauchabzugsanlage verfügen muss. Rauchen ist offiziell nur in geschlossenen Räumen erlaubt, woran sich aber niemand hält. Theoretisch müssten sich alle Besucher am Eingang ausweisen, was jedoch auf Widerstand stößt und häufig verweigert wird. Offiziell dürfen die Klubs keine Gewinne machen, was sowohl von Betreibern als auch Gästen „aus dem Milieu" gerne ignoriert wird. Gerichtliche Freiheitsstrafen gegen die Betreiber werden zwar verhängt, aber nicht vollzogen. Die angebauten Drogen werden unerlaubterweise über die „Associación Barcelonesa Cannábica de Autoconsumo" und nicht etwa an die staatlichen Behörden abgegeben. Polizei und Medien warnen immer wieder vor der „Narcos-Wirtschaft", die von den social Klubs ausgeht (Narcos ist die spanische Kurzform für Rauschgifthändler). Heftige Streitereien (auch blutiger Art) sind in den Clubs an der Tagesordnung, zumal neben Cannabis unerlaubterweise auch andere Drogen und Alkohol konsumiert und gehandelt werden.

Viele Clubs mussten in der Vergangenheit schließen. Hauptgründe waren der Druck der Zentralregierung, säumige Mitglieder oder die über Unruhe und Kriminalität klagende Bürger in der Umgebung. Nicht wenige Clubs entwickelten sich zu Treffpunkten für Drogentouristen und Rauschgifthändler, die mit Kokain und LSD dealten. Razzien durch die Zentralregierung offenbarten immer wieder Verbindungen zur Rauschgiftmafia. Die Aufrechterhaltung der Cannabis-Anbauflächen, die Kultivierung der Pflanzen und die hierfür notwendige Energie sind aufwendig, sowohl für die Betreiber als auch für die Kommunen. Meistens liegen Steuerschulden in beträchtlicher Höhe vor. Abgaben für Strom und Wasser werden nicht beglichen. Die Produktionsstätten in Barcelona verbrauchen angeblich so viel Strom wie die Stadt Sevilla in einem Jahr. Die Polizei kommt den Produzenten oft erst mit Hilfe der Stromversorger auf die Spur – oder wenn ein Brand ausbricht. Die Clubs zapfen immer wieder in großem Stil Stromleitungen an. Der spanische Energieversorger Endesa verzeichnete 2022 in 55.000 Fällen im vergangenen Jahr einen Strombetrug.

Belgien

Es gibt seit 2005 fünf als Modell dienende Cannabis Social Clubs (CSCs). Sie bewegen sich alle in einer Grauzone. Offiziell sollen sie als Non-Profit-Organisationen agieren, die den Anbau, die Aufbereitung und den Verkauf von Cannabis an ihre Mitglieder organisieren. Nach einem vorläufigen Erfahrungsbericht (2022) sollen organisatorische Schwächen und kriminelle Bedrohungen die größten Risiken für die Existenz dieser Klubs sein. Immer wieder gibt es kriminelle Unternehmer, die versuchen, die Clubs gewinnorientierend zu führen. Strukturelle Schwächen, existenzielle Instabilität, schwierige Transparenz der Betriebsabläufe, oberflächliche Qualitätskontrollstrategien und das Risiko, sich in Marketingunternehmen zu verwandeln, zählen zu den Hauptproblemen.

Südafrika

Populär, wirtschaftlich erfolgreich und von der Justiz kaum drangsaliert, arbeiten die meisten südafrikanischen Cannabis Clubs, die in Kapstadt und entlang der Garden Route entstanden sind. Sie bieten einen teilweise hohen Komfort, arbeiten gewinnorientiert und werden fast gar nicht von den staatlichen Behörden kontrolliert, obwohl es auch in Südafrika gesetzliche Restriktionen gibt. Der Cannabis Konsum ist innerhalb des Clubgeländes gestattet. Schwarze, Farbige und Weiße aus allen Ländern fühlen sich in den Clubs wohl und sind willkommen. Die einzige Bedingung ist, dass sie für den Genuss gutes Geld zahlen. Der Club entrichtet die Abgaben an die Staatskasse.

Kommentar: Zu den Highlights der südafrikanische Cannabis Industrie gehören die Dagga Safaris (Cannabis wird in Südafrika als Dagga bezeichnet).

Malta

Malta wurde von der deutschen Regierung lange gerne als Modell für einen Social Cannabis Club genannt. Tatsache ist allerdings, dass es dort gar keinen funktionierenden Social Club gibt. Nach wie vor ist ein solcher ("Cannabis Harm Reduction Association" (CHRA) nur in Planung (2023).

Geplant sind in den Clubs der Anbau und der Erwerb von Cannabis, nicht aber der Konsum. In Malta ist der Konsum in der Öffentlichkeit nicht gestattet ist, sondern nur in den eigenen vier Wänden bzw. auf den Dachterrassen oder in den Häusern. In den Klubs sollen ausschließlich Cannabispflanzen kultiviert, geerntet und die Inhaltsstoffe abgegeben werden.

Vorgesehen ist, dass potenzielle Geschäftsführer der Klubs einen Businessplan für die ersten drei Jahre erstellen. Die vom Geschäftsführer zu entrichtende Anmeldegebühr für die Bewerbung beträgt 1000 Euro. Zusätzlich fällt eine jährliche Lizenzgebühr an, die nach der Mitgliederzahl gestaffelt ist. In den Medien war die Rede von 8.750 € für einen Verein mit bis zu maximal 50 Mitgliedern. Angesichts dieser Bedingungen ist es kein Wunder, dass sich bislang offenbar kein Geschäftsführer findet, der einen Club der "Cannabis Harm Reduction Association" (CHRA) in Malta einrichten bzw. leiten will.

Richtig ist, dass Malta 2021 das erste europäische Land war, das Schritte zur Reform seiner Cannabis Gesetze unternahm und die Einrichtung von Social Clubs plante, ja sogar schon vorfinanzierte. Richtig ist aber auch, dass dort inzwischen mehr denn je Cannabis geraucht wird und mehr Menschen als je zuvor Cannabis auf dem Schwarzmarkt beziehen, denn die Nachfrage ist seit der „Legalisierung" gestiegen. Den Einwohnern bleibt derzeit nur der Anbau von vier erlaubten Pflanzen pro Dachgarten - und der Erwerb auf dem Schwarzmarkt.

Kommentar: Die Erfahrungen aus Malta bestätigen, dass Cannabis Social Clubs mit überbordender Regulierung und einem extrem begrenzten Angebot zum Scheitern verurteilt sind. Die administrativen, finanziellen und rechtlichen Hürden dürfen nicht so groß sein, dass sie den Aufwand nicht rechtfertigen. Wenn der deutsche Gesetzgeber sehen möchte, wie man es nicht machen sollte, so muss er seinen Blick nach Malta richten, sagt der Deutsche Hanfverband.

Die strengen Regularien und die deswegen immer noch nicht vollzogene Etablierung von Clubs und freien Verkaufsstellen haben bei der maltesischen Bevölkerung die Vermutung geweckt, dass die Liberalisierung gar nicht Absicht ihrer Regierung ist. Und das, obwohl sich die Bevölkerung bei einer Abstimmung für die Liberalisierung entschieden hat.

Kanada

Die Gründung einer Cannabis Plantage und eines Klubs ist in Kanada - ebenso wie in südamerikanischen Ländern - insofern problematisch, weil sich die Banken gegen die Eröffnung von Konten für einen Cannabis Klub sträuben. Sie sperren Konten, auf denen Geld aus dem Verkauf von Cannabis eingeht. Das liegt u. a. daran, dass viele Kreditinstitute mit US-amerikanischen Banken partnerschaftlich verbunden sind, die eine Finanzierung von Betäubungsmitteln aufgrund gesetzlicher Anordnungen nicht durchführen dürfen und deshalb nicht mit „Cannabis-Geld" in Verbindung gebracht werden wollen. Wer Kapital braucht, ist daher zur Gründung einer Aktiengesellschaft gezwungen. Nachteilig sind dann die „share holders", die sich bei ihren Entscheidungen erfahrungsgemäß mehr vom eigenen finanziellen Interesse als von der Gesundheit und einer Entkriminalisierung der Bevölkerung bei ihren Entscheidungen leiten lassen.

Die Klubs dürfen Cannabis ausschließlich an Mitglieder über 19 Jahre abgeben. Die Mitgliederzahl ist auf maximal 500 Personen begrenzt. Den Clubs ist jegliche Eigenwerbung verboten.

Uruguay

Uruguay war 2013 das erste Land, das die Abgabe in lizenzierten Geschäften und in Cannabis Social Clubs erprobte und auch heute noch praktiziert. Man wollte damals die Macht und den Einfluss der politisch aktiven Rauschgiftbanden brechen, was zumindest eine Zeitlang gelang. Ob und inwiefern die für den Cannabisverkauf lizensierten Apotheken hierzu beigetragen haben, ist unklar. Nach wie vor ist nur eine kleine Anzahl der Apotheken in Uruguay bereit als Cannabis Verkaufsstelle zu dienen. Es gibt deshalb zu wenig Apotheken (n = 114) und legale Cannabisclubs. Hinzu kommt, dass man hier nur maximal 5 g erhält. Das dort angebotene Cannabis findet wegen seiner geringen Wirkstärke zudem kaum Akzeptanz in der Bevölkerung. Nach wie vor wird in der Bevölkerung der Schwarzmarkt bevorzugt, der das aus Brasilien illegal importierte und stärkere Cannabis zu einem günstigeren Preis verkauft. Der Schwarzmarkt in Montevideo zielt speziell auf Touristen ab. Touristen dürfen nämlich in den Apotheken und den staatlichen Abgabestellen kein Cannabis erwerben. In Montevideo und an den Stränden von Punta del Este, blüht der Schwarzmarkt. Viele Leute verkaufen, das zuvor legal in der Apotheke erworbene Cannabis gerne an die Touristen (grauer Markt).

Cannabis Raucher Clubs sind für die Bürger eine Alternative zu den Apotheken.

Als Mitglied eines Clubs muss man in Uruguay einen ständigen Wohnsitz haben. 2013 erließ Präsident Mujica ein Gesetz, das den Bürgern den Anbau von bis zu sechs Pflanzen zu Hause für den Eigenkonsum erlaubt. Größere Cannabismengen bedürfen einer offiziellen Lizenz. Der Präsident ließ wissen, dass sein Land mit der Legalisierung des Cannabisanbaus „der Menschheit einen Dienst erweisen" wollte. Die Gesetzeslage werde überprüft, wenn das „Experiment" nicht nach Plan verlaufe.

Empfehlungen und Vorschläge zur Einrichtung von Cannabis Social Clubs

- Die Clubs dürfen nicht zu restriktiv, zu bürokratisch und zu teuer sein, wenn Konsumenten vom illegalen Markt zum legalen Markt wechseln sollen.

- Jede direkte und indirekte Werbung für THC-haltige Produkte muss unterbleiben. Verkaufsförderung und Sponsoring müssen untersagt sein.

- Starke Drogen dürfen in den Klubs weder gehandelt noch konsumiert werden.

- In den „lizensierten" Abgabestellen und Clubs darf kein Parallelverkauf von Tabak und Alkohol stattfinden.

- Die Abgabe von Cannabis sollte an Beratungsangebote geknüpft sein. Die Abgabestellen und Clubs sollten über qualifizierte Substanzkenntnisse verfügen. Sie müssen einen problematischen Konsum erkennen und fundierte Ratschläge geben können.

- In den Clubs und Abgabestellen sollten Möglichkeiten des drug checkings bestehen.

- Jugendliche < 25 Jahre sollten keinen Zugang haben. Verkaufsstellen und Social Clubs sollten sich nicht in Sichtnähe von Schulen oder Sportstätten befinden.

Kapitel 19

Eigenanbau von Cannabis in Deutschland

Bis April 2024 war der Eigenanbau von Cannabis verboten. Das Betäubungsmittelgesetz sah bei Nichteinhaltung Freiheitsstrafen bis zu fünf Jahren und
hohe Geldbußen vor. Ausnahme-Genehmigungen bekamen nur Betriebe, die
Nutzhanf für medizinische Zwecke anbauten. Das änderte sich mit der Liberalisierung, als der Eigenanbau von drei Pflanzen erlaubt wurde, allerdings nur
Erwachsenen für den Eigenbedarf, nur zuhause und nicht etwa im Kleingarten.
Der Anbau in Kleingärtensiedlungen ist lediglich unter der Voraussetzung gestattet, dass die anbauende Person dort ihren ständigen Wohnsitz innehat. Man
muss seit mindestens sechs Monaten seinen Wohnsitz in Deutschland haben.
Wenn mehr als drei Pflanzen gedeihen, müssen diese sofort vernichtet werden.
Aus der Ernte darf man im privaten Raum nur 50 g getrocknetes Cannabis für
den Eigenbedarf aufbewahren. Sicherheitsvorrichtungen zum Schutz vor Diebstahl sind notwendig. Kinder dürfen keinen Zugang zu den Pflanzen haben.
Eine Weitergabe der Ernte an Dritte ist untersagt.

*Kommentar: Bei 50 Gramm für zuhause zeigt sich ein gewisser Widerspruch,
denn drei Pflanzen werfen in der Regel viel mehr ab. Den Überschuss darf man
nicht weitergeben, sondern muss man vernichten.*

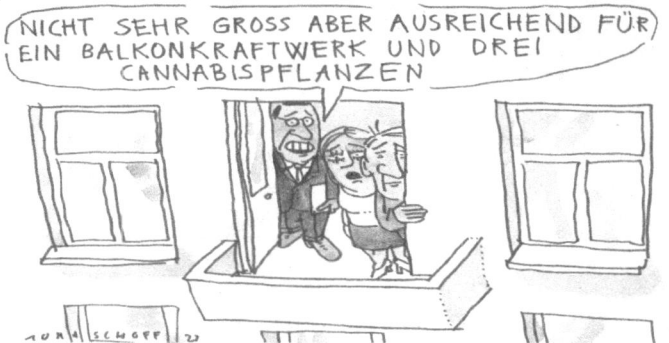

Copy Right: Dr. med. Jan Tomaschoff, Arzt für Neurologie und Psychiatrie, Düsseldorf

Was beim Anbau zu beachten ist?

Den Samen kann man in Spezialgeschäften, über Online-shops und aus dem Ausland beziehen. Aus dem dort „feminisiertem Samen" wachsen ausschließlich weibliche Hanfpflanzen, die die begehrten Hanfblüten produzieren. Das Aussortieren von männlichen Pflanzen, der beim Anbau zu Hause notwendig ist, entfällt somit.

Kultiviert man den Samen zu Hause, so sollte das Vorkeimen idealerweise bei Dunkelheit, bei Luftfeuchtigkeit und bei etwa 20 Grad Zimmertemperatur stattfinden. Es reicht, die Samen zwischen 2 feuchten Küchentüchern oder Wattepads zu legen oder in etwa 2 cm tiefem und feuchtem Boden zu drücken. Werden danach die Pflanzen im Freien umgepflanzt, so empfiehlt sich dies nach den Eisheiligen, denn die Keimlinge vertragen keinen Frost. Beim Anbau im Freien steckt man den Hanfsamen einfach 1 cm tief in eine geeignete Aufzuchterde und drückt diese danach leicht fest. Leicht gedüngte Blumenerde reicht aus. Wichtig ist, dass die Erde nicht komplett durchnässt, aber leicht feucht gehalten wird. Bei optimaler Feuchtigkeit keimen die Samen in einem Zeitraum von 1 – 7 Tagen. Im Haus ist der Anbau ganzjährig möglich.

Sobald die Samenkeimlinge komplett durchwurzeln, sollte man sie in größere Töpfe umpflanzen. Hanf wurzelt stark, weswegen große Töpfe bzw. die direkte Pflanzung im Erdreich günstig sind. Meist genügt es, die Pflanzen nach Bedarf zu gießen und gelegentlich etwas Dünger zu geben. Die Pflanzen vertragen keine Staunässe, übermäßiges Gießen sollte man daher vermeiden und auf eine gute Drainage im Topf achten.

Cannabis Samen ist etwa 3 bis 4 Monate nach Keimung erntereif, also bei einer Anpflanzung, wenn die Tage wieder deutlich kürzer werden im September oder Oktober. Nach der Ernte sollten die Blüten am besten zwischen 16 und 20 Grad bei niedriger Luftfeuchtigkeit und guter Umluft getrocknet werden, bis die Stängel der Blüten hörbar knacken. Anschließend kann man die Blüten in einem Einmachglas oder einer Tupperdose konservieren. Dunkel und kühl lassen sich die Blüten ohne große Qualitätseinbußen bis zu 12 Monate lagern.

Essenziell sind die Lichtverhältnisse. Die Cannabispflanze braucht viel Sonnenlicht. Der kommerzielle Anbau erfolgt in Deutschland deswegen indoor, wo die Pflanzen kontrolliert und standardisiert beleuchtet werden können. Sie werden dort täglich zwischen 12 und 24 Stunden beleuchtet und die Temperatur sowie Luftfeuchtigkeit konstant gehalten. In einigen Clubs sät man nicht, sondern schneidet Zweige aus der Mutterpflanze. Die Ableger schlagen Wurzeln, bleiben etwa einen Monat im Boden und kommen dann ins Gewächshaus nebenan.

Als zweihäusige Pflanze gibt es eine männliche und eine weibliche Pflanze. Das bedeutet, dass die Hanfpflanzen entweder nur weibliche Blüten (Hanf-Henne) oder nur männliche Blüten (Femel-Hanf) tragen. Weibliche Pflanzen produzieren im Gegensatz zu den männlichen Pflanzen Knospen, die THC enthalten und zuständig sind für das High, das beim Rauchen entsteht. Männliche Pflanzen enthalten auch THC, aber nicht in den Mengen, dass man vom Rauchen high werden würde. Um eine weibliche Hanfpflanze zu erkennen, reicht ein Blick auf die Blüten. Der Blütenkelch weist die typischen dünnen weißen Härchen und harzige Trichome auf, die sich an den Blüten sowie auf den kleinen Blättern bilden. Die männliche Art ist an dem Pollensack zu erkennen, der an den Zweigen nach unten herabhängt.

Kommentar: Wer in der Lage ist, Tomaten oder anderes Gemüse anzubauen, schafft auch den Anbau von Cannabis. Hanf ist generell sehr pflegeleicht und robust. Düngen ist nicht unbedingt erforderlich. Zuviel Dünger ist sogar schädlich.

Cannabis, Cannabispflanzen und Samen soll man vor dem Zugriff durch Kinder, Jugendliche und Dritte schützen. Für die Nachbarschaft dürfen keine unzumutbaren Belästigungen durch die Balkon-Anpflanzungen entstehen, wozu Geruchsbelästigungen hören. Es gibt einige Pflanzensorten, die stark riechen, andere so gut wie gar nicht. Einer der Vorteile von Grow-Zelten ist deren Geruchsdichtigkeit? Die Zelte sind perfekt dafür ausgelegt, all die starken Gerüche die Cannabispflanzen während ihres Wachstums, besonders während der Blütezeit, freisetzen, zu verbergen.

Wachstum von Cannabis von der Saat bis zur Ernte.

Es gibt mehrere Methoden, um Cannabis Samen zum Keimen zu bringen. Bewährt hat sich die Keimung im Wasser, in feuchten Tüchern oder Wattepads, im Topfquelltopf oder in feuchter Anzuchterde.

Bei der Wasserkeimung (normales Leitungswasser bei 20°- 25°) bzw. zwischen feuchten Tüchern beginnt der Keimungsprozess schon nach einem Tag. Der keimende Samen sollte dort bei relativer Dunkelheit nicht länger als eine Woche verbleiben. Die Tücher bzw. die Pads sollte man ca. alle 6 Stunden anfeuchten. Sobald der Keimling erste Blätter entwickelt, braucht er genügend Licht (ca. 14 – 18 Stunden am Tag). Nach 1 – 2 Wochen wird aus ihm dann eine kleine Pflanze, die schon 2 - 3 Blattpaare ausbildet. Auch die Wurzeln sollen dann bereits deutlich sichtbar sein. Dies ist dann der Zeitpunkt, die Hanfpflanze in einen größeren Topf einzupflanzen. Beim Einpflanzen sollte zwischen den Samenkörnern ein Mindestabstand von 10 cm eingehalten werden, damit sich die Wurzeln ungehemmt ausbreiten und nicht miteinander verwachsen. Beim späteren Umtopfen werden die jungen Pflanzen dann auch nicht beschädigt.

Kommentar: Nutzhanf ist relativ bedürfnislos und braucht nur wenig Wasser. Hanf enthält natürliche Abwehrstoffe, so dass man auf Herbizide, Pestizide und künstliche Düngemittel weitgehend verzichten kann. Beim Indoor-Anbau werden die Pflanzen allgemein etwa 7 bis 9 Wochen nach dem Einsetzen der ersten Blüte geerntet. Nachteil ist, dass bestimmte Cannabispflanzen einen unangenehmen Duftstoff abgeben.

Ein durchschnittlicher Joint enthält ca. 0,32 Gramm Cannabis. Die 25 Gramm, die Heranwachsende ab 21 Jahren bei sich haben dürfen, reichen für etwa 65 Joints, also etwa 2 – 3 drei Joints am Tag. Dies ist eine Menge, die schon als grenzwertig gilt. Erst recht gesundheitsgefährlich wird es jedoch, wenn man zusätzlich den zu Hause geernteten Cannabis konsumiert.

Wachstum und Geschwindigkeit von Cannabis von der Einsäung und Einpflanzung bis zur Erntereife (Tai Blue in Kreuzberg)

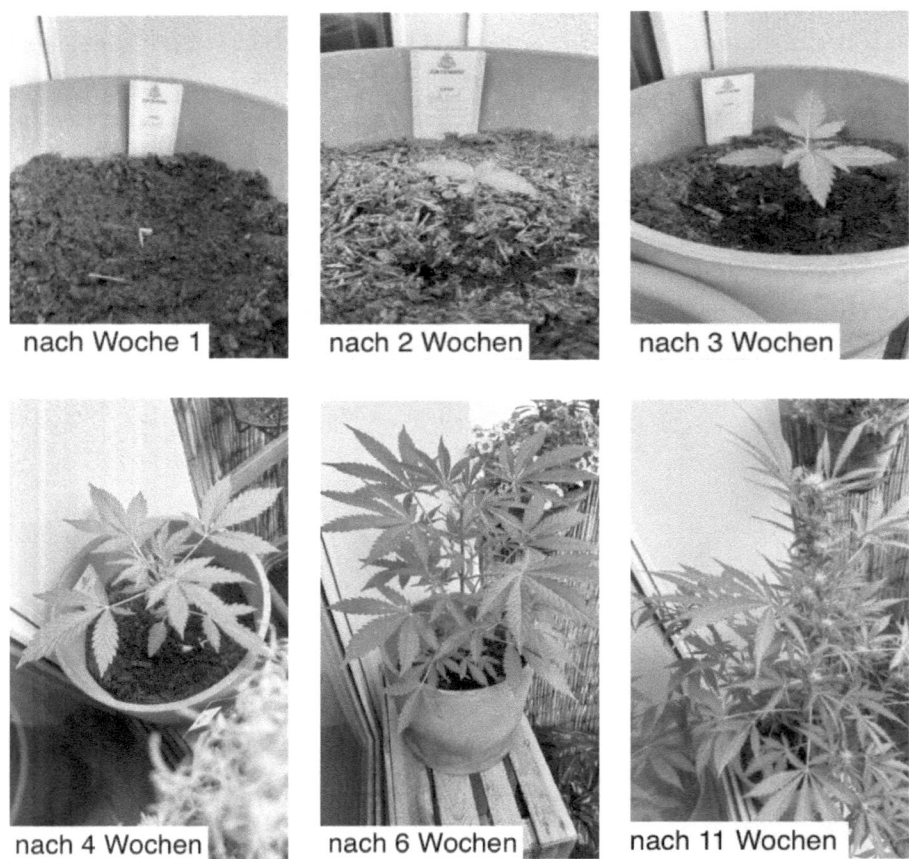

nach Woche 1   nach 2 Wochen   nach 3 Wochen

nach 4 Wochen   nach 6 Wochen   nach 11 Wochen

Die 4 - 6 Wochen alte Cannabispflanze ist relativ bedürfnislos. Im Hindukusch und im RIF- Gebirge wächst sie selbst auf steinigem, trockenem Boden. Bei uns reicht normale Blumenerde auf dem Balkon aus. Verwendet man Spezialdünger oder kultiviert man den Samen in einer Growbox, so gedeihen die Pflanzen rascher. Schon nach ca. 8 - 10 Wochen erreichen sie eine Größe von 40 bis 60 cm und können unter optimalen Bedingungen sogar bis zur Ernte 1,5 Meter groß werden. Die durchschnittliche Wachstums -und Blütezeit beträgt je nach Sorte etwa 10 - 15 Wochen bis zur Ernte.

Möglichkeiten der Geruchsvermeidung

Ob Cannabis im Freien, im Auto oder in der Wohnung, der Geruch kann intensiv und verräterisch sein. Draußen verfliegt der Geruch schnell, drinnen kann er viele Tage penetrant sein. Cannabisgeruch ist scharf und aromatisch, wenn er getrocknet/gehärtet wird. Die meisten Menschen beschreiben Cannabis-Aroma als erdig, holzig und krautig. Der süßliche Geruch des Rauchs kann noch einige Zeit in der Kleidung hängen. Vorteil des über den Magen-Darmtrakt aufgenommenen Cannabis ist dessen geringe Geruchsentwicklung.

Geruchsvermeidung im Freien

Manchmal beginnt der Geruch bei angebauten Pflanzen schon nach 3 Wochen, aber richtig stark wird er erst, wenn die Pflanze Knospen (Buds) produziert. Wer den Geruch vermeiden will, sollte Hanfsorten anbauen, die nicht so stark riechen. Bei den Sorten Northern Lights, Polar Express, Jack sowie California Hash Plant, Industrial Plant oder Blue Thai ist dies der Fall.

Kommentar: Riecht es im Freien nach Cannabis, so muss dies nicht an einem Kiffer und einer Cannabis Anpflanzung, sondern kann auch an anderen Pflanzen liegen, z. B. Rosenwaldmeister, Polster-Phlox, das Küchenkraut und Insektenschutzmittel wie Beifuß und die Spinnenblume, die Cannabis sogar im Aussehen ähneln und ebenfalls einen Cannabis-ähnlichen Geruch verströmen.

Gut gegen den Geruch der Cannabispflanzen sollen andere Pflanzen wirksam sein, die man in direkter Nähe anbaut und die ebenfalls einen starken Geruch verströmen.

Geruchsvermeidung in der Wohnung

Growboxe sind perfekt dafür geeignet, den Geruch während des Wachstums, besonders während der Blütezeit, zu verbergen. Werden die Cannabispflanzen in einer "Growbox" angebaut, dann ist ein Schälchen mit Essig eine gute Lösung, um den Geruch zu bekämpfen. Allerdings muss der Essig alle drei Tage ausgetauscht werden, damit er mit der Zeit nicht seine Wirkung verliert. Kaffeegeruch überdeckt ebenfalls den Geruch der Terpene. Dazu stellt man einen Filterbeutel mit Kaffeesatz ins Auto und lässt ihn dort für einen Tag liegen. Terpene sind die natürlichen, öligen und aromatischen Verbindungen der Cannabispflanze.

Die Terpenverbindungen sind für das starke Cannabisaroma verantwortlich. Viele Menschen sind davon überzeugt, dass Terpene den Effekt von Cannabis maßgeblich beeinflussen.

Kommentar: Um den Geruch von Cannabis aus der Kleidung zu bekommen hilft es, eine Tasse Essig mit in die Waschmaschine zu kippen. Die sicherste Möglichkeit der Geruchsvermeidung ist allerdings nach wie vor, nackt zu rauchen, aber da kann man sich erkälten!

Möglichkeiten der Geruchsvermeidung im Auto

Raucht man Cannabis im Auto, so riecht man dies noch nach Tagen. Der früher so beliebte Duft- bzw. Wunderbaum im Auto bringt wenig. Lufterfrischer helfen nur kurze Zeit. Wirksamer sind geruchsneutralisierende Produkte wie Sprays. Sie überdecken den Grasgeruch nicht nur, sondern binden auch die aromatischen Moleküle und entfernen so ihren Geruch.

Möglichkeiten der Cannabis-Geruchsvermeidung

- **Aufnahme von Cannabis über den Magen-Darm-Trakt**: z. B. in Desserts, Eiscreme, Edibles, Backwaren, Gummibärchen, Energy-Drinks, Hanftee, Cannabis- Kaffeebohnen, Canna Butter.

- **Vaporizer:** (Da Vaporizer nicht wirklich Rauch, sondern Dampf abgeben, ist ihr Aroma sanfter als ein Joint und verflüchtigt sich in kurzer Zeit).

- **Indica Sorten**: (z. B. Northern Lights, Granddaddy Purple und Rockstar, produzieren Buds („Knospen") mit geringem Geruch).

- **Rauchfilter** oder Sploofs: (kleine Geräte, die im Inneren einen Kohlefilter haben, der den Rauch 'reinigt')

- **Sprays zur Geruchsentfernung: (**z. B. Versprühen von parfümiertem Deo oder Parfüm)

- **Lufterfrischer**: (z. B. Raumduft mit Stäbchen.)

- **Aufbewahrung:** „Growbox". Luftdichte Behälter und Schnellverschlussbeutel verringern die Geruchsentwicklung.

- **Rauchneutralisatoren:** (Schüsseln mit weißem Essig oder Ammoniak in stinkenden Räumen. Räucher- oder Duftkerzen, Weihrauch,

- **Nahrungsmittel mit sehr starkem Eigengeruch.**

- **Sprays zur Geruchsentfernung:** (z. B. Versprühen von parfümiertem Deo oder Parfüm)

Vorgesehene Strukturen eines zertifizierten (lizensierten) Cannabis-Fachgeschäfts (in Deutschland)

Die Bundesregierung hatte ursprünglich einen lizenzierten Fachhandel vorgesehen, musste aber hiervon Abstand nehmen. Die EU bestand auf der Bestimmung, dass staatlich lizensierter Handel, Anbau und Verkauf zu anderen als wissenschaftlichen oder medizinischen Zwecken unzulässig sind.

Geplant ist aber nach wie vor, Cannabis in lizenzierten Geschäften reguliert an Erwachsene abzugeben, wobei Coffee shops mit Konsummöglichkeiten, ähnlich wie in den Niederlanden, nicht vorgesehen sind. Der Handel mit getrockneten Cannabisblüten soll verboten sein. Einen Versandhandel soll es nicht geben. Möglichkeiten zum Drug Checking sollen zur Standardausrüstung gehören.

Grundlage für die Möglichkeit des Verkaufs in den zertifizierten (lizensierten) Cannabis Fachgeschäften soll ein Passus im Betäubungsmittelgesetz bieten, der die Produktion, den Besitz und die Freigabe von Cannabis zu Forschungszwecken erlaubt. Der von der Bundesregierung kontrollierte Verkauf von Cannabis soll nicht gewinnorientiert sein und auf eine fünf Jahre begrenzte wissenschaftlich überwachte Erprobungsphase begrenzt sein.

Das im Handel erhältliche Cannabis soll zukünftig ausschließlich aus dem staatlich überwachten Anbau in Deutschland stammen. Eine Standardisierung der Qualität wird angestrebt. Für Konsumenten, die jünger als 25 Jahre sind, gilt eine Obergrenze des zulässigen THC-Gehalts. Die Abgabe an Jugendliche unter 18 Jahren wird unter schwerer Strafe stehen.

Kapitel 20

Aspekte zur Liberalisierung (Legalisierung)

Die im Betäubungsmittelgesetz von 1971 (ehemals Opiumgesetz), im Schengener Abkommen (1999) und im Rahmenbeschluss (2004) vereinbarten Bestimmungen für Cannabis galten seit Jahren nicht mehr als zeitgemäß und nicht durchsetzbar. In der Folge kam es daher in einigen Ländern - so auch 2017 in Deutschland - zu einer Legalisierung für medizinisches Cannabis. Man meinte, dass Cannabis ein wertvolles, nicht durch andere Maßnahmen, ersetzbares Heilmittel sei. 2024 erfolgte schließlich ein Regierungsbeschluss, Cannabis grundsätzlich, also auch das Genuss Cannabis, im Betäubungsmittelgesetz von der Liste der verbotenen Substanzen zu streichen und so den Zugang von Cannabis (auch den zu Genusszwecken) zu erleichtern, ja ihn sogar zu legalisieren. Mit dem Begriff Liberalisierung, dem gesetzlichen Anspruch auf Genuss überstimmten die Befürworter in der Regierung und der Pharma Industrie die Argumente der Ärzteschaft, der Gesundheitsexperten und laut Umfragen auch die Mehrheit der Bevölkerung.

Dass es einer Reformierung des Betäubungsmittelgesetzes bedurfte, entsprach allerdings dem weitgehenden Konsens aller Parteien. Seit geraumer Zeit war der Besitz und Konsum kleinerer Cannabismengen schon nicht mehr strafrechtlich verfolgt worden. Ein Gesetz, das - wie das Betäubungsmittelgesetz - nicht befolgt würde, galt als überflüssig. Es bestand Gefahr, dass Gesetze allgemein nicht mehr ernst genommen würden. Obwohl Mediziner, Experten und auch einige skeptische Politiker vor den Folgen der Cannabis-Legalisierung warnten und die Mehrheit der Bevölkerung skeptisch war, verabschiedete das Parlament nach heftigen Diskussionen das Legalisierungsgesetz.

Viele Skeptiker und Gegner der Legalisierung gingen davon aus, dass die von der Regierung geplante Liberalisierung von Cannabis zu einer Verschlechterung der gesundheitlichen Versorgung in Deutschland führen würde. Sie befürchteten u. a. eine Erweiterung der Legalisierung für Heroin, Kokain, Fentanyl und andere Drogen. Sie hatten Angst vor einer Zunahme der Rauschgift-Kriminalität, vor einer Zunahme von Psychosen und Hirnschäden in der Bevölkerung.

Rechtliche Bedenken gegen die Liberalisierung?

Internationale Bedenken gab und gibt es wegen einer möglichen Missachtung völker- und europarechtlicher Vorgaben, speziell des **Schengener-Durchführungs-Übereinkommens (SDÜ)**. In Letzterem war beschlossen worden, dass die Unterzeichnerstaaten alle notwendigen Maßnahmen treffen, um einen Handel mit Betäubungsmitteln (wozu auch Cannabis gehört) zu unterbinden. Hinzu kam und kommt als weiteres internationales Hindernis der **Rahmenbeschluss von 2004**, der die EU-Mitgliedstaaten verpflichtet, Drogenhandel unter Strafen zu stellen. Mit Blick auf das Europarecht ist der geplante staatliche oder staatlich lizensierte Handel, Anbau und Verkauf von Cannabis zu anderen als wissenschaftlichen oder medizinischen Zwecken „unzulässig". Die Europäische Kommission in Brüssel hat die deutsche Regierung darauf hingewiesen, dass einer umfassenden Legalisierung europäisches Recht und Völkerrecht entgegenstehen. Sie gestattete daher nicht den von der Bundesregierung geplanten freien Verkauf von Cannabis in lizensierten Fachgeschäften.

Weitere internationale rechtliche Hürden sind das **UN-Einheitsabkommen über psychotrope Substanzen** sowie das **UN-Übereinkommen von 1971**. Hinzu kommt ein internationales **Übereinkommen gegen den unerlaubten Verkehr mit Suchtstoffen und psychotropen Stoffen von 1988**. Die UN-Drogenkontrollorgane würden eine umfassende Cannabis-Legalisierung als Verstoß gegen die UN-Übereinkommen bewerten, meinen viele Skeptiker der in Deutschland vollzogenen Liberalisierung von Cannabis.

Kommentar: Die in Deutschland vollzogene Legalisierung bedeutet, dass alle EU-Bürger legalen Zugang zum Erwerb von Cannabis in Deutschland haben, nicht aber in ihren Heimatländern, in denen Cannabis nicht liberalisiert ist. Ein Cannabis-Tourismus könnte drohen, denn die Bürger der anderen EU Staaten könnten die Möglichkeit zum freien Erwerb und Konsum in Deutschland nutzen, da in ihrem eigenen Land der Besitz und Erwerb von Drogen nicht statthaft ist.

Laut Gutachten des Lehrstuhls für Öffentliches Recht und Europarecht an der Friedrich-Alexander-Universität Erlangen verstößt die beschlossene Liberalisierung gegen die Übereinkommen der Vereinten Nationen zur Drogenbekämpfung. Mit Blick auf das Europarecht ist der geplante staatliche oder staatlich lizensierte Handel, Anbau und Verkauf von Cannabis zu anderen als wissenschaftlichen oder medizinischen Zwecken „unzulässig".

Strafrechtler der Universität in Nijmegen behaupten in einem von der Bunderegierung beauftragten Gutachten, dass die Einführung eines staatlich kontrollierten, nationalen Lizenzsystems für Genuss-Cannabis durch einen EU-Mitgliedstaat unter bestimmten Voraussetzungen europa- und völkerrechtlich möglich ist. „Eine Legalisierung sei zu rechtfertigen, wenn der betreffende Staat aufrichtig davon überzeugt ist und überzeugend argumentiert, dass er über die Legalisierung die individuelle und öffentliche Gesundheit, die Sicherheit der Öffentlichkeit und/oder die Verhinderung von Gewaltverbrechen wirksamer umsetzen kann, als er dies über den prohibitiven Ansatz für Cannabis für Genusszwecke zu erreichen vermag" Zugleich benennen die Verfasser des Gutachtens Bedingungen, die für eine Legalisierung erfüllt sein müssten. Dazu gehören Vorkehrungen gegen einen internationalen Cannabis-Tourismus. Das Gutachten kommt zu dem Schluss, dass es zwar möglich sei, den gemeinsamen Anbau von Cannabis in Vereinen dann zu erlauben, wenn dies medizinischen oder wissenschaftlichen Zwecken diene.

Zusammenfassend ist festzustellen, dass die Bundesregierung ein Gesetz gegen die Mehrheit der Bevölkerung, gegen Gesundheitsexperten, gegen internationale Vereinbarungen und gegen die Schlussfolgerungen internationaler Gutachten durchsetzte die teilweise sogar von der Bundesregierung selbst in Auftrag gegeben und finanziert worden waren.

Empfehlungen, Vorschläge und Ergänzungen

- In der Diskussion und bei der Evaluation von Vor- und Nachteilen der Liberalisierung muss medizinisches Cannabis von Genuss-Cannabis (THC) getrennt werden.

- Die Debatte um die Auswirkungen von Cannabis fokussiert sich zu einseitig auf THC. Auch die Folgen von CBD, von synthetischen und semisynthetischen Präparaten im Kontext mit anderen Drogen sind zu berücksichtigen.

- An Schulen, an Universitäten und der Weiterbildung muss die Problematik der Suchtmittel einen höheren Stellenwert einnehmen.

- Dringend notwendig ist eine einheitliche Festlegung der Grenzwerte bei täglichen Aktivitäten .

- Das Vertrauen zu medizinischen, zu wissenschaftlichen sowie politischen Institutionen leidet, wenn deren Erfahrungen und Argumente nicht ernsthaft diskutiert, sondern ignoriert werden. Das Vertrauen zu wissenschaftlich basierten Entscheidungen muss verbessert werden.

- Die mit der Evaluation betrauten Institutionen sollten öffentlich ausgeschrieben werden. Vergangenes wird zwar durch die Überprüfungen kaum repariert, aber einer weitergehenden geplante Liberalisierung stärkerer Drogen möglicherweise vorgebeugt werden.

- Möglichkeiten zum Drug Checking sollten zur Standardausrüstung der geplanten Cannabis Verkaufsstellen gehören.

- Suchtberatungs- und Behandlungseinrichtungen müssen mit ausreichend Ressourcen ausgestattet werden. Gelder für die Forschung und Evaluation müssen ausreichend und schnell bereitgestellt werden, um belastbare Daten zu den Folgen der Liberalisierung für die psychische Gesundheit der Bevölkerung zu erhalten.

- Potenzielle Erträge aus der Cannabislegalisierung müssen tatsächlich auch zur Förderung der Prävention verwendet werden.

- Die Liberalisierung sollte ein zeitlich begrenztes Experiment sein, das verbessert, ja, sogar bei negativer Evaluation abgebrochen werden kann.

Kapitel 21

Zukünftige Auswirkungen der Legalisierung (in Deutschland)

Mit der Liberalisierung hofft die deutsche Regierung viele Missstände gleichzeitig zu bekämpfen. Sie will u. a. sicherstellen, dass Cannabis Liebhaber nur mit sicherem Stoff, d. h. ohne toxische Inhaltsstoffe versorgt werden. Sie verspricht eine De- und Entkriminalisierung des Cannabis Konsumenten, eine Reduzierung des Schwarzmarktes, einen besseren Gesundheitsschutz, eine Abnahme des Cannabis Konsums und eine Entlastung der Justiz sowie höhere Steuereinnahmen für den Staat. Die teilweisen dubiosen und mafiösen ausländischen Bezugsquellen und Lieferketten sollen ausgelöscht und das Cannabis in Deutschland und nicht mehr im Ausland angebaut werden Frühere Vergehen im Zusammenhang mit Cannabis sollen im Strafregister gelöscht werden.

Kommentar: Experten warnen vor nachteiligen Folgen der von der Regierung beschlossenen Legalisierung und prophezeien große Probleme. Welcher Logik entspreche es eigentlich, wenn ein Strafbestand deswegen abschafft wird, weil die Straftaten überhandnehmen, sagen sie.

Angestrebte und erhoffte Ziele der Legalisierung

- Reduzierung des Cannabiskonsums

- Verbesserung der Qualität des konsumierten Cannabis (weniger toxische Schadstoffe und Beimengungen)

- Erschwerter Einstieg zu härteren Drogen (Verhinderung und Senkung der Abhängigkeit)

- Straffreier Erwerb und Besitz von Cannabis (kontrollierter Erwerb, Entkriminalisierung)

- Möglichkeit des Eigenanbaus (Einschränkung des Schwarzmarktes)

- Reduzierung des Cannabiskonsums (Entlastung des Gesundheitswesens!)

- Entkriminalisierung der Cannabiskonsumenten (keine Stigmatisierung und Diskriminierung!)

- Zurückdrängung der Drogenkriminalität und Austrocknung des Schwarzmarkts! (Senkung der Straftaten, besserer Jugendschutz)

- Entlastung der Justiz! (zeitliche und personelle Einsparungen)?

- Entlastung der Polizei? (personelle Einsparungen)?

- Verbesserungen des Kinder- und Jugendschutzes (weniger Schulabbrüche, weniger Gesundheitsschäden, weniger Psychosen und Suizide!)

- Weiterentwicklung der Prävention (Stärkung der Suchtberatungsstellen)

- Produktion, Vertrieb sowie Qualitätssicherung in Europas (bessere Kontrollen und Erhöhung der staatlichen Einnahmen)

- Stärkung der Gesamtwirtschaft (neue und mehr berufliche Arbeitsfelder!)

- Erhöhung des Steueraufkommens (mehr Geld für Sozialleistungen!)

(Ziel): Zu- oder Abnahme des Cannabiskonsums?

Bei Kindern und Jugendlichen (12- bis 17-jährigen) stieg die Lebenszeitprävalenz des Cannabiskonsums in den letzten 10 Jahren von 6,7 % (2011) auf 9,3 % (2021) an. Auch die 12-Monats-Prävalenz erhöhte sich im 10-Jahresvergleich bei Jungens und Mädchen. Sie liegt seit 2014 bei 7 % bis 11 % (männliche Jugendliche) bzw. bei 5 % bis 7 % (weibliche Jugendliche). Bei den 18- bis 25-Jährigen stieg die Lebenszeitprävalenz seit 2015 kontinuierlich an und erreichte 2021 einen Höchstwert von 50,8 %. Ähnliche Trends einer deutlichen Konsumzunahme sind auch für die 12-Monats- und die 30-Tage-Prävalenzen sowie den regelmäßigen Cannabiskonsum junger Männer und Frauen zu verzeichnen. Ein problematischer Cannabiskonsum ist am häufigsten in der Altersgruppe der 21- bis 24-Jährigen (8,5 %). (DHS. Jahrbuch Sucht 2024) (Orth, Merkel, 2022).

Den problematischen Trend zur Konsumerhöhung glaubt die Regierung durch die Liberalisierung stoppen zu können. Erwartungen, die sich allerdings nicht mit den Erfahrungen in anderen Ländern und den Recherchen des International Narcotics Boards der United Nations (INB) decken. Nach dem INB kam es in allen Ländern nach der Liberalisierung zu einem Anstieg des Konsums. Warum auch nicht? Schließlich konsumieren die Menschen schon allein deshalb mehr Cannabis, weil ihnen mit der Legalisierung die Angst vor einer strafrechtlichen Verfolgung und Kriminalisierung etc. genommen wird. Das Risikobewusstsein sinkt. Mit der Liberalisierung gehen auch der Mythos und das Geheimnisvolle verloren. Cannabis gewinnt an Normalität!

Wenn es stimmt, dass in Uruguay kein Anstieg erfolgte (was bei der geringen Zuverlässigkeit statistischer Erhebungen in Südamerika allerdings kaum nachweisbar ist), so muss darauf hingewiesen werden, dass dort das ursprüngliche Ziel der Liberalisierung nicht die Reduzierung des Konsums, sondern die Bekämpfung der Drogenkartelle war und noch ist. Cannabiskonsum war vor der Liberalisierung eine Selbstverständlichkeit - und ist es auch geblieben. Auch wird bei statistischen Erhebungen in Uruguay nach wie vor nicht die Anzahl des geschmuggelten Konsumstoffes berücksichtigt, obwohl der Schmuggel erheblich ist und mindestens 30 % des Konsums ausmacht. Üblich ist er über die brasilianische und argentinische Grenze.

Portugal behauptet, der Cannabis- Konsum habe nach der Legalisierung abgenommen, was schwer glaubhaft ist! Der Anteil derjenigen, die bei Umfragen angeben, täglich oder fast täglich im vergangenen Monat Cannabis konsumiert zu haben, liegt in jedem zweiten europäischen Land bei mehr als 20 Prozent; in Portugal angeblich sogar darüber (Manthey, J et al 2021). Über Spanien und Portugal soll etwa 80 % des aus Marokko stammenden Cannabis nach Deutschland gelangen.

Kommentar: *Kurzfristig ist mit einem weiteren Anstieg des Cannabiskonsums zu rechnen. Langfristig ist bei einer Liberalisierung in Deutschland mit einer Zunahme des illegalen Konsums bei Jugendlichen < 18 Jahre zu rechnen, obwohl diese Altersgruppe keinen Zugang zum legalen Erwerb hat.*

Bei der Evaluation, ob Zunahme oder Abnahme sind mehrere Dinge zu beachten: Der Cannabis-Konsum nimmt weltweit zu, egal ob mit oder ohne Verbot. Ein reiner

Vorher-Nachher-Vergleich hat daher keine wesentliche Aussagkraft, weil das einfach den allgemeinen Trend – den Konsum – abbildet. (Gulcan et al 2024, canadian centre of substances and addiction 2024, Manthey 2022 und 23).

Zu den Gründen, warum mehr Menschen nach der Liberalisierung Cannabis konsumieren, gehört die fälschliche Gleichstellung von Liberalisierung und Harmlosigkeit (Manthey et al 2023). Ein anderer Grund ist die Werbung für das angeblich weniger schädliche legale Cannabis, was nur sehr begrenzt zutrifft, denn legales Cannabis ist auch ungesund. Ein weiterer Grund ist die Freigabe und versteckte Werbung von Cannabis (CBD) zu medizinischen Zwecken. Die COVID 19-Pandemie begünstigte wahrscheinlich den Konsum (Chong et al 2021).

Die Liberalisierung erfolgte in Deutschland von der Regierung weitgehend ohne Unterstützung und Mitsprache, - ja gegen die Zustimmung, der Ärzteschaft. Es gab zwar Gesprächskreise, deren Ergebnisse aber schon vorher feststanden, behauptet die Kassenärztliche Bundesvereinigung. Ein echter inhaltlicher Austausch der Regierung mit Experten aus Wissenschaft, Lehre und Klinik sowie ärztlicher Versorgung fand nicht statt. Man verweigerte sich konsequent dem fachlichen Gespräch, behaupten die Vertretungen der Ärzteschaft. Die Verantwortung für die Zunahme des Konsums und die sich daraus ergebenden Folgen trägt somit die Regierung.

(Ziel): Sicherung der Qualität

Im Koalitionsvertrag wurde 2021 vereinbart, dass „ Cannabis zu Genusszwecken" in lizensierten Geschäften abgegeben wird, um auf diese Weise die Qualität besser zu kontrollieren und die Weitergabe verunreinigter und gesundheitsschädlicher Substanzen zu verhindern. Zwar würde sich die Realisierung lizensierter Geschäfte wegen der rechtlichen Vorbehalte der EU noch verzögern, doch insgesamt würde die mit der Legalisierung (Liberalisierung) beschlossenen Maßnahmen zu einer höheren Sicherheit, einem konstanten und besser berechenbaren THC-Anteil sowie einer besseren Qualität führen. Der Käufer von legalem Cannabis könne zukünftig darauf vertrauen, dass die von ihm erworbene Ware keine Zusatzstoffe enthalte und hygienisch einwandfrei sei.

Kommentar: In der Tat ist die Gefahr einer schlechteren Qualität und das Risiko von Streckmitteln bei der auf dem Schwarzmarkt angebotenen Ware größer als bei legal erworbenem Cannabis. Fraglich ist allerdings, ob die deutsche Käuferschicht das preisgünstigere und stärkere Schwarzmarkt-Cannabis dem teuren und schwächer wirkendem legalen Cannabis vorziehen wird. Das in Clubs und lizensierten Geschäften angebotene Cannabis soll schwächer sein und auch nur zu bestimmten Geschäftszeiten zur Verfügung stehen.

(Ziel): Erleichterung von Erwerb und Besitz?

Bislang waren nur Erwerb und Besitz von medizinischem Cannabis möglich, nicht jedoch der von Genuss-THC, es sei denn, man nutzte den Schwarzmarkt. Seit der Legalisierung muss man die Umwege über den Schwarzmarkt (gelegentlich auch über ein nicht ungefährliches Milieu) nicht mehr gehen. Man kann das Cannabis legal in den Clubs und – später auch – in geplanten legalen Verkaufsstellen erwerben.

Kommentar: Der Erwerb in den Clubs ist nur für gemeldete Mitglieder vorgesehen. Nur Mitglieder mit Wohnsitz in Deutschland, die sich ausweisen können (und wollen), kommen in den Genuss des Erwerbs. Auch in quantitativer Hinsicht ist der Erwerb limitiert. Die Installation der legalen Verkaufsstellen wird noch einige Zeit dauern. Der Online- Versand soll verboten bleiben. Jugendliche < 18 Jahre dürfen kein Cannabis kaufen und ab dann bis zum 25. Lebensjahr nur die Hälfte der für Erwachsenen erlaubten Menge erwerben. Probleme sind vorhersehbar. Volljährige, die in der Wohnung bis zu drei Cannabispflanzen anbauen, müssen die Pflanzen gegen den Zugriff anderer, besonders von Kindern sichern. Sicherheitsschlösser vor Lager- und Anbaueinrichtungen sind notwendig.

Ein gewisses Problem wird sich in den Grenzregionen durch den „Cannabis Tourismus" ergeben. In Frankreich sind z. B. der Erwerb und Besitz von Cannabis illegal, so dass die dortigen Cannabis Liebhaber den freien Erwerb und Besitz von Cannabis in Deutschland nutzen werden.

(Ziel): Zu- oder Abnahme des Einstiegrisikos in härtere Drogen?

Generell teilt man ehemalige Cannabis-Raucher in zwei Gruppen ein: Aussteiger und Umsteiger. Aussteiger hören mit dem Cannabiskonsum auf, Umsteiger gehen zu härteren Drogen über. In letzterem Fall spricht man von Cannabis als Einstiegsdroge.

Früher galt der Übergang von Cannabis zu härteren Drogen (wie Kokain und Heroin) als Dogma. Man ging von einem Automatismus aus, bei dem der Cannabis Konsument die Menge und Stärke der Droge zwangsläufig steigert, wenn der Körper nach härteren Drogen verlangte. Grundlage der Theorie von Cannabis als Einstiegsdroge war die Beobachtung, dass fast alle Heroinabhängige früher vorher Cannabis rauchten. Der Umkehrschluss – dass die meisten Cannabis-Konsumierenden später automatisch zu „harten" Drogen wechseln - konnte bisher allerdings nicht eindeutig nachgewiesen werden (DHS 2023). Cannabis ist wahrscheinlich nur ein Einflussfaktor unter vielen anderen, die den Einstieg in gefährlichere Suchtmittel fördern.

Es gibt keine Studie, die belegt, dass Cannabis den Einstieg in härtere Drogen fördert. Es gibt aber auch keine Studie, die diese Behauptung widerlegt. Dass etwa 5 % der Cannabis Konsumenten früher oder später zu harten Drogen greifen, liegt eher an dem Milieu, in dem sie verkehren. Befürworter der Liberalisierung behaupten, die Angst vor der Strafverfolgung und Kriminalisierung fördere angeblich die Zugehörigkeit zu diesem Milieu. Man solle allein schon allein deshalb auf eine Strafverfolgung von Cannabiskonsumenten und -besitzern verzichten. Das Milieu - und nicht der Cannabiskonsum - sei der Hauptinitiator für den stärkeren Drogenkonsum, sagen sie. Sie behaupten, dass der Kampf gegen den Schwarzmarkt auch den Übergang zu härteren Drogen einschränke. Ein nicht regulierter Drogenmarkt fördere die Kriminalität, den Kontakt zum Schwarzmarkt und zu härteren Drogen.

Die Behauptung, Cannabiskonsum führe zwangsläufig auch zum Konsum stärkerer Drogen, gilt nach Meinung der Befürworter der Legalisierung als widerlegt. Dass Portugal, Kalifornien, British Columbia, in denen Cannabis liberalisiert wurde, später auch härtere Drogen wie Kokain und Heroin legalisiert haben, sei kein Beweis für eine herausragende Bedeutung von Cannabis als Einstiegdroge. Vielmehr würden die Entwicklungen eher auf die Hilflosigkeit der dortigen Regierungen beim Kampf gegen die Komplexität der Sucht allgemein und speziell der von Cannabis hinweisen.

Kommentar: *Die Bezeichnung „Einstiegsdroge" besagt nur, dass Cannabis die erste Substanz war, zu der ein Kontakt stattfand - bevor der Einstieg in den härteren Drogenkonsum erfolgte. Sie sagt nichts darüber aus, ob Cannabis tatsächlich die Ursache für den Einstieg zur härteren Droge war.*

Ein Einstieg in harte Drogen ist dann wahrscheinlich, wenn Cannabis gemeinsam mit anderen Drogensüchtigen konsumiert werden darf (Manthey et al 2023), was angeblich in den Cannabis Clubs nicht erlaubt sein soll.

Was auf keinen Fall in Deutschland passieren darf, ist, dass nach der Legalisierung - ebenso wie in Portugal und einigen US-Bundesstaaten und Kanada geschehen - den Erleichterungen des Erwerbs von Cannabis auch die erleichterte Anschaffung von härteren Drogen wie Kokain und Heroin folgt. Die Legalisierung von Cannabis darf in Deutschland nicht zu einer Verharmlosung anderer Drogen führen.

Das Aktionsbündnis Nichtrauchen (ABNR), ein Zusammenschluss von sechzehn bundesweit tätigen Gesundheitsorganisationen, warnt vor einer Re-Etablierung des Rauchens im Falle einer Liberalisierung von Cannabis. Die Legalisierung würde zu einer Zunahme des Tabak- und des Co-Konsums führen, sagt das ABNR. Durch den Cannabiskonsum würden Nichtrauchende verstärkt an den Tabakgenuss herangeführt und Rauchenden der Ausstieg verwehrt.

(Ziel): Kommt es zur Legalisierung weiterer und stärkerer sowie toxischer Drogen?

Dealer mischen dem Cannabis gerne harte Drogen bei, um die Abhängigkeit der Konsumenten zu erhöhen, denn Cannabis selbst verursacht - wenn überhaupt – nur eine psychische Abhängigkeit. Harte Drogen wie z. B. Heroin haben ein hohes körperliches sowie psychisches Abhängigkeitspotenzial. Fentanyl ist noch 50 Mal stärker wirksam als Heroin. Es gilt als die aktuell gefährlichste Droge in der USA. Künstlich hergestellte Cannabinoide können neben ihrer starken berauschenden Wirkung extrem gesundheitsgefährdend sein. Hexahydrocannabinol, kurz HHC, ist ein solch künstlich hergestelltes Cannabinoid, das in einigen Ländern mittlerweile verboten ist.

Dank der Legalisierung haben in vielen Ländern die Beimengungen toxischer Verunreinigungen abgenommen (Fastenmeier, W. und M. Söllner (2023). Cannabis ist dort sauberer geworden, denn es wird von staatlicher Seite auf seine Reinheit überprüft. Drug Checking schließt toxische Beimengungen aus. Schwarzmarkt-Kunden müssen hingegen das Risiko von toxischen Beimengungen (wie LSD, Heroin und anderen harten Drogen) eingehen.

Kommentar: Das ursprüngliche Ziel der Entkriminalisierung, „Behandlung statt Strafe", ist ein Ansatz, der auch in Deutschland immer wieder in Debatten und von bestimmten Parteien im Bundestag erörtert wird. In British Columbia - dem am weitesten westwärts gelegenen Bundesland von Kanada - ist inzwischen nicht nur der Besitz von THC, sondern auch der von Kokain, Heroin und Metamphetamin legalisiert. In Oregon wurde zeitweilig sogar 2019 Fentanyl (zusammen mit den anderen harten Drogen) legalisiert. Man glaubte dort, der zunehmenden Anzahl von Todesfällen infolge harter Drogen nicht anders Herr zu werden. Die starke Infiltration der Drogenmafia aus Mexiko, aber auch die relative Machtlosigkeit und mangelnde Interventionsbereitschaft der dortigen Justiz und des Strafvollzugs führte zu einer teilweisen Liberalisierung der harten Drogen. Seit 2001 ist in Portugal der Erwerb, Besitz und Konsum harter Drogen für den persönlichen Gebrauch entkriminalisiert. Gleiches geschah in den großen Städten an der Westküste der

USA. Überall kam es zu schwerwiegenden Folgen. Das ursprüngliche Ziel: „Behandlung statt Gefängnis" hatte verheerende Auswirkungen. Eine ähnliche Entwicklung droht auch in Deutschland. Das „weiße Pulver" (Kokain) ist längst nicht mehr nur die Partydroge der Reichen.

(Ziel): Prävention und psychosoziale Betreuung?

Wie in den anderen Ländern ist auch in Deutschland mit einem Anstieg des Cannabiskonsums und einem dazu parallel steigenden Bedarf für Suchtberatungen und -therapien zu rechnen.

Die Regierung verspricht diesem Bedarf auch in finanzieller Sicht gerecht zu werden. Hilfs- und Präventionsangeboten sollen erleichtert werden. So sind in den Clubs und legalen Verkaufsstellen auch Sozialberatungen und Präventionsangebote vorgesehen. Betroffene und deren Angehörige sollen dort von professionell geschulten Angestellten beraten werden. Steuerliche Gewinne aus dem legalen Cannabis Verkauf sollen zur Finanzierung genutzt werden.

Kommentar: In den vergangenen Jahren waren die psychosoziale Betreuung und die Prävention in Deutschland eindeutig mangelhaft, gesteht die Regierung und verspricht Besserung. Die Tatsache, dass Verbote allein in der Vergangenheit nicht zur Prävention gewirkt haben, kann aber nicht automatisch zur Folge haben, dass eine Legalisierung dessen eingeführt wird, was vorher verboten wurde.

Aufgrund der steigenden Kosten für Personal und Miete ist es schon eine große Herausforderung, das bestehende Angebot der Suchtberatungsstellen aufrechtzuerhalten, geschweige denn, sie quantitativ und qualitativ zu erweitern und zu verbessern. Anbetracht der hohen finanziellen Verluste durch den Rückgang der Tabaksteuer und der unzureichenden Kompensation durch die Cannabissteuer sind keine großen Gewinne und somit finanzielle Unterstützungen für Sozialberatungen zu erwarten. Im Übrigen kann die Bundesregierung großzügige Versprechungen machen, zu deren Erfüllungen aber die finanzschwachen Landessregierungen nicht in der Lage sind. Finanzielle Versprechungen bedeuten noch keine konkrete inhaltliche Veränderungen.

Besonders gefährdete Jugendliche (< 18 Jahren) werden kaum von den angeblichen Beratungsangeboten profitieren, denn sie haben weder Zugang zu den Clubs noch zu den legalen Verkaufsstellen. Leider konnte sich die Deutsche Gesellschaft für Psychiatrie und Psychotherapie (DGPPN) mit dem Kompromissvorschlag nicht durchsetzen, das Einstiegsalter von 18 auf 21 Jahre zu erhöhen.

(Ziel): Zu- oder Abnahme der Drogenkriminalität?

Unter „Drogenkriminalität" versteht man Straftaten, die dazu dienen, Geld (oder Drogen) für und vom Drogenkonsum zu beschaffen. Begünstigt wird sie durch die Herkunft aus Ländern, von denen das Cannabis auf illegalen Wegen nach Deutschland und auf den Schwarzmarkt gelangt. Mit der illegalen Verbreitung von Cannabis wird viel Geld verdient, das u. a. zur Finanzierung illegaler und auch staatsgefährdender Aktivitäten dient. In Afrika und Südamerika infiltrieren Drogenkartelle die Innen- und Außenpolitik der Regierung. Sie korrumpieren mit den Drogeneinnahmen die Legislative und Exekutive und streiten sich um die Pfründe. Der Staat selbst bleibt außen vor. Obwohl er nicht einmal Steuern auf den Drogen-Gewinn erheben kann, muss er gleichwohl für die Kosten der gesundheitlichen und sozialen Folgestörungen von Cannabis aufkommen. Er muss zudem für Frieden zwischen den konkurrierenden und einander sich bekämpfenden Clans sorgen. In Südamerika hat die Legalisierung von Cannabis die Bedrohung des Staates und die Korruption zwar nicht beseitigt, aber doch merklich reduziert. Der Jugend- und Gesundheitsschutz, die Qualitätssicherung und die psychosoziale Gesundheit der Bevölkerung haben sich im Gegensatz zu den Drogenkämpfen nicht verbessert.

Uruguay gehört bekanntlich zu den Ländern, die sehr früh eine Legalisierung von Cannabis mit dem Ziel der Zurückdrängung der Bandenkriminalität durchführten. Tatsächlich ging der blutige Drogenhandel dort um 20 % zurück. Es kam zu einer Verschiebung des Cannabiserwerbs, weg vom illegalen Markt und hin zum „Grauen Markt". (Unter „Grauem Markt" versteht man den Zustand, dass ursprünglich legal erworbenes Cannabis illegal weiter gereicht wird. 14 % des Cannabis wird in Uruguay legal erworben, 41 % illegal und 44 % auf dem Grauen Markt) (Manthey et al 2023).

Kommentar: *Befürworter der Legalisierung behaupten, dass die Kriminalität der Clans mit der Legalisierung und dem Anbau in Deutschland abnehmen würde. Skeptiker widersprechen. Langjährige, professionelle Akteure des organisierten Betäubungsmittelhandels würden aufgrund der Legalisierung ihre Tätigkeit in Deutschland kaum einstellen, sagen sie. Sie würden ihre Taktik lediglich verändern. Wenn das Ziel sei, mit einer Legalisierung des Rauschgifts die Anzahl der Straftaten zu senken, dann könne man auch Diebstahl legalisieren.*

(Ziel): Zurückdrängung des Schwarzmarkts durch Cannabis Clubs und lizensierte Geschäfte?

Dank Liberalisierung und Etablierung von Cannabis Clubs sowie lizensierten Geschäften meint die Bundesregierung, den Schwarzmarkt zurückdrängen und auf diese Weise gleichzeitig auch mehr Steuergelder einnehmen zu können. Letzteres wird zwar nicht öffentlich verkündet, aber spielt zur Kompensation der in den letzten Jahren abnehmenden Tabak- und Alkoholsteuer eine bedeutende Rolle im Staatshaushalt.

Im Rahmen regionaler Modellvorhaben sollen Cannabisliebhaber ihren Stoff in Clubs („Anbauvereinigungen") und lizenzierten Fachgeschäften zu einem Festpreis erwerben. Cannabis soll in Deutschland und nicht außerhalb Europas hergestellt und vertrieben werden. Gleichzeitig verspricht die Regierung einen sauberen Stoff mit einem garantierten Anteil von höchstens 10 % THC und hofft auf eine Abnahme der Drogenkriminalität. Das Strafmaß für illegalen Straßenhandel soll verschärft werden.

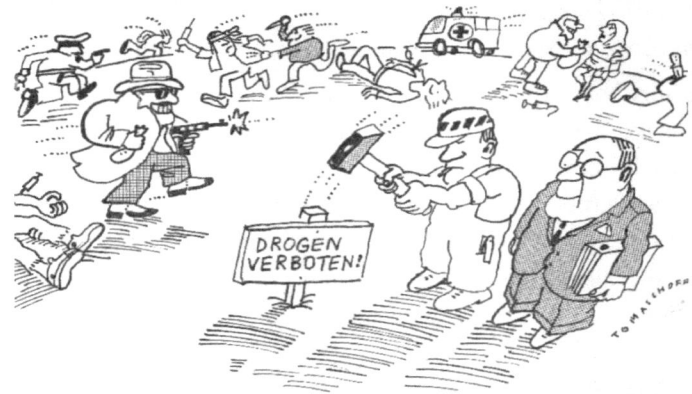

Copy Right: Dr. med. Jan Tomaschoff, Arzt für Neurologie und Psychiatrie, Düsseldorf

Tatsächlich ging in den meisten Ländern nach der Legalisierung der Anteil des illegal (auf dem Schwarzmarkt) gehandelten Cannabis signifikant zurück (Manthey et al 2023). So z. B. in Portugal, wo nicht nur Cannabis, sondern auch andere Drogen wie z. B. Heroin entkriminalisiert wurden. Portugal verzeichnete drastische Rückgänge der Überdosierungen und einen geringeren Einfluss der Drogenkartelle. Damals (2001) galt es als bahnbrechende Entscheidung, den Schwerpunkt auf die Behandlung und nicht die Bestrafung zu legen. Während 2001 (vor der Liberalisierung) die Bevölkerung drogenbezogene Belange noch als wichtigstes soziales Problem einschätzte, stand 8 Jahre später die Beseitigung sozialer Querelen bei einer Befragung nur noch an 13. Stelle.

Kommentar: Möglicherweise wird es auch in Deutschland zu Beginn der Liberalisierung zu einer Abnahme der Drogenkriminalität kommen. Doch wird sich die Kriminalität sehr bald auf „Randgruppen" (Jugendliche < 18 Jahre, chronische und hochdosiertes Cannabis Konsumierende, Migranten und Süchtige) konzentrieren, die keinen Zugang zur legalen Cannabis-Versorgung und -Prävention haben. Bevorzuge Klienten des Schwarzmarktes werden diejenigen sein, die starkes – in den Klubs sowie Shops nicht erhältliches – Cannabis bevorzugen. Es sind just die gleichen Klienten, die schon vor der Legalisierung anfällig für Kriminalität und Asozialität waren.

Der Eigenanbau führt dazu, dass Minderjährige leichter an die Droge gelangen. Ältere, Geschwister und Freunde werden durch die Weitergabe des zu Hause angebauten Cannabis ihr Taschengeld aufbessern. Sie werden die Warnungen vor Cannabis weniger ernst nehmen, wenn die eigenen Eltern und Geschwister liebevoll und erwartungsvoll das Wachstum der von ihnen zum Eigenbedarf legal angebautem Cannabispflanzen verfolgen. Das Gefühl der Harmlosigkeit von Cannabis wird durch die Legalisierung gefördert (Mathey et al 2023). „Cannabis kann doch nicht so schlimm sein, wenn es legal ist und wenn die eigenen Eltern den Konsum okay finden", wird es heißen.

(Ziel): Belastungen des Gesundheitswesens? Anstieg oder Senkung der Kosten?

Für die Finanzierung der medizinischen Behandlungen von Suchterkrankungen und deren Folgen sind die Sozialversicherungen, in der Regel die Krankenkassen und die Rentenversicherungsträger zuständig. Kostenträger der Suchtprävention und Suchtberatung im Rahmen der kommunalen Daseinsvorsorge sind überwiegend die Länder und Kommunen.

Die Bundesregierung sieht dank der Liberalisierung beträchtliche Einsparpotentiale im Gesundheitswesen. Dank der intensivierten Prävention, der Suchtberatung sowie der Verbesserung von Qualität und Reduzierung der gesundheitsschädlichen Schwarzmarkt-Drogen und Austrocknung des Schwarzmarktes käme es zu Einsparungen. Die bessere Betreuung und Rehabilitation sowie die „Harm Reduktion" chronisch Abhängiger habe den Erhalt von Arbeitsplätzen, höhere Sozialeinnahmen und eine Entlastung der Rentenversicherungen zur Folge. (Bei der Harm-Reduktion Suchtkranker geht es nicht um die Abstinenz, sondern um die Reduzierung unmittelbarer gesundheitlicher Schäden, mit dem Ziel des Erhalts der beruflichen Eignung und Tätigkeit. Arbeitnehmer/Arbeitgeber zahlen weiterhin in die Versorgungskassen ein.)

Tatsächlich muss man davon ausgehen, dass nach der Legalisierung die Ausgaben der Krankenkassen und der Suchthilfe in Deutschland schon allein deswegen um das Mehrfache steigen werden, weil die Anzahl der Cannabis-Konsumenten und damit der Folgekrankheiten sowie der geringeren Leistungsmotivation steigen werden. Die Hürden für die Ausstellung von Cannabis-Rezepten wurden gesenkt. Die Ärzte werden wegen der geringeren Bürokratisierung mehr Cannabis verschreiben, denn es sind – weil Cannabis nicht mehr dem BTMG unterliegt - keine gesonderten Anträge mehr notwendig. Die Zahl der Patienten, die ein Rezept für Cannabis wünschen und ein solches über telemedizinische Angebote auch von spezialisierten Ärzten erhalten, haben sich seit der Legalisierung mehr als verzehnfacht (FAZ.

Die Pharma Industrie geht von einer Verfünffachung der Konsumenten aus – was hohe Gewinne, aber für die Krankenkassen mehr Kosten verheißt.

Allein 2021 wurde, laut dem GKV-Spitzenverband, ein Umsatz von rund 185 Millionen Euro mit medizinischem Cannabis erwirtschaftet. Fast 70 Millionen Euro entfielen auf die Behandlung mit Cannabis-Blüten, 46 Millionen Euro auf Canemes®, Epidyolex® und Sativex® (Bericht der Cannabisbegleiterhebung 2017 - 2022).

Über akute Intoxikationen bei Kleinkindern und Erwachsenen wird in der medizinischen Fachliteratur in den USA und in Kanada häufig berichtet (Manthey et al 2023, Gunadi, C et al 2022). In Deutschland sind nach den alkoholbezogenen Störungen cannabinoid-bezogene Störungen der zweithäufigste Anlass für den Zugang zu Suchthilfe-Angeboten (2022: ambulant: 18,5 %, stationär: 9,9 %) (Jahrbuch Sucht 2024).

Kommentar: *Die meisten Länder verzeichneten nach Liberalisierung einen Anstieg cannabisbezogener Gesundheitsprobleme und Behandlungskosten.*

Wer erwartet, dass THC nach der Legalisierung von der Krankenkasse bezahlt wird, der irrt sich. Das können sich weder die gesetzlichen noch die privaten Krankenkassen leisten - und auch nicht wollen. Die Krankenversicherungen werden sich lediglich an den Cannabis Kosten der medizinischen und cannabisbedürftigen Folgekosten beteiligen. Allerdings ist zu erwarten, dass – wie die Erfahrungen in den Niederlanden und anderen Staaten zeigen – die Patienten ihre Hausärzte häufiger unter Druck zu setzen versuchen, Verschreibungen von" medizinischem" Cannabis auf Kosten der Krankenkassen zu tätigen.

Der Zugang zu Medizinal-Cannabis wurde erleichtert. Selbstzahler, die auf eine Kostenübernahme durch die Krankenkasse verzichten, können über die Telemedizin-Plattformen Anträge auf Ausstellung eines Rezepts stellen, die dann von - mit den Plattformen kooperierenden - Ärzten geprüft werden. Neben Fertigarzneien in Kapselform, die oral eingenommen werden, gibt es auch Cannabisblüten auf Rezept. Sie können mithilfe eines Verdampfers inhaliert werden – und damit zu einem Rausch führen.

(Ziel): Auswirkungen auf die Kosten? Wird Cannabis preisgünstiger oder teurer werden?

Die gesamtwirtschaftlichen Kosten des Cannabiskonsums sind schon allein deshalb schwer berechenbar, weil - zumindest in Deutschland – das Genusscannabis fast ausnahmslos zusammen mit Tabak konsumiert wird und deswegen sowohl Cannabis- als auch Tabaksteuern anfallen. Medizinischer Cannabis ist und bleibt teuer. In der Regel werden Kranken etwa 3 g Cannabisblüten pro Tag für medizinische Zwecke verordnet. Ein Gramm kostet etwa 22 Euro (2024). Die durch Cannabis verursachten Mehrkosten bei der Technikerkrankenkasse betrugen pro Patient im Jahr 2015 im Vergleich zu nicht Cannabis- Behandelten 2.438 € (Effertz et al 2016). Dabei handelte es sich ausschließlich um die Behandlungskosten, nicht eingerechnet waren die Therapie-Folgestörungen.

Zu den Gründen, weswegen die Regierung die Legalisierung von Cannabis propagierte, gehörte die Vorstellung, rückläufige Tabaksteuereinnahmen durch eine Cannabissteuer in Zukunft kompensieren zu können. Die Menge der versteuerten Zigaretten ist laut Statistischem Bundesamt bekanntlich allein 2022 um 8,3 Prozent auf 65,8 Milliarden Stück gesunken.

Die Möglichkeit, Cannabispflanzen zu Hause für den Eigenbedarf anzupflanzen, wird sich voraussichtlich kaum auf die Preisgestaltung auswirken. Sie wird nach einer anfänglichen Euphorie nur von einer begrenzten Anzahl der Cannabis Liebhaber wahrgenommen werden. Eine Growbox für 1200 Euro können und wollen sich voraussichtlich nur wenige Cannabis Liebhaber leisten. Der Platzmangel, die notwendige Rücksichtnahme auf die Nachbarschaft und die zahlreichen Sicherheitsauflagen begrenzen den Anbau. Die Geruchsbelästigung ist nicht zu unterschätzen!

Kommentar: *Der Schwarzmarktpreis wird in Zukunft voraussichtlich aus mehreren Gründen niedriger und somit konkurrenzfähiger sein als die im Handel angebotene Ware. Schließlich zahlt der Dealer keine Steuern und hat keine Kosten zur Abwehr der Strafverfolgung. Er zahlt keine Gewinnsteuern und entrichtet auch keine Sozialabgaben. Beiträge für die Krankenkassen entfallen. Erst recht nicht, solange er "nur" 50 Gramm Cannabis bei sich trägt. Er kann je nach Bedarf und Qualität den Preis flexibel bestimmen und das Cannabis wesentlich günstiger und dennoch gewinnträchtiger als der legale Markt vermarkten. Er ist flexibel in der Preisgestaltung.*

Die Preise für ein Gramm Marihuana und Cannabisharz im Straßenhandel haben sich nach einem leichten Anstieg seit 2013 über die letzten fünf Jahre hinweg mit nur leichten Schwankungen stabilisiert). Der Preisanstieg für Cannabiskraut lag im 10-Jahrestrend bei +6,4 % und bei Cannabisharz bei +17,5 %.

Die Regierung wird voraussichtlich dank der Cannabissteuer die auf sie zukommenden Kosten der Vermarktung kompensieren. Der mit hohen Sicherheitsanforderungen verknüpfte legale Cannabis-Anbau wird sich allerdings nur bei einer signifikanten Subventionierung durchsetzen. Die mit dem legalen Anbau notwendige Qualitätskontrolle, die Administration und die notwendigen Sicherheitsmaßnahmen sind nicht kostenlos, sondern erfordern viel Kapital. Cannabis Clubs und lizensierte Geschäften bedürfen eines erheblichen bürokratischen und finanziellen Aufwands, der nur durch Subventionierung gedeckt werden kann. Ein finanzieller Profit der legalen Ausgabestellen darf laut Satzung im Übrigen nicht stattfinden.

In den USA ist es in den letzten Jahren zu einer Abnahme der Gewinnmarge und zu solch hohen Vermarktungskosten für legales Cannabis gekommen, dass die dortige Cannabis Industrie über einen Verzicht der legalen Vermarktung ernsthaft nachdenkt.

(Ziel): Zurückdrängung des Schwarzmarkts?

Gesundheitsschutz und Prävention setzen die Propagandisten der Liberalisierung weitgehend gleich mit Schutz vor dem Schwarzmarkt. Der Schwarzmarkt soll präventiv „ausgerottet" werden. Die kontrollierte Abgabe soll den Schwarzmarkt verdrängen. Cannabis soll nur an Erwachsene abgegeben werden. Der Schwarzmarkt soll schon allein deswegen zurückgedrängt werden, weil Cannabis legal erhältlich sein wird.

Tatsache ist, dass legale Verkaufsstellen – zumindest vorläufig – nicht erlaubt sein werden und dass die Clubs nur an ihre Mitglieder Cannabis abgeben dürfen, so dass den anderen Cannabis-Liebhabern nichts anderes übrigbleibt als sein Cannabis über den Schwarzmarkt zu beziehen. Im Übrigen gestaltet sich der Schwarzhandel heute anders als in der Vergangenheit. Die Vorstellung ist falsch, dass der Schwarzmarkt vornehmlich auf der Straße stattfindet. Die ersten Kontakte mit Drogen und Konsumerfahrungen kommen in der Regel durch das gemeinschaftliche Rauchen im Freundes- und Bekanntenkreis zustande, oft auch mit Geschwistern und (nicht zuletzt) über die digitalen Medien. Gerade für junge Menschen, die mit Smartphones aufwachsen, sind die Hürden für den Erwerb von Drogen weit niedriger als für frühere Junkies. Der Drogenkonsum wird durch das Internet, das Darknet und Personen aus dem Freundeskreis initiiert. Der klassische Straßen-Schwarzmarkt ist heute nicht mehr der primäre Motor. Jugendliche werden das Cannabis vom großen Bruder und älteren Freunden erwerben, die sich ein paar Euro hinzuverdienen wollen, indem sie das ihnen legal zustehende Cannabis und das aus dem häuslichen Anbau oder dem Club stammende Cannabis veräußern (Grauer Markt).

Gemäß einer Studie des Instituts für Interdisziplinäre Sucht- und Drogenforschung (Manthey 2023) ist es in Kanada, in den USA, in Portugal und in Uruguay seit der Liberalisierung zu einer Reduzierung des Schwarzmarktes und damit des im Umlauf befindlichen illegalen Geldes gekommen. In diesen Ländern waren aber nicht die Verbesserung des Gesundheitsschutzes und die Beseitigung sozialer Missstände das Ziel der Liberalisierung, sondern der Entzug von Drogengeldern.

Abwasseranalysen in Ländern mit einer Liberalisierung bestätigen, dass durch die Legalisierung ein Großteil des illegalen Marktes trockengelegt wurde. Von einer Austrocknung kann aber nicht die Rede sein. Vor allem jüngere Menschen nutzen nach wie vor gerne den finanziell günstigeren (und in einigen Regionen auch besser erreichbaren) Schwarzmarkt. Hinzu kommt, dass der Schwarzmarkt immer noch Cannabis Sorten anbieten kann, die der legale Markt nicht anbieten darf.

Kommentar: *Der Schwarzmarkthandel hat sich digitalisiert. In vielen Großstädten kann man Cannabis heute ganz bequem über das Smartphone ins Wohnzimmer bestellen. Der Bezug von Betäubungsmitteln über das Internet (Clearnet, Darknet, Messenger-Dienste, social- Media-Seiten) ist ein fester Bestandteil der Rauschgiftkriminalität geworden. In Berlin kann man über Telegram „Kokstaxis" bestellen, die direkt nach Hause oder in den Nachtklub liefern.*

Der Schwarze und der Graue Markt passen sich dem Bedarf nach qualitativem und quantitativem Cannabis eher an als staatlich legalisierte Vertriebsstellen.

Wenn Besitz und Handel mit Cannabis künftig nicht mehr strafverfolgt werden, reduziert sich auch der Verfolgungsdruck auf den Schwarzmarkt. Möglicherweise kommt es zu einem Überangebot und einer stärkeren Hinwendung zu Randgruppen. Für sie wird - wegen der erhofften Einsparungen bei der Überwachung - das Kiffen gefahrloser. Die kontrollierte Cannabisfreigabe führt zu einem faktischen Kontrollverlust des Staates gegenüber der organisierten Kriminalität. Sie stärkt letztlich den Schwarzmarkt, statt ihn (wie erhofft) zu schwächen (Fiedler 2023). Sicher ist, dass der Schwarzmarkt weitere kreative neue Absatzwege und neue Drogen findet. Vorteil des Schwarzmarktes ist, dass sich dieser schneller den Wünschen der Konsumenten anpassen kann.

Anders als von den Propagandisten der Liberalisierung dargestellt, liegt der Schwerpunkt der strafrechtlichen Ermittlungen nicht im Bereich des Eigenbesitzes von Cannabis, sondern im Bereich der Schwerkriminalität bei grenzüberschreitenden Ermittlungen, sagt der Richterbund. Daran wird sich auch im Falle einer Liberalisierung nichts ändern. Das Cannabisgesetz wird voraussichtlich eine erhebliche Stärkung des Schwarzmarktes und einen erhöhten Rauschgiftkonsum der Jugend zur Folge haben, meint der Richterbund.

(Ziel): Auswirkungen auf den Wirkstoffgehalt. Wird sich die Qualität verändern?

Kosten, Bequemlichkeit des Erwerbs, Produktqualität, Menge und Wirkstoffgehalt bestimmen mehrheitlich die Akzeptanz. Je stärker der Wirkstoffgehalt von THC, umso intensiver der Genuss und umso größer ist die Akzeptanz in der Bevölkerung, aber auch das Risiko von Nebenwirkungen. Der THC-Gehalt soll entsprechend dem Wunsch der Regierung in den legalen Clubs und im lizenzierten Verkauf geringer sein als auf dem Schwarzmarkt.

Nach der Legalisierung kam es in einigen Ländern nach anfänglichen Verkaufserfolgen des legalen Vertriebs zu einer Erholung des Schwarzmarktes, weil die „Qualität", d. h. die Stärke und Wirkstoffgehalt von THC der im legalen Handel angebotenen Ware nicht den Ansprüchen der Cannabis Liebhaber entsprach. Letztere halten niedrigprozentiges Cannabis für minderwertig.

Kommentar: In den meisten Ländern stieg der THC-Gehalt nach der Liberalisierung. Der Bund Deutscher Kriminalbeamten rechnet damit, dass weiter illegales Cannabis in großen Mengen auf dem Schwarzmarkt verkauft wird, und zwar zu besseren Preisen und sehr wahrscheinlich auch mit einem hohen Wirkstoffgehalt.

Mindestens ebenso bedrohlich wie die quantitative Zunahme des Konsums nach der Liberalisierung ist die qualitative Veränderung, nämlich der steigende THC-Anteil und die relative Abnahme von CBD (Chandra et al. 2019). Dass die maximale Konzentration (Stärke) von THC im legalisierten Handel 30 % nicht überschritten werden darf, ist gesundheitlich vorteilig, aber nachteilig im Konkurrenzkampf. Der illegale Markt kann – im Gegensatz zum legalen Handel - wesentlich flexibler handeln und – entsprechend dem Wunsch der Cannabis Liebhaber - verschiedene (und vor allem hohe) Cannabis-Wirkstärken anbieten.

Cannabis mit niedrigem THC-Gehalt ist in der Szene heute kaum noch gefragt. Waren 2015 noch zehn 10 % THC-Gehalt in den Joints normal, so waren es 6 Jahre später schon etwa 20 % (Statista Research Department 2022). Laut Senatsgesundheitsverwaltung hatte in Berlin gedealtes Cannabis 2023 einen durchschnittlichen THC-Wert von 20,4 Prozent, zehn Jahre zuvor waren es noch 10,1 gewesen. Im 10-Jahrestrend ist der THC-Gehalt von Cannabisharz um 175 % gestiegen (Jahrbuch Sucht 2024). Für Cannabis -Harz betrug er 2022 noch 25, 8 %. Niedrige gradiges THC ist heute „kaum an den Mann zu bringen," heißt es.

Die Preise für ein Gramm Marihuana und Cannabisharz im Straßenhandel haben sich nach einem leichten Anstieg seit 2013 über die letzten fünf Jahre hinweg mit nur leichten Schwankungen stabilisiert. Der Preisanstieg für Cannabiskraut lag im 10-Jahrestrend bei +6,4 % und bei Cannabisharz bei +17,5 % (Jahrbuch Sucht 2024).

(Ziel): Geringere Toxizität?

In einigen Staaten (etwa Kanada) war die hohe Toxizität des auf dem Schwarzmarkt angebotenen Cannabis der Hauptgrund für die Legalisierung. Das illegale Cannabis enthielt häufig Streckmittel. Die Kunden des Schwarzmarktkunden mussten darauf vertrauen, dass die angebotene Ware keinen Sand oder Flüssigkeits-Stickstoff, keine Pestizide, Schwermetalle, synthetische oder halbsynthetische Cannabinoide und Suchtmittel wie LSD, Kokain enthielt. Heute können sie beim legalen Erwerb darauf vertrauen, dass der THC-Anteil korrekt ist. Das Risiko toxischer Beimischungen ist minimal. Der Schwarzmarkt hat seitdem an Boden verloren. Am liebsten rauchen Kanadier aber selbst angebautes Cannabis, weil sie sich dann am sichersten fühlen.

Kommentar: *Das geringere Risiko von Verunreinigungen ist ein großer Vorteil der „kontrollierten Legalisierung". Die Annahme aber, dass legales Cannabis weniger*

Gehirnschäden und weniger kognitive Funktionsdefizite verursacht, ist ein Irrtum. Pestizide, Streckmittel, Schwermetalle und Schimmel sind zwar gesundheitsschädlich und fördern eine Abhängigkeit, aber verursachen nicht mehr Gehirnschäden als legal erworbenes Cannabis. Legal erworbenes Rauschgift hat die gleichen fatalen Auswirkungen auf die Gehirnentwicklung wie das vom Dealer erworbene oder im eignen Garten oder Club geerntete Cannabis.

Das Drug Checking sollte zu den Pflichtangeboten in den vorgesehenen lizensierten Abgabestellen gehören. Dazu müssen allerdings entsprechende Angebotsstrukturen aufgebaut werden. Es ist wichtig, dass Menschen, die Cannabis konsumieren, ihren Stoff auf Wirkstoffgehalt und Verunreinigungen prüfen lassen können.

Unklar ist übrigens, ob sich die im Cannabis Liberalisierungs- Gesetz angegebenen Gewichtgrenzen auf getrocknetes oder frisch geerntetes Material beziehen. Experten monieren auch die im Gesetz angegebenen Besitz-Obergrenzen. Sie seien absurd hoch und neben der Abstandsregelung eine Gefahr für die Bevölkerung, sagt die bayrische Regierung.

(Ziel): Gesundheitsschäden bei Kleinkindern?

Die freie Verfügbarkeit von Cannabis erhöht die Gefahr, dass schwangere Frauen eher und häufiger zu Cannabis greifen, weil Cannabis – wie ehemals Contergan - gut gegen Schwangerschafts-Erbrechen wirkt. Ärzte warnen u. a. deswegen vor der Einnahme. Die Inhaltsstoffe gelangen über die Plazenta in den fetalen Kreislauf und beeinflussen die vorgeburtliche Entwicklung (Dtsch Ärztebl 2020). Die Kinder sollen angeblich später häufiger unter geistigen Behinderungen, Lernstörungen und Autismus leiden (Biological Psychiatry (2016; 79: 971-979). Die SCOPE-Studie behauptet, in Australien (wo es besonders viele Cannabis Liebhaber gibt) seien 12 % aller Frühgeburten wahrscheinlich die Folge einer intrauterinen Exposition von Cannabis (Corsi 2017 und 2019).

Kommentar: Eine 2023 veröffentlichte große internationale Metastudie, die sich mit den Folgen der Legalisierung in einigen US-Bundesstaaten und Kanada befasste, weist auf die Zunahme akuter Vergiftungsfälle bei Kleinkindern wegen Cannabis hin (Addiction, 2023; DOI: 10.1111/add.16280). Die Ursache seien cannabishaltige Süßigkeiten (Edibles) (Manthey et al 2023).

(Ziel): Kinder- und Jugendschutz?

Cannabis hat bei Kindern und jungen Erwachsenen nachweisbar negative Auswirkungen auf die Entwicklung und Funktion bestimmter Gehirnareale. Wer im Teenageralter Cannabis probiert, hat ein drei- bis fünfmal erhöhtes Risiko, später drogenabhängig zu werden.

Der Jugend- und Gesundheitsschutz liege ihr besonders am Herzen, betont die Regierung. Sie will die Legalisierung mit mehr Aufklärung, Informationen und konkreten Regeln zum Schutz von Kindern und Jugendlichen verbinden. Es soll ein striktes Verkaufsverbot von Cannabis an Jugendliche bestehen. Wer dies trotzdem tut, den erwarten heftige Strafen. Das Strafmaß soll für diejenigen, die bandenmäßig Cannabis an Kinder und Jugendliche verkaufen, auf mindestens zwei Jahre erhöht werden. Die Prävention soll an den Schulen intensiviert werden. Kinder und Jugendliche sollen durch die kontrollierte Abgabe und Aufklärung besser geschützt werden. Zum Schutz von Kindern und Jugendlichen müssen Cannabis-Raucher einen Abstand zu Spielplätzen, Schulen, Sportstätten, Kinder- und Jugendeinrichtungen einhalten – In einer Entfernung von 100 Metern Luftlinie soll um den Eingangsbereich von öffentlich zugänglichen Sportstätten und in Fußgängerzonen zwischen 7 und 20 Uhr Cannabis nicht geraucht werden.

Kommentar: Ob diese Schutzmaßnahmen in der Praxis durchsetzbar sind, ist fraglich. Die Erfahrungsberichte aus anderen Ländern sprechen dagegen und sprechen eher für das Gegenteil. Der Zugang zu Cannabis ist für Jugendliche in Uruguay, den USA und Kanada seit der Liberalisierung eindeutig leichter geworden. Die Zunahme von Psychosen und Schizophrenien in Kalifornien wird mit dem häufigerem Cannabiskonsum der Jugend in Zusammenhang gebracht (Testal 2022).

Der gesetzlich versprochene Mindestabstand von 100 m Sichtweite (zunächst waren 200 m angedacht) um Schulen, Kindergärten, Spielplätzen, Sportstätten und Jugendeinrichtungen, ist kaum zu kontrollieren. In dicht bebauten Städten ist es unmöglich, an jeder Ecke zu wissen, wo die nächste Einrichtung mit Kindern und Jugendlichen steht und man folglich den Schutzradius reißen kann. Es fehlt das Personal zur Überwachung. Erst recht, wenn die Vorstellungen der Regierung realisiert werden, durch die Legalisierung Polizeikontrollen einzusparen.

Es ist ein Irrglaube anzunehmen, dass eine Legalisierung von Cannabis zu weniger Konsum und größerem Risikobewusstsein bei Jugendlichen führt, sagt die Ärztekammer Hamburg. Es ist auch fatal, in erster Linie auf eine digitale Aufklärungsplattform für Kinder und Jugendliche zu setzen und nicht die lokale Präventionsarbeit zu stärken.

(Ziel): Maßnahmen zum Gesundheits-, Kinder- und Jugendschutz?

"Wenn Cannabiskonsum legalisiert wird, so bleibt er aber trotzdem gefährlich", sagt selbst der Bundesminister für Gesundheit. Jeder Kampf gegen den Schwarzmarkt dient dem Schutz junger Menschen, sagt er.

Ca. 8 - 12 % der Cannabis Konsumenten sind jünger als 18 Jahren. Die Risikowahrnehmung und das Risikobewusstsein für Cannabis werden bei ihnen mit der Legalisierung deutlich sinken. „Legal und liberalisiert" wird mit dem Anspruch auf einen unbegrenzten Konsums gleichgesetzt werden. Das Mindeststrafmaß für den Cannabisverkauf an sie soll auf zwei Jahre erhöht werden, verspricht die Regierung. Die bisherige Möglichkeit zu einer Bewährungsstrafe wird gestrichen. Werbung und Sponsoring werden strikt verboten.

Jugendliche sind am stärksten gefährdet und gleichzeitig auch am ehesten beeinflussbar. Der angebliche Jugendschutz würde durch das Liberalisierungsgesetz eher geschwächt und der Cannabiskonsum gestärkt, behaupten die Kriminalbeamte. Der Bund Deutscher Kriminalbeamten stimmt der Behauptung zu, dass sich bei einer Freigabe von Cannabis der illegale Handel stärker auf die Zielgruppe der Kinder und Jugendlichen (<18 Jahre) konzentrieren wird. Diesen würde auch kaum ein anderer Zugang zum Cannabiserwerb möglich sein als der über den Schwarzmarkt oder über die Weitergabe des in der Familie angebauten Cannabis. Es ist zu befürchten, dass die Werbung Wege und Möglichkeiten findet, die Jugend für die „Wohltaten" von Cannabis zu sensibilisieren. Die Liberalisierung ist ein Geschenk an den Schwarzmarkt, sagen die Kritiker.

Kommentar: Ältere Geschwister und Freunde werden durch die Weitergabe des zu Hause angebauten Cannabis ihr Taschengeld aufbessern. Die Jugendlichen werden den Verlockungen nach Cannabis kaum widerstehen und die Warnungen weniger ernst nehmen, wenn die eigenen Eltern und Geschwister liebevoll und erwartungsvoll das Wachstum ihrer auf dem Balkon legal angebauten Cannabispflanzen verfolgen. Der Eigenanbau zu Hause führt dazu, dass Minderjährige leichter an die Droge gelangen. Das Gefühl der Harmlosigkeit von Cannabis wird gefördert (Metaanalysen von Mathey et al 2023). „Cannabis kann doch nicht so schlimm sein, wenn es legal ist und wenn die eigenen Eltern den Konsum okay finden", sagen sie.

(Ziel): Stigmatisierung des Cannabiskonsumenten?

Mit Stigmatisierung bezeichnet man den Zustand, dass jemand diskriminiert wird, aus dem öffentlichen Leben ausgeschlossen wird und dadurch auf die „schiefe Bahn" gelangt. Die Liberalisierung soll dies verhindern.

Besitz und Handel von kleinen Mengen Cannabis sollen nicht mehr strafrechtlich verfolgt und im Strafregister eingetragen werden. Der Konsument soll lediglich verwarnt und aufgefordert werden, einen Arzt oder Sozialarbeiter aufzusuchen, um von ihm Hilfsangebote für einen Entzug zu erhalten. Erst im Wiederholungsfall soll er wegen einer Ordnungswidrigkeit verwarnt werden und eine Geldbuße entrichten, aber nicht bestraft werden. Er soll die gleichen Chancen bei der Ausbildung und im Arbeits- und Berufsleben bekommen wie Nicht Cannabis-Konsumenten. Voraussetzung ist natürlich, dass Beide die gleiche Leistungen bringen

Kommentar:. *Um die derzeitige Stigmatisierung von Cannabiskonsum zu überwinden, bedarf es nicht nur der gesetzlichen Entkriminalisierung und Löschung im Strafregister, sondern auch einer intensiven Öffentlichkeitsarbeit, denn die Bevölkerung wird einige Zeit brauchen, um Vorurteile gegen Drogen abzubauen.*

Skeptiker bestätigen, dass die Bestrebungen zur Verhinderung einer Stigmatisierung des Cannabis Konsumenten zu begrüßen sind. Sie fragen sich aber, ob dazu eine globale Legalisierung unbedingt notwendig ist.

(Ziel): Sozialhilfe und Grundsicherung?

Laut Befürwortern der Legalisierung soll das dank zusätzlicher Steuereinnahmen gewonnene Geld für sozial Hilfsbedürftige verwandt werden, sagen die der Liberalisierung gewogenen Sozialpolitiker (Goodman und Hammond 2022). In einigen US-Staaten und Provinzen in Kanada ist dies tatsächlich auch geschehen. Dank der Steuer-Mehreinnahmen wurden Wohnraum für Bedürftige beschafft, deren ärztliche Versorgung und soziale Projekte unterstützt. In einigen US-Staaten (z. B. New York) soll das Geld u. a. in die Finanzierung von Pflichtverteidigern einkommensschwacher Personen geflossen sein. Ähnliche Maßnahmen, aber vor allem eine intensivere Prävention plant die Deutschen Regierung und verspricht eine Intensivierung der Finanzierung sozialer Beratungen. So sollen in allen Clubs und Geschäften Präventionsbeauftragte für eine Suchtberatung zur Verfügung stehen.

Kommentar: *Nachteilig ist, dass nach der Legalisierung die Ansprüche auf Sozialhilfe erheblich steigen werden. Je stärker und je länger der Konsum, umso grö-*

ßer ist nämlich das Risiko einer Erwerbsminderung und die Notwendigkeit sozialer Hilfen. Die Fähigkeit zur Eigenversorgung wird sinken. Langzeit Konsumenten werden den Herausforderungen des Alltags nicht mehr gewachsen sein (Amotivationssyndrom). Der Bedarf an Bürgergeld wird aufgrund des häufigeren Amotivationssyndroms, der ungünstigen Wohn- und Arbeitssituation, der sozialen Isolierung und der Selbstabwertung bei Langzeit-Konsumierenden steigen. Infolge der höheren Ausgaben für die Drogenbeschaffung wird den von der Sozialhilfe Lebenden das Geld zum Unterhalt fehlen. Ein größeres soziales und finanzielles Engagement der Solidargemeinschaft und soziale Teilhabeleistungen sind dann notwendig.

Zu Beginn der Suchtkarriere sind es Fehlzeiten in der Schule, in der Lehre und auf der Universität. Ein fehlender Schulabschluss und/oder geringere Abschlussnoten sind die Folge. Ein geringeres Einkommen und Arbeitslosigkeit mit körperlichen sowie geistige Einbußen sind die Konsequenz. Wegen der Ausgaben für die Drogenbeschaffung fehlt das Geld zum Unterhalt der Familie.

(Ziel): Zu- oder Abnahme von Psychosen?

Zusammenhänge von Cannabiskonsum und der Entstehung einer Psychose sind trotz zahlreicher und zum Teil sehr aufwändiger Studien nicht eindeutig geklärt. Sicher ist, dass Menschen mit einer Psychose häufiger Cannabis konsumieren. Je stärker und je länger sie das tun, desto höher ist die Wahrscheinlichkeit des Übergangs der Psychose in eine Schizophrenie.

Bei gelegentlichem Cannabiskonsum soll das Risiko um das 1,4- bis 2-fache erhöht, bei intensivem Konsum steigt es - je nach Studie - auf das 2 - 3,4-fache. Bei Cannabiskonsumenten manifestiert sich die Psychose etwa 2,7 Jahre früher als bei Nichtkonsumenten. Die Psychose verläuft dann auch ungünstiger - und bildet sich - bei Abstinenz – später zurück.

Laut einer Querschnittsanalyse bei 26,9 Millionen Personen ist die Rate der Krankenhauseinweisungen infolge von Cannabis in Kanada von 2015 bis 2021 um das 1,62-fache gestiegen. Den stärksten Anstieg gab es allerdings erst ab der kommerziellen Verfügbarkeit (Myran et al 2023). Eine 2024 veröffentlichte Studie der kanadischen Gesundheitsbehörde berichtete über ein deutlich höheres Risiko der Entwicklung einer späteren Angststörung bei Cannabis konsumierenden Patienten als in der restlichen Bevölkerung. Gegner der Legalisierung weisen darauf hin, dass sich Cannabis zu der am häufigsten konsumierten, psychoaktiven Substanz mit hohem gesundheitlichen Risiko entwickelte, dass aber die Wahrnehmung der Schädlichkeit in der Bevölkerung abgenommen habe.

Kommentar: Zusammenhänge zwischen dem Cannabiskonsum und dem Ausbruch einer Psychose sind trotz zahlreicher, zum Teil sehr aufwendiger Studien nicht eindeutig. Einige Experten meinen, dass nur Personen mit einer bestimmten (angeborenen oder erworbenen) Veranlagung an einer Psychose oder gar einer Schizophrenie dann erkranken, wenn zusätzliche Risikofaktoren – wie z. B. Cannabiskonsum - bestehen.

Für die Deutsche Gesellschaft für Psychiatrie, Psychosomatik und Nervenheilkunde (DGPPN) stellt das „Recht auf Rausch und Schutz vor Sucht" die größte Herausforderung für die Psychiatrie dar.

(Ziel): Reduzierung von Depressionen und Suiziden?

Ein Suizid aufgrund einer Cannabis-Überdosis allein ist kaum möglich. Dazu müssten ca. 750 kg Cannabis in 15 Minuten vollständig konsumiert werden, was in der Praxis unmöglich ist. Häufiger und erfolgreicher sind Suizidversuche, bei denen zusätzliche Medikamente eingenommen werden, z. B. Schlafmittel.

Cannabiskonsum und Depressionen verstärken sich gegenseitig. Depressive greifen häufiger zu Cannabis. Denkbar ist aber auch, dass Depressionen zum Kiffen anregen und dass Betroffene im Rausch eine zeitweilige Linderung ihrer Depression suchen (Lydiard, J. B. et al 2023).

Kommentar: Die Anzahl der Erwachsenen in den Vereinigten Staaten, die täglich (oder fast täglich) Cannabis konsumieren, hat sich 2019 von 3,6 auf 9,8 Millionen verdreifacht. Im gleichen Zeitraum stieg die Anzahl der Menschen mit Depressionen und Suizidabsichten.

Cannabiskonsumenten quälen sich häufiger mit Selbstmordgedanken. In Colorado sollen 16% der Suizide bei 10 bis 19jährigen unter Cannabis Einfluss stattfinden (also häufiger als unter Alkohol Einfluss). Bei den Depressiven ohne Cannabiskonsum hatten 35 % Suizidgedanken, verglichen mit 53 % bei täglichem Cannabis Konsum.

Assoziationen bedeuten noch keine Kausalität! Leider gibt es keine statistischen Aufzeichnungen zur Häufigkeit von Depressionen und Suiziden (vor und nach der Liberalisierung). Eine direkte Kausalität zwischen Cannabis und Suizid kann daher nicht belegt werden. Zu bedenken ist auch, dass bei einem Großteil der Suizidversuche neben Cannabis noch andere Drogen und gefährliche Substanzen konsumiert werden (Hoch et al 2023).

(Ziel): Auswirkungen auf die Verkehrssicherheit?

Wer bekifft fährt, hat eine verzögerte Reaktionszeit mit eingeschränkter Konzentrationsfähigkeit. Dadurch erhöht sich sein Unfallrisiko während und noch einige Zeit nach dem Cannabiskonsum. Besonders gefährlich ist die Kombination mit Alkohol (Azofeifa, Rudd & Sauber-Schatz 2019). Bislang galt 1 Nanogramm THC pro Milliliter Blutserum als kritisch (In Bayern 2 Nanogramm). Dieser Schwellenwert soll sich ändern. Man spricht von einer höheren Schwellendosis, nämlich 3,5 Nanogramm, ab der von einer Fahruntüchtigkeit ausgegangen wird und mit 500 Euro Strafe sowie einen Monat Fahrverbot zu rechnen ist.

Tatsächlich berichten die meisten Länder über häufigere Arbeits- und Verkehrsunfälle seit der Liberalisierung. Auch in Deutschland gehen selbst die Befürworter der Liberalisierung von einem Anstieg des Unfallrisikos aus (Gorelick 2023, Arkel et 202, Fastenmeier, W und M. Söllner (2023). Wie lange das Reaktionsvermögen und die Aufmerksamkeit eingeschränkt sind, ist allerdings unklar und Gegenstand kontroverser Expertenmeinungen.

Uruguay war eines der ersten Länder, das nach der Liberalisierung auf die Zunahme von Verkehrsunfällen (speziell bei Motorradfahrern) hinwies (Kilmer et al 2022). 2006, also noch vor der Liberalisierung, standen in Colorado (USA) 6,9% der tödlichen Verkehrsunfälle im Zusammenhang mit Cannabis; 2015 (also 3 Jahre nach der Liberalisierung) stieg der Prozentsatz auf 21% an. Seitdem haben - parallel zum Anstieg des Cannabiskonsums - die Unfälle weiter zugenommen (Gorelick 2023, Arkell et al 2021). Auch aus Ontario (Kanada) wurde von einer signifikanten Zunahme Cannabis bedingter Verkehrsunfälle (angeblich mehr als 470 %) nach der Liberalisierung berichtet (Myran et al 2023).

Kommentar: Für den ADAC steht fest, dass die geplante Legalisierung des Cannabis-Erwerbs nicht zu einem Freifahrtschein für Verkehrsteilnehmer unter Drogeneinfluss werden darf. Der ADAC ist bei Fahranfängern für die Beibehaltung der derzeit gültigen Regeln, d. h. auch weiterhin Cannabis ab 1,0 Nanogramm THC pro Milliliter Blutserum nicht zu erlauben

Wird die 3,5-Nanogramm-Grenze erreicht und zusätzlich Alkohol nachgewiesen, drohen laut Gesetzentwurf in der Regel ein Bußgeld von 1000 Euro und ein Monat Fahrverbot, der Bußgeldrahmen reicht sogar bis 5000 Euro. Für Führerscheinbesitzer unter 21 Jahren soll es - wie schon beim Alkohol - ein Cannabis-Verbot geben und neben einem Punkt in Flensburg ein Bußgeld von 250 Euro. Die Opposition fordert ein Fahrverbot, wenn Cannabis vier bis acht Stunden zuvor konsumiert wurde.

(Ziel): Auswirkungen auf das Verkehrsverhalten?

Das Bundesverkehrsministeriums empfiehlt eine Anhebung des Grenzwertes auf 3,5 ng/ml. Die Höhe dieses Grenzwertes sei vergleichbar mit einer Blutalkoholkonzentration von 0,2 Promille, sagt die Kommission. Kritiker halten die Höhe dieses Schwellenwertes für zu hoch und fordern ein absolutes Konsumverbot. Die Stärke von Cannabis, die Häufigkeit des Konsums, der Anteil von THC und CBD, die körperliche Konstitution, das Alter, die Zeitdauer des Cannabiskonsums, die Erfahrungen des Fahrers mit der Droge würden bei der Abbaugeschwindigkeit von Cannabis einen signifikanten Einfluss haben (Gunadi 2022, Manthey, J et al 2023, Spiegel 33, 18 2023).

Laut einigen Verkehrsexperten gibt es zwischen Fahrtüchtigkeit und THC-Konzentration keinen ähnlich linearen Zusammenhang wie beim Alkohol. (Beim Alkohol geht man von einem relativ konstanten Abbauprozess um rund 0,15 Promille in der Stunde aus). Die THC-Wirkung setzt etwa 20 Minuten nach dem Konsum ein und klingt erst nach einigen Stunden je nach Einflussfaktoren wieder ab. Bei Mehrfachkonsum hält sich das THC deutlich länger im Körper. Der aktuelle Grenzwert sage lediglich etwas über einen erfolgten Cannabiskonsum aus, aber lasse keinen Rückschluss auf eine verkehrssicherheitsrelevante Einschränkung zu, sagen Experten. Angeblich könne es noch nach vielen Stunden, ja selbst Tagen zu Störungen der Aufmerksamkeit, Konzentration, Hemmung und Impulsivität kommen.

Mischintoxikationen verstärken die Wirkung und beeinträchtigen die Fahrtüchtigkeit. Besonders schwer ist die Beurteilung bei einer gemeinsamen Einwirkung von Cannabis mit Alkohol. An diesem Punkt empfiehlt die Expertengruppe einen strikten Kurs: „Für Cannabiskonsumenten muss es ein „absolutes Alkoholverbot am Steuer geben", sagen sie.

Kommentar: Dass sich die Verkehrssicherheit nach der Legalisierung für jedermann nachhaltig verschlechtert, bestreitet kaum jemand. Cannabis und Sicherheit im Straßenverkehr passen schwer zusammen. Die Folgen der Bagatellisierung des Cannabisgebrauchs werden sich sehr bald in der Unfallstatistik niederschlagen, sagt Daniel Deckers (FAZ 03.2024, JAMA Health Forum (2024; DOI: 10.1001/jamahealthforum.2023.5438). Inn- und ausländische Verkehrsexperten plädieren für einen 0-Wert für Cannabis, d. h. ein absolutes Fahrverbot bei und nach Cannabiskonsum.

(Ziel): Auswirkungen auf den Arbeitsmarkt?

Geplant sind eigene Cannabis Produktionsstätten in Deutschland und der Verzicht auf importiertes Cannabis. Der Anbau, die Ernte, die Verarbeitung, die Qualitätsprüfungen, die Lagerung, die Verpackung und Transport würden viele Tausende neue Arbeitsstellen mit Sozialabgaben & Steuereinnahmen bedeuten, sagen die Befürworter der Legalisierung. Tatsächlich rechnet auch der Dachverband deutscher Cannabis Social Clubs (CSCD) mit einem wahren Boom. Binnen Jahresfrist seien in Deutschland 3.000 bis 4.000 Clubs zu erwarten, die Arbeitskräfte suchen. Hinzu käme ein flächendeckender Verkauf von Cannabis in lizensierten Geschäften, was mehrere 1000 neue Arbeitsplätze bedeute.

In der Arbeitswelt ist der Konsum von Rauschmitteln wie THC nur schwer vorstellbar. Die meisten handwerklichen Tätigkeiten und die Bedienung von Maschinen sind mit dem Konsum psycho-aktiver Substanzen kaum vereinbar. Wegen der erhöhten Unfallrisiken sind Tätigkeiten im Transportwesen stark eingeschränkt. Bei Arbeiten mit hohem Gefährdungspotential bestehen erhebliche Einschränkungen.

Wer während der Arbeitszeit kifft, und damit seine Leistungsfähigkeit und Produktivität einschränkt, riskiert arbeitsrechtliche Konsequenzen - unter Umständen sogar eine Kündigung. Arbeitgeber müssen daher Gefährdungsbeurteilungen aktualisieren und geeignete Maßnahmen festlegen, um Sicherheit und Gesundheit der Beschäftigten zu gewährleisten. Bei Tätigkeiten in einem sicherheitsrelevanten Bereich - mit hohem Schadensrisiko und einer Sucht- und Fremdgefährdung - darf in Absprache mit dem Betriebs-Personalrat eine Kündigung bzw. ein Disziplinarverfahren eingeleitet werden. Gleichzeitig besteht aber eine Fürsorgepflicht.

Steht jemand erkennbar unter Drogeneinfluss, muss der Arbeitgeber eingreifen und Mitarbeitende nach Hause schicken. Zu erwarten ist, dass es wegen des gesetzlichen Anspruchs auf Harm Reduktion (Schadensminderung) zu häufigeren arbeitsrechtlichen Auseinandersetzungen bei der Frage gehen wird, ob die Qualität und die Sicherheit der ausgeübten beruflichen Tätigkeit durch Cannabis Konsum in Mitleidenschaft gezogen wird. (Bei der Harm-Reduktion Suchtkranker geht es bekanntlich nicht um die Abstinenz, sondern um die Reduzierung unmittelbarer gesundheitlicher Schäden, mit dem Ziel des Erhalts der beruflichen Eignung und Tätigkeit sowie dem Erhalt des Arbeitsplatzes).

Kommentar: In den 13 US-Bundesstaaten ist es zwei bis drei Jahre nach der Legalisierung von Cannabis zu einem signifikanten Anstieg der Arbeitsunfälle bei 20- bis 34-Jährigen gekommen.

Anwälte raten Unternehmen, offizielle betriebliche Regelungen einzuführen, denn das Legalisierungs-Gesetz hat Folgen für den betrieblichen Arbeitsschutz. Arbeitgeber müssen Präventionsmaßnahmen ergreifen, um die Gesundheit ihrer Belegschaft zu gewährleisten. Arbeitgeber sollen Betriebsvereinbarungen und interne Regelungen für den Konsum von Cannabis am Arbeitsplatz treffen. Ob zukünftig Schnelltests bei Berufsgruppen wie Kranführern, LKW-Fahrern oder Gabelstaplerfahrern erlaubt sein werden, wie dies für Alkohol mit Alkohol-Interlocks bereits möglich ist, bleibt abzuwarten.

Ein beim Verlassen des Werkstores angezündeter Joint geht den Arbeitsgeber nichts mehr an, so lange die Betroffenen am nächsten Tag wieder fit zur Arbeit erscheinen und ihre normale Leistung erbringen.

(Ziel): Wird die Justiz entlastet?

Das mit der Liberalisierung assoziierte Prinzip „Erziehung statt Bestrafung" würde zu einer Entlastung der Justiz führen, sagt die Bundesregierung. Polizisten müssten nach der Liberalisierung kein Cannabis mehr sicherstellen, die Justiz brauche Kiffer nicht mehr zu verfolgen und zu bestrafen, Gerichte und Gefängnisse würden entlastet. Aufgrund der Erlaubnis zum Eigenanbau bestünde ein geringerer Erfüllungsaufwand für Strafanzeigen durch die Polizei- und Ordnungsbehörden etc. „Eine stark verringerte Anzahl" gerichtlicher Strafverfahren sei zu erwarten. Die bundesweite Zahl der Gerichtsverfahren würde sich um mindestens drei Viertel verringern. Bei den Gerichten könnten jährlich 225 Millionen Euro eingespart werden. Dank der Liberalisierung habe die Justiz zukünftig mehr Zeit und Geld, den großen Drogendeals und dem Rauschgifthandel nachzugehen. Das eingesparte Geld käme den Beratungszentren, Drogenersatzprogrammen und der Prävention zu Gute, sagten die Befürworter der Legalisierung.

Kommentar: Die Justiz- und Innenminister der Bundesländer laufen Sturm gegen obige Vorstellungen. Die Justiz würde durch die Teilliberalisierung nicht entlastet, sondern zusätzlich belastet, sagen sie. Den angeblich eingesparten Kosten stünde ein höherer Kostenaufwand gegenüber. Allein die rückwirkende Erfassung, Bearbeitung und Erlassung der noch nicht vollständig vollstreckten Strafen (Amnestieregelung) wegen Cannabisdelikten beanspruche beträchtliche personelle und fi-

nanzielle Ressourcen. Der Justiz drohe eine Überlastung, sagt der Deutsche Richter-bund. Die Staatsanwaltschaften würden sich mit Aktenbergen beschäftigen müs-sen, um zu prüfen, ob zurückliegende Verurteilungen von Straftaten, die nunmehr straffrei sind, erlassen werden müssen. (Unter die Amnestieregel fällt, dass bereits verhängte Haft- oder Geldstrafen wegen Cannabisdelikten zurückgenommen wer-den und eingetragene Verurteilungen aus dem Bundeszentralregister gelöscht wer-den).

Erfahrungen bestätigen, dass es nach wie vor zu Gesetzeswidrigkeiten kommt, die einer Strafverfolgung bedürfen. Das sehr kleinteilige Gesetz würde zu einem ho-hen behördlichen Kontrollaufwand, zu zahlreichen neuen Streitfragen und vielen Verfahren vor den Gerichten führen, sagen Experten. Einige der geplanten Straf-vorschriften sollen mit erheblichen Nachweisschwierigkeiten und einem großen Ermittlungsaufwand für die Staatsanwaltschaften verbunden sein.

Entlastungen werden bezweifelt. Die ohnehin stark belastete Strafjustiz gerate massiv unter Druck und andere Strafverfahren würden liegen bleiben müssen, sagt der Deutsche Richterbund. Eine Überlastung der Justiz infolge der Amnestieregel sei zu befürchten. Wenn jemand weitere Straftaten begangen hat, müsste neu er-mittelt werden, wie die Gesamtstrafe aussieht – zum Beispiel bei einer Geldstrafe. Die Strafmündigkeit bei Straftaten unter THC-Einfluss sei ungeklärt, sagen die Richter. Verwaltungsgerichtliche Verfahren und nachbarschaftliche Streitigkeiten rund um den Cannabis-Anbau würden sich häufen.

(Ziel): Wird die Polizei entlastet?

Laut Bundesregierung soll durch die Liberalisierung eine Entlastung der Polizei Kontrollen stattfinden. Tatsächlich ist eine solche sehr unwahrscheinlich, denn neue Herausforderungen und Aufwendungen werden auf die Polizeibehörden zukommen. Diese betreffen insbesondere die Einhaltung und Überwachung des Jugendschutzes.

Auf die eingeschränkte Verkehrssicherheit seien die Polizei und Sicherheits-behörden weder personell noch strukturell vorbereitet, sagen die Polizeipräsi-denten. Autofahrer würden bei Verkehrskontrollen verstärkt hinsichtlich des Einflusses von Cannabis kontrolliert werden. Mit der Überprüfung der soci-al Clubs, der Einhaltung maximal zulässiger Mengen bei Abgabe, der Einhal-tung von Abständen zu Schulen, Sportanlagen, Kontrollen des privaten Can-nabis Anbaus, der Einhaltung des Cannabis-Rauchverbots in Verkaufsstraßen kämen zahlreiche neue Aufgaben für die Polizei hinzu. Die Bubatzkarten der

Großstädte würden zeigen, wo Cannabis geraucht bzw. nicht geraucht werden darf und wo es zusätzlicher Polizeikontrollen bedarf. (Fußgängerzonen, in denen ebenfalls zwischen 7 und 20 Uhr nicht konsumiert werden darf, sind in den meisten Bubatzkarten allerdings nicht dargestellt).

Kommentar: Die Gewerkschaft der Polizei, die Innenminister und die Verkehrspolitiker bestreiten eine Erleichterung ihrer Arbeit. Sie befürchten, dass Polizeibeamte, die im Abstand von hundert Metern vor Schulen, Kindergärten sowie Spielplätzen und Sportplätzen den Kinder- und Jugendschutz kontrollieren, künftig den Arbeitsalltag bestimmen und von anderen polizeitypischen Aktivitäten freigestellt werden müssten. Insgesamt käme zu keiner Entlastung, sondern eher zu einem Mehraufwand für die Strafverfolgungsbehörden, sagen sie .

Wenn in Deutschland ein mutmaßlicher Dealer mit 25 Gramm Cannabis von der Polizei festgenommen wird, kann die Polizei nach der Legalisierung nicht klären, ob das Cannabis aus eigener oder illegaler Herkunft stammt. Der personelle Aufwand wird kaum zu bewältigen sein, sagen der Vorsitzende des Bundes Deutscher Kriminalbeamter sowie der Deutsche Richterbund.

(Ziel): Werden die Krankenversicherungen entlastet?

Die Befürworter der Legalisierung behaupten, dass es parallel zur Reduzierung des illegalen Cannabisbesitzes und des Handels zu niedrigeren Folgekosten und damit auch zu einer Entlastung der Krankenversicherungen käme. Das über den Schwarzmarkt bezogene Cannabis sei wegen der Verunreinigung mit synthetischen Cannabinoiden ein hoher Kostenfaktor. Die Unbedenklichkeit des legal erworbenen Cannabis werde hingegen kontrolliert. Dank der zahlreichen Beratungs- und Präventionsangebote würden die gesundheitlichen Risiken und damit die Krankheitskosten abnehmen.

Kommentar: Tatsächlich ist auch der legale Cannabiserwerb mit einer Vielzahl an Risiken und Folgekosten verbunden, an denen sich die Krankenkassen beteiligen müssen (Effertz, T et al 2016).

Die von den Krankenversicherungen übernommenen Kosten des „medizinischen Cannabis" betrugen vor der Liberalisierung mehr als 1 Mrd. Euro, obwohl die Ärzte schon allein wegen der bürokratischen Hürden mit der Verschreibung sehr zurückhaltend waren. Nach der Legalisierung wird es voraussichtlich zu vermehrten Verschreibungen und damit Unkosten der Krankenversicherungen kommen, denn so mancher Cannabisliebhaber wird seinen Hausarzt unter Druck zu setzen versuchen, das Genuss- Cannabis auf Kosten der Krankenversicherung zu verschreiben.

Kommen die Hausärzte diesem Verlangen nicht nach, drohen erfahrungsgemäß „Patienten" mit dem Arztwechsel. Für den Arzt selbst ist die Verschreibung seit der Legalisierung ja wesentlich leichter geworden, da die ehemals sehr lästigen Dokumentationspflichten wegfallen.

(Ziel): Wird sich das Verschreibungsverhalten der Ärzte ändern?

Seit der Legalisierung gilt Cannabis in Deutschland nicht mehr als Betäubungsmittel, sondern kann wie jedes andere verschreibungspflichtige Arzneimittel verordnet werden. Der bürokratische Aufwand für die ärztliche Verschreibung ist somit wesentlich geringer, denn das Cannabis kann, wie jedes andere Medikament auf einem normalen Rezeptformular verordnet werden. Viele Restriktionen entfallen, zumal die Betäubungsmittelrezepte immer nur für sieben Tage gültig waren und Apotheker und Ärzte nur beschränkt Korrekturen vornehmen konnten. Wenn etwa das konkrete Produkt auf dem Rezept nicht lieferbar war, dann wurde in der Regel ein neues Rezept benötigt. Mit der Legalisierung ist die Verschreibung für den Arzt einfacher geworden. Die Aufforderung der Patienten zur Verschreibung von Cannabis-Präparaten wird auch steigen, weil die Bevölkerung meint, „dass das Gesetz ja signalisiert, dass mit der Legalisierung die Risiken anders bewertet werden".

(Ziel): Wie hoch ist das Steueraufkommen? Wie hoch ist der Profit des Staatshaushalts?

Der Fiskus ist auf die Einnahmen der Cannabissteuern zur Kompensation der zurückgehenden Tabaksteuern dringend angewiesen. 1991 wurden noch 401 Millionen versteuerte Zigaretten pro Tag geraucht. Seitdem ist der Konsum auf 180 Millionen pro Tag (im Jahr 2022) gesunken (Quelle Statista), was zu einem erheblichen Einkommensverlust des Fiskus führte. Tatsächlich ist der Verlust entgangener Steuereinnahmen aber wesentlich höher, denn die Anzahl der geschmuggelten und auf dem Schwarzmarkt vertriebenen Zigaretten hat erheblich zugenommen. Mit jeder Steuererhöhung steigt nämlich der Prozentsatz illegal verkaufter Zigaretten. Laut einer Studie der KPMG betrug der Anteil 2020 nicht versteuerter Zigaretten in Deutschland etwa 17,2 % und ist seitdem laut Statistischem Bundesamt allein 2022 um 8,3 % auf 65,8 Milliarden Stück gesunken. Mit einer der Gründe, weswegen die Regierung die Legalisierung von Cannabis propagierte, soll ihre Hoffnung gewesen sein, die rückläufigen Tabaksteuereinnahmen durch die Cannabissteuer kompensieren zu können.

Hauptherkunftsgebiete der geschmuggelten Zigaretten sind zu 75 % Polen und die Tschechei. Der Anteil unversteuerter Zigaretten am gesamten Zigarettenkonsum ist in Ostdeutschland übrigens mit rd. 37 % deutlich höher ist als in Westdeutschland mit „nur" 12,5 %. Der deutsche Staat ist auf die Steuern des legalen Cannabiskonsums dringend angewiesen, um seine vielfältigen Verpflichtungen zu erfüllen. Nicht nur die mit der Liberalisierung anfallenden Kosten!

Die von der Regierung vor der Liberalisierung beauftragten und finanzierten Gutachter (DICE Studie) haben berechnet, dass Deutschland bei einer Liberalisierung 4,7 Milliarden Euro allein durch personelle Entlastung einspare. Zusätzlich käme es zu Einnahmen durch die mit der Legalisierung erhobene Konsumsteuer, die Umsatz-, Gewerbe-, Körperschafts- sowie Lohnsteuern in Höhe von 3,34 Milliarden Euro. Hinzu käme die Einsparung der eingesparten Polizei-, Gerichts- und Justizvollzugskosten in Höhe von rund 1,36 Milliarden Euro. Würde das Cannabis nicht mehr aus dem Ausland importiert, sondern in Deutschland angebaut, so führe dies zu weiteren beträchtlichen Einnahmen. Allein bei der Lohnsteuer könne man mit zusätzlichen Einnahmen in Höhe von 600.000 Euro rechnen, bei der Sozialversicherung mit etwa 1,1 Millionen Euro. Die Legalisierung würde den Aufwand für die Strafverfolgungen (die ja bei einem Cannabiskonsum wegfallen) bei Polizei, Ordnungsbehörden und Staatsanwaltschaften senken. Durch den Wegfall von 180.000 konsumnahen Cannabisdelikten, einem mittleren Zeitaufwand von 60 Minuten pro Fall und einem angenommenen Stundenlohn von 43,90 Euro im gehobenen Dienst würden sich die Kosten bei den Ländern um jährlich 7,9 Millionen Euro verringern.

Kommentar: *Laut Studie des Instituts für Interdisziplinäre Sucht- und Drogenforschung (Manthey 2023) kam es tatsächlich in Canada, den USA, in Portugal und in Uruguay mit der Liberalisierung - neben einer Reduzierung des im Umlauf befindlichen illegalen Geldes - zu höheren Einnahmen des Staatshaushaltes. Die Legalisierung brachte dem Staat Colorado zusätzliche 2,3 Milliarden Dollar an Steuern ein. Die mit der Liberalisierung entstehenden Probleme und Unkosten wurden allerdings in dieser Summe nicht eingeschlossen, so z. B. nicht die in Colorado höchste Suizidrate, die in den USA meisten tödlichen Verkehrsunfällen aufgrund von Cannabis.*

Ob die Liberalisierung tatsächlich einen finanziellen Gewinn für den Fiskus bedeutet, ist bei weitem nicht so sicher, wie die Befürworter der Liberalisierung behaupten. Dies nicht etwa, weil es sich bei der Liberalisierung in Deutschland lediglich um eine „Liberalisierung light" handelt, sondern auch, weil den Gewinnerwar-

tungen hohe Folgekosten gegenüberstehen, die die Einnahmen um ein Vielfaches übersteigen. Cannabis bedingte Psychosen und Schizophrenien zählen auf Dauer zu den teuersten Erkrankungen im Gesundheitswesen und für den Staat. Sie setzen häufig schon vor dem 20. Lebensjahr ein und bedürfen einer lebenslangen, zeitaufwendigen Behandlung. Die Behandlungskosten, die verminderte Produktivität und die reduzierte Leistungsbereitschaft bei längerem Cannabis Konsumenten müssen bei Kosten mit berechnet werden.

Die Argumente der Volksrepublik China, die sich strikt gegen eine Liberalisierung von THC sträubt, weil diese die wirtschaftliche Leistungsbereitschaft der Bevölkerung (und damit die Wirtschaftskraft des Staates) vermindere, sollten ernst genommen werden.

(Ziel): Wird der Staat die durch den Wegfall der Tabak- und Alkoholsteuern reduzierten Einnahmen dank Liberalisierung kompensieren?

Die Befürworter der Legalisierung sprechen immer von den erheblichen Gewinnen für den Staatshaushalt, nicht aber von den finanziellen Belastungen. Sie berufen sich hierbei auf Erfahrungen des Auslands, verschweigen aber, dass dort andere Verhältnisse vorliegen. Hierzu gehört, dass z. B. in Südamerika weniger der Gesundheitsschutz und die Beseitigung sozialer Missstände als die Eliminierung der Drogenkartelle im Mittelpunkt der Liberalisierung standen, dass in den USA für die Finanzierung der sozialen Maßnahmen weitgehend die Bevölkerung und nicht der Staat verantwortlich ist, dass man in Thailand, Australien und Neuseeland inzwischen die Reißleine wegen der sich nach der Liberalisierung ergebenden Probleme zieht und China von vorneherein eine Liberalisierung wegen der drohenden Zunahme von Genussfreude und Abnahme der Leistungsbereitschaft der Bevölkerung ausschließt.

Die Folgekosten der Liberalisierung in Deutschland werden erheblich und die Gewinne geringer als erwartet sein! Die nicht kommerziellen „Anbauvereinigungen" werden mehr Ärger als Freude bei den Einnahmen bereiten. Ursache ist die assoziierte Bürokratie! Die Vorgaben und Sicherheitsmaßnahmensind beträchtlich. Für die Kosten der Verwaltung von Ländern und Kommunen für das Prüfen und Erteilen der Erlaubnisse von 3.000 Anbauvereinigungen sind z. B. einmalig eine Million Euro zu veranschlagen, für Stichproben des angebauten Cannabis jährlich 263.000 Euro, für regelmäßige Vor-Ort-Kontrollen der Einrichtungen jährlich 453.000 Euro.

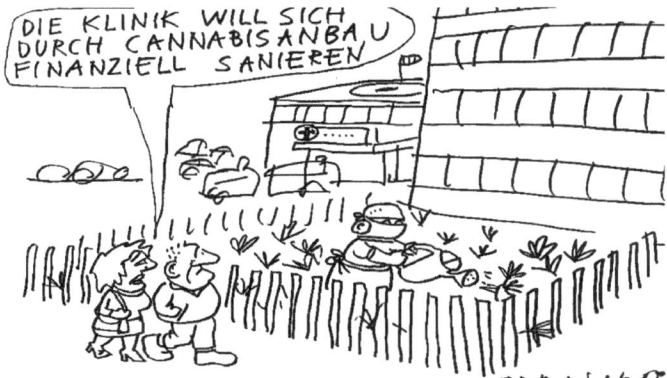

DIE KLINIK WILL SICH DURCH CANNABISANBAU FINANZIELL SANIEREN

Copy Right: Dr. med. Jan Tomaschoff, Arzt für Neurologie und Psychiatrie, Düsseldorf

Die bei der Freigabe angekündigten Präventionsprogramme, die Social-Media-Kampagnen und die Infoveranstaltungen in Schulen, Sportvereinen und Jugendzentren sind nicht kostenlos. Dafür, für die Personalkosten der Beratungs- und Betreuungsdienste in den Schulen und Betrieben sowie für die Evaluation sind viele Millionen Euro zu veranschlagen. Zu finanzieren sind nicht nur die neu einzurichtenden Personalstellen (die u. a. kontrollieren sollen, wie viele Pflanzen zum Eigengebrauch - und nur dazu - angebaut werden), sondern auch die Löhne, die Verwaltungs- und Sozialkosten in den Social Clubs und legalen Verkaufsstellen, die – im Gegensatz zu anderen Ländern - in Deutschland nicht gewinnorientiert arbeiten dürfen. Allein die Aufrechterhaltung der Clubs - sollten sie den vorgesehenen gesetzlichen und gesundheitspolitischen Anforderungen Genüge tun - verursacht so hohe Kosten, dass in Spanien und Belgien viele Klubs aus Kostengründen ihre Pforten schließen mussten. In Malta wurden sie wegen der Unkosten gar nicht erst geöffnet. Der notwendige Energiebedarf für den Cannabisanbau in dem nicht gerade sonnenverwöhnten Deutschland ist gewaltig und in keiner Weise mit den Gegebenheiten in Marokko oder gar im gebirgigen Afghanistan vergleichbar, wo die UV- Bestrahlung durch das Sonnenlicht kostenlos ist. Experten haben berechnet, dass der Marihuana-Anbau für die Clubs in Barcelona so viel Strom verbraucht wie die Stadt Sevilla in einem Jahr. Die in Deutschland gesetzlich geforderte wissenschaftliche Begleitung und Evaluation der Liberalisierung allein würde viele Millionen Euro kosten.

Kommentar: Der mit absehbar hohen Sicherheitsanforderungen verknüpfte, legale Cannabis-Anbau und Verkauf wird sich in Deutschland gegenüber den Schwarzmarktpreisen durchsetzen müssen. Schließlich entfallen für den Schwarz-

markt die Steuer- und Sozialabgaben, Verwaltungs- und Immobilienkosten etc. Von der versprochenen personellen Entlastung von Polizei und Justiz wird der Schwarzmarkt profitieren, denn die Vorsichtsmaßnahmen zur Verhinderung einer Strafverfolgung werden sinken. Da die Kosten des legal angebotenen Cannabis nicht höher sein sollen als die des Schwarzmarktes, werden Klubs unterstützt werden müssen. Der Schwarzmarkt wird die Preise des legalen Marktes weit unterschreiten können.

(Ziel): Wie hoch wird der Profit der Cannabis Industrie sein?

Die Konsumindustrie hat ein großes Interesse an der Liberalisierung von THC. Sie rechnet mit lukrativen Geschäften. Allein der Bedarf und Verkauf von medizinischem Cannabis würden sich verfünffachen, der Markt für Genuss-Cannabis (THC) sei zwanzigmal so groß wie der für medizinisches Cannabis. Es wird erwartet, dass die Umsätze bis zum Jahr 2025 auf über 3,1 Milliarden Euro steigen (Radtke 2023). Deutschland würde sich zu einem begehrten Reiseziel für Cannabis-Liebhaber entwickeln, da sie hier - im Gegensatz zu ihrem Heimatland - unbehelligt ihrem Cannabis- Genuss nachgehen können. Der Deutsche Hanfverband (DHV) - ein Interessenverband der Cannabis Industrie - schätzt, dass schon heute zwischen 200 und 400 Tonnen Cannabis jährlich (mit einem Marktwert von mehr als eine Milliarde Euro) in Deutschland konsumiert werden. Er rechnet mit der vierfachen Menge nach der Liberalisierung.

Als bekannt wurde, dass die deutsche Regierung die Freigabe plant, sprang der Aktienkurs der Synbiotic (an der Börse gehandeltes europäisches Cannabis Unternehmen) um rund 100% an. Mit der erfolgreichen Abstimmung des Cannabis-Liberalisierungsgesetzes reagierte die Synbiotic Aktie mit einem weiteren Kurssprung von 25 %. Von April 2023 bis März/April 2024, dem definitiven Beschluss des Bundestags zugunsten der Liberalisierung von Cannabis , machte sie wieder einen hohen Sprung. Die Börse rechnet mit einer Verdreifachung des Kapitalgewinns bis Ende 2025 (Cantourage).

Landwirte, Börsenspekulanten, Genussmittelindustrie, Start Up Unternehmen wittern das große Geschäft. Eine größere Sorten- und Typenvielfalt von medizinischem Cannabis sei nach der Liberalisierung möglich, sagen Experten. Die Möglichkeit des Anbaus von inländischem Cannabis würde Deutschland im Suchtmittel-Geschäft wettbewerbsfähig machen. Mit der Liberalisierung müsse das Cannabis nicht mehr in Hochsicherheitsanlagen produziert werden und zu einer Senkung der Herstellungskosten führen.

Kommentar: Ein Gramm Cannabis kostet derzeitig in Deutschland auf dem

Schwarzmarkt circa 9 bis 10 Euro (Stand 2024). Während die Cannabis Bauern in RIF Gebirge 200 Euro für ein Kilo erhalten, werden in Deutschland für die gleiche Menge zwei- bis viertausend Euro bezahlt. Die Differenz streichen die Zwischenhändler und der Schwarzmarkt ein, was natürlich den deutschen Fiskus bekümmert, der gerne auch an den Profiten partizipieren möchte.

(Ziel): Realisierung von Bestrafungen bei Cannabiskonsum?

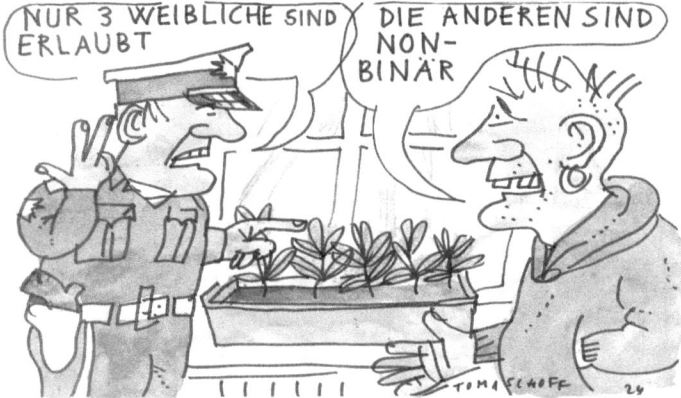

Copy Right: Dr. med. Jan Tomaschoff, Arzt für Neurologie und Psychiatrie, Düsseldorf

Erwachsene werden 25 Gramm Cannabis bei sich führen und 50 Gramm zu Hause lagern dürfen. Jeder Erwachsene wird drei weibliche Pflanzen zu Hause anpflanzen dürfen. Wer mehr als 25 Gramm Cannabis mit sich führt oder mehr als drei Cannabispflanzen anpflanzt und aufzieht, muss mit strafrechtlichen Problemen rechnen. In besonders schweren Fällen, etwa wenn man gewerbsmäßig mit Cannabis handelt oder Cannabis an Jugendliche unter 18 Jahren verkauft, drohen mehrere Jahre Haft. Eine Freiheitsstrafe von bis zu drei Jahren und/oder eine Geldstrafe wird verhängt, wenn man trotz Cannabiskonsum Auto fährt. Verboten und strafbar ist der Cannabiskonsum im Abstand von 100 Metern um Schulen, Kitas, Jugendzentren und Spielplätzen, in öffentlich zugänglichen Sportstätten und in Fußgängerzonen zwischen 7 und 20 Uhr.

Kommentar: Die Durchsetzung der Bestimmungen wird problematisch sein. Die Bestimmungen werden schon allein deswegen kaum durchsetzbar sein, weil dafür das Kontrollpersonal fehlt. Erst recht, weil die Regierung versprochen hat, durch die Liberalisierung Polizeipersonal einsparen zu können.

Wird jemand mit Cannabis auf der Straße angetroffen und kontrolliert, so muss der Konsument die Herkunft des Cannabis nicht nachweisen. Er muss dies nur tun, wenn er die Höchstmenge überschreitet. Es erscheint reichlich illusorisch, dass Dealer und Polizei zukünftig Briefwaagen mit sich führen und der Cannabisliebhaber freiwillig die mitgeführten Cannabismengen wiegen lässt.

In dicht bebauten Städten wird es schwierig sein, die Entfernungsbegrenzungen und Verbote einzuhalten und zu kontrollieren, denn es ist unmöglich, an jeder Ecke zu wissen, wo die nächste Einrichtung mit Kindern und Jugendlichen steht und man möglichweise den Schutzradius reißt.

Der Eigenanbau wird dazu führen, dass Minderjährige leichter an die Droge gelangen. Ältere, Geschwister und Freunde werden durch die Weitergabe des zu Hause angebauten Cannabis ihr Taschengeld aufbessern wollen. Die Warnungen vor Cannabis werden weniger ernst genommen, wenn die eigenen Eltern und Geschwister liebevoll und erwartungsvoll das Wachstum der von ihnen zum Eigenbedarf legal angebautem Cannabispflanzen verfolgen.

Das Gefühl der Harmlosigkeit von Cannabis wird durch die Legalisierung gefördert (Mathey et al 2023). „Cannabis kann doch nicht so schlimm sein, wenn es legal ist und wenn die eigenen Eltern den Konsum okay finden", sagen sie .

(Ziel): Werden Ausgrenzung und Kriminalisierung des Cannabis-Konsumenten abnehmen?

„Kriminalisierung" heißt: Man stempelt jemanden zum Kriminellen ab, der „stigmatisiert und diskriminiert aus dem öffentlichen Leben ausgegrenzt wird". Er gelangt so auf die „schiefe Bahn". Eine „Entkriminalisierung" hebt hingegen einen Straftatbestand auf und ersetzt die Strafe durch Bußgeld oder erlässt diese sogar. Der Betroffene ist dann kein Krimineller mehr. Er wird nicht mehr von der Gesellschaft ausgegrenzt.

Schon die Entdeckung von wenig Cannabis konnte in der Vergangenheit einen Eintrag in das Strafregister zur Folge haben. Sie konnte zu einer lebenslangen Diskriminierung und Ausgrenzung führen, es sei denn, dass die Tat zur Bagatelle deklariert oder der Besitz von Cannabis entkriminalisiert wurde. Letztere Entkriminalisierung ist ein wesentlicher Bestandteil der 2024 beschlossenen Legalisierung. Der Cannabis Konsument soll keine beruflichen, sozialen und rechtlichen Nachteile mehr haben!

Die Befürworter der Liberalisierung behaupten, dass sie mit der Entkriminalisierung die Prinzipien der modernen Pädagogik erfüllen. Diese behauptet nämlich, dass sich wegen der strafrechtlichen Folgen bei Cannabis Besitz die Gefahr erhöhe, dass der Delinquent langfristig in eine Sackgasse gerate, aus der er nicht mehr herauskomme. Von ihm könnten dann Gefahren für die Gesellschaft ausgehen. Die Auswirkungen seien schlimmer als die Folgen des eigentlichen Vergehens. Eine legale, aber regulierte Abgabe geringer Cannabismengen würde die Diskriminierung bei kleinen Vergehen - wie z. B. des Cannabiskonsums - beenden, sagen sie.

Mit der Liberalisierung wird nicht nur der Besitz von Cannabis legalisiert, sondern werden auch rückwirkend Strafen wegen eines Cannabisvergehens aufgehoben. Einträge im Bundeszentralregister werden getilgt. Wer im Gefängnis sitzt, muss entlassen werden. Auferlegte Geldstrafen sind dann hinfällig. Konsequenzen ergeben sich auch für Führungszeugnisse.

Die Erfahrungen in Portugal, wo neben Cannabis auch Heroin und Kokain legalisiert und entkriminalisiert wurden, sind widersprüchlich. Angeblich hat die Legalisierung dort zu einer allgemeinen Abnahme der Drogensucht geführt, behaupten die Medien, legen aber keine Nachweise und Zahlen vor.

Kommentar: Angeblich soll es wegen der Entkriminalisierung in Portugal deutlich weniger HIV-Neuinfizierte geben, wobei ein Zusammenhang mit HIV allerdings nur schwer nachvollziehbar ist.

Im Jahre 2020 wurden 31.961 Fälle von Handel und Schmuggel mit Cannabis registriert. Die Anzahl der Delikte in Verbindung mit Cannabis hat sich in Deutschland innerhalb von zehn Jahren mehr als verdoppelt, was aber nicht heißt, dass der Besitz von Cannabis auch strafrechtlich verfolgt wurde. Gegner der in Deutschland erfolgten Liberalisierung legen Wert auf die Feststellung, dass in den letzten Jahren vor der Liberalisierung der Besitz von kleinen Mengen Cannabis in Deutschland keine Diskriminierung zur Folge gehabt habe. Cannabiskonsum sei kein Straftatbestand gewesen. Man könne nicht von einer Kriminalisierung sprechen, wenn Persönlichkeiten, ja sogar amtierende Bundesminister, in der Öffentlichkeit straffrei auf ihren Cannabis-Besitz und -Konsum hätten verweisen dürfen. Geringer Konsum und Besitz wären allgemein von der Rechtsprechung als nichtstrafbare Bagatelle behandelt worden.

In den USA hat man Erfahrungen mit der Entkriminalisierung zahlreicher anderer „Kleindelikte" gemacht. Ladendiebstahl in Kaufhäusern wird dort geduldet und nicht belangt. Über kleinere Diebstähle z. B. von Lebensmitteln und Spielzeugen oder Zigaretten schaut man hinweg. Diese „Kleinkriminellen" zu belangen, würde nur teures Personal binden, Unruhe verursachen und Kunden verunsichern, heißt es. Billiger und friedlicher sei es, die Diebe nicht zu behelligen. Auch in Deutsch-

land gibt es Bestrebungen „Bagatellvergehen" zu entkriminalisieren, so z. B. das Schwarzfahren, Parkvergehen, Bagatellschäden beim Parken, kleinere Unfälle. Geplant ist, „den Tatbestand der Leistungserschleichung in § 265a StGB ersatzlos aus dem Strafgesetzbuch zu streichen und das Fahren ohne gültigen Fahrschein zu entkriminalisieren". Beim Schwarzfahren handle es ja nur um einen „Bagatellschaden", dessen Kriminalisierung „unverhältnismäßig" sei und zu einer Überlastung der Kontrolleure wie der Justiz führe, behaupten die Befürworter der Legalisierung.

In der Planung - zumindest in den Köpfen einiger Politiker – soll die Cannabis Legalisierung auch auf Heroin und Kokain ausgeweitet werden. In Oregon (USA) gibt es hierzu seit 2021 Erfahrungen. Dort wurden, zusätzlich zu Cannabis, auch Heroin, Kokain und zeitweise sogar Fentanyl legalisiert. Die Folgen waren verheerend (Welt am Sonntag 3, 2024). Das ehemals von Touristen so gerühmte Portland entwickelte sich zu einem Paradies für Dealer und Drogenabhängige. Touristen sind angewidert und meiden die Stadt wegen des überall sichtbaren Elends. Umfragen zufolge wünscht sich die Mehrheit der Einwohner von Oregon die Verhältnisse von vor 2021 zurück. Drogen sollen mittlerweile die häufigste Todesursache bei Amerikanern zwischen 18 und 49 Jahren sein. Verantwortlich gemacht wird hierfür u. a. die Entkriminalisierung.

Kapitel 22

Skeptische Fragen verschiedener Institutionen zur Liberalisierung

- Der UN-Drogenkontrollrat (INCB) hat die deutsche Regierung auf die Unvereinbarkeit zwischen der geplanten Legalisierung von Cannabis und bestehenden internationalen Regelungen hingewiesen. Der Cannabiskonsum sei laut UN-Drogenübereinkommen von 1961 ausschließlich für medizinische und wissenschaftliche Zwecke erlaubt, heißt es im Jahresbericht des INCB.

- Nahezu alle ärztliche Standesorganisationen warnen vor den gesundheitlichen Folgen einer Liberalisierung. Sie können sich nicht vorstellen, dass eine so wichtige und alle medizinische Bereiche betreffende Maßnahme erfolgreich sein kann, wenn sie von nahezu allen Ärzten abgelehnt wird.

- Völlig unklar sind die Schwellenwerte für den Straßenverkehr. Die verantwortlichen Kontrollorgane meinen, dass man dies eigentlich vor Einführung der Legalisierung hätte klären müssen.

- Der ausschließlich im privaten Bereich legalisierte Cannabiskonsum kann wegen der Geruchsbelästigung in der Nachbarschaft Probleme aufwerfen, aber auch Kinder zum Cannabiskonsum verleiten. Hierzu gibt es keine wegweisenden Bestimmungen; auch nicht, wie man die unerlaubte Weitergabe von Cannabis in der Familie und im Freundeskreis unterbinden kann.

- Mitglieder der Clubs erhalten über den Verein eine bestimmte Cannabismenge pro Tag und Monat. Woher und wie beziehen eigentlich Nicht-Mitglieder, Mittellose Häftlinge etc. das Cannabis?

- Für die Ausführung und Erfüllung der gesetzlichen Vorgaben sind die Bundesländer zuständig. Was geschieht, wenn diese von den Bundesländern verweigert werden?

- Voraussetzung einer Mitgliedschaft in einem Cannabis Club ist der Wohnsitz in Deutschland. Unklar ist, woher die Staatenlosen, die Migranten und Asylanten das Cannabis beziehen.

- Probleme erwarten diejenigen Clubbesucher, die ihre Personalien – aus welchen Gründen auch immer in den Clubs etc. - nicht angeben wollen. Wird ihnen der Zugang verwehrt?

- Es droht ein Cannabis Tourismus aus den nicht liberalisierenden Ländern. Gibt es diesbezüglich Vorkehrungen?

- Der Bundesgesundheitsminister betont immer wieder, dass er die wissenschaftliche Evidenz mit zur Grundlage seiner politischen Entscheidungen mache. Tatsächlich zieht er die Erkenntnisse der Wissenschaft in Misskredit und erschüttert das Vertrauen der Bevölkerung in deren Arbeit.

Stellungnahmen verschiedener nationaler und internationaler Institutionen zur Liberalisierung

- Die **Vereinten Nationen** erwarten mit der Liberalisierung eine Zunahme gesundheitlicher Probleme.

- Der **Weltdrogenbericht** geht von einem Zusammenhang des gestiegenen Cannabiskonsums und der Zunahme psychischer Störungen aus. Er führt das auf die weltweite Legalisierung von Cannabis zurück.

- Wegen des steigenden Anteils von THC kommt es laut **UNODC** (**United nations office on drugs and crimes**) zu einem Anstieg psychischer Erkrankungen in Westeuropa.

- Die Legalisierung von Cannabis führt nach Ansicht des **UN-Drogenkontrollrats (INCB)** zu einem wachsenden Konsum unter

Jugendlichen. Der INCB weist darauf hin, dass Cannabis im Einheits-Übereinkommen von 1961 als stark süchtig machend und missbrauchsanfällig eingestuft wurde und jede nichtmedizinische und nichtwissenschaftliche Verwendung von Cannabis gegen das Übereinkommen verstößt.

- **Gutachten verschiedener nationaler und internationaler Rechtsinstitute** weisen darauf hin, dass das UN-Übereinkommen zur Drogenbekämpfung ein weitgehendes Verbot von Cannabis vorschreibt. Ausgenommen sei lediglich der Cannabiskonsum zu wissenschaftlichen und medizinischen Zwecken „in engerem Sinne".

- Der Berufsverband der **Kinder- und Jugendärzte** in Deutschland warnt vor einer Legalisierung. Natürlich würden < 18-Jährige tricksen, um an Cannabis zu kommen. Das Gehirn sei bis zum 25. Lebensjahr noch nicht ausgereift; der Cannabis- Konsum verursache dauerhafte Einschränkungen der intellektuellen Leistungsfähigkeit. Er erhöhe das Psychose-Risiko mit einem möglichen Übergang zu Schizophrenie! Die **Kinder- und Jugendärzte, Kinderpsychologen und pädiatrischen Fachgesellschaften** befürchten einen geringeren Jugendschutz. Die gesundheitlichen Gefahren würden verharmlost. Er befürchtet und warnt vor der Weitergabe von legal erworbenem Cannabis an Jugendliche < 18 Jahre.

- Die **Innenminister der Länder** befürchten eine Zunahme der organisierten Kriminalität als Folge der Legalisierung.

- Die **Bundesärztekammer (BÄK)** warnt vor einer Bagatellisierung der gesundheitlichen Gefahren und vor einer Überlastung der Gesundheitsversorgung. Die Legalisierung ändere nichts an den gesundheitlichen Gefahren, ja verschlimmere sie. Wenn man gesundheitliche Schäden verhindern wolle, müsse man primär die Verbreitung suchtauslösender Substanzen verhindern und nicht ihre Verbreitung legalisieren und damit fördern

- Der **Präsident der Bundesärztekammer, Klaus Reinhard,** stellt die rhetorische Frage: „Welches Versorgungssystem soll die Folgen auffangen?" „Statt einer Liberalisierung solle man die Präventionsangebote erweitern. Die Tatsache, dass ein Verbot nicht gewirkt hat, kann doch nicht automatisch zur Folge haben, dass man eine Legalisierung dessen einführt, was man vorher verboten hat". Man hat den Eindruck, dass die angestrebte Liberalisierung auf Politiker zurückgeht, die das Kiffen legalisieren wollen, weil das der eigenen Weltanschauung entspricht oder weil sie einfach nur gerne kiffen".

- Der **Deutsche Ärztetag (DÄT)** warnt vor den gesundheitlichen Risiken bei einer Cannabislegalisierung zu nichtmedizinischen Zwecken. Er weist auf die Kostenlawine und die nach Legalisierung zu erwartenden Abhängigkeit hin und fordert wirksamere Präventionsmaßnahmen.

- Die **Ärztekammer Nordrhein** warnt vor einer „kontrollierten" Freigabe" von Cannabis zum nichtmedizinischen Gebrauch. Die häufigeren Psychosen und kognitiven Einschränkungen seien erwiesenermaßen eine Folge des intensiveren Cannabis-Konsums.

- Die **Kassenärztliche Vereinigung Nordrhein (KVNO)** behauptet, mit der Legalisierung würden definitiv mehr Probleme entstehen als gelöst. Es gebe keinen einzigen medizinischen Verband , der sich positiv zum Gesetz äußere.

- Die Cannabislegalisierungspläne werden von der **Innenministerkonferenz der Bundesländer sowie den Unions- Fraktionschefs im Bundestag, in den Landtagen und im Europäischen Parlament** abgelehnt.

- Laut der **Bundespsychotherapeutenkammer** erschwert die Reform eine glaubhafte Suchtprävention. „Ein legaler Verkauf sei allerdings besser als ein unkontrollierter Schwarzmarkt"! Sie plädiert für mehr Aufklärungs- und Anti-Stigmatisierungs-Kampagnen an den Schulen.

- Die **suchtmedizinischen Fachgesellschaften** fordern Maßnahmen zur Minderung der gesundheitlichen und sozialen Folgen. Dazu gehören die Priorisierung und der Ausbau des Jugendschutzes sowie eine Festlegung des Höchstgehaltes von THC.

- Die **Deutsche Gesellschaft für Psychiatrie und Psychotherapie, Psychosomatik und Nervenheilkunde (DGPPN)** warnt vor der Legalisierung. Bei Kindern und Jugendlichen erhöhe Cannabis das Psychose-Risiko. Es sei zu befürchten, dass das Gesetz zu einer deutlichen Verschlechterung des Gesundheitszustandes Jugendlicher führe. Die Altersgrenze für den Konsum sei zu niedrig, die freigegeben Mengen zu hoch. 50 Gramm Cannabis monatlich pro Person hätten mit einem sogenannten Freizeitkonsum nichts mehr zu tun, denn man bewege sich klar im Bereich eines problematischen Konsums. Die Fachgesellschaft plädiert nachdrücklich für eine Überarbeitung.

- Die **Deutsche Gesellschaft für Pneumologie und Beatmungsmedizin (DGP)** weist auf die Behauptung der Regierung hin, ihre Drogenpolitik an neuesten wissenschaftlichen Erkenntnissen messen zu lassen. Nun müsse sie diese aber auch initiieren. Sie begründet ihre Forderung mit den gesundheitlichen Risiken, etwa für die Lunge.

- **Kinder- und jugendpsychiatrische Verbände** äußern sich besorgt über die geplante Einführung einer legalisierten Abgabe von Cannabis. Es gebe hierfür keinen Handlungsbedarf. Es sei eine Illusion, die Legalisierung an einen „bestmöglichen Jugendschutz" zu koppeln.

- Mehrere Verbände (u. a. die **Arbeitsgemeinschaft Cannabis als Medizin**) fordern eine evidenzbasierte Forschung. Das medizinische Potenzial von Cannabis müsse wissenschaftlich genau bewertet werden, bevor man seinen Einsatz in Erwägung zieht!

- **Die Arzneimittelkommission der Deutschen Apotheker** spricht sich eindeutig gegen die Legalisierung von Cannabis zu Genusszwecken aus und warnt vor den gesundheitlichen Gefahren.

- Laut dem Kassenverband sollten nur qualifizierte Ärzte Cannabis (CBD) verordnen dürfen. Die **gesetzlichen Krankenkassen** halten am Genehmigungsvorbehalt fest.

- Laut dem **Bund Deutscher Kriminalbeamter** wird sich der illegale Handel stärker auf die Zielgruppe der Kinder und Jugendlichen (< 18 Jahre) konzentrieren.

- Die **Gewerkschaften der Polizei und des Zolls** halten die vorgesehene Liberalisierung für ein "Bürokratiemonster" ersten Grades, das schon wegen seiner Überkomplexität zum Kontrollverlust in der Realität führen wird. Von der eigentlich vorgesehenen Entlastung von Polizei und Justiz kann keine Rede sein."

- Für den **ADAC** steht fest, dass die von der Regierung geplante Legalisierung des Cannabis-Erwerbs und -Besitzes getrennt sein muss von der Frage einer Verkehrsteilnahme. Er fordert einen unzweifelhaften Grenzwert, der sich ausschließlich an den realen Auswirkungen auf den Straßenverkehr orientiert!

Kapitel 23

Organisation, Durchführung und Erfahrungen sowie rechtliche Regelungen für den Cannabiskonsum weltweit

Europa

In **Albanien** war der Cannabiskonsum zu Zeiten des Diktators Enver Hodscha streng verboten, nicht aber der Anbau für den Export. Laut dem Weltdrogenbericht der Vereinten Nationen war Albanien lange Zeit der sechsgrößte Cannabis-Produzent der Welt (und der größte in Europa). Mit dem Ende des kommunistischen Regimes unter Enver Hodscha änderte sich das. Der Cannabis Konsum ist allerdings weit verbreitet. Mit dem legalen und illegalen Export von Cannabis wird nach wie vor Geld verdient, aber hat nicht mehr die gleiche Bedeutung wie in der Vergangenheit.

Als extrem nachteilig empfindet die albanische Regierung die Einstellung der EU, die die Korruption und die organisierte Rauschgift-Kriminalität in Albanien nicht mit einer Mitgliedschaft in der Europäischen Union (EU) für vereinbar hält. Die albanische Regierung räumt deswegen neuerdings dem Kampf gegen den Rauschgifthandel eine hohe Priorität ein. Die Grenzen von Politik, Wirtschaft und Rauschgift, die lange Zeit sehr verschwommen waren, werden heute ernster genommen. Sehr zum Missvergnügen der Bevölkerung wurden Cannabis Plantagen gerodet und zahlreiche Gerichtsverfahren gegen den Rauschgift Handel eingeleitet. Der amtierende Innenminister wurde wegen seiner Beteiligungen am Rauschgifthandel seines Amtes enthoben. Er verbüßt seitdem eine nicht geringe Gefängnisstrafe.

Kommentar: Die Aktivitäten und das Know-how der albanischen Rauschgiftmafia haben sich heute verselbständigt und ins Ausland verlagert. Viele Dealer stammen aus Albanien. In Albanien selber haben sich 61 % der Bevölkerung für eine Legalisierung von Cannabis ausgesprochen. Juli 2023 legalisierte das albanische Parlament den Anbau und Konsum von Cannabis.

Belgien: Die Zahl jugendlicher Cannabiskonsumenten ist in Belgien relativ hoch. Statistisch gesehen soll dort jeder sechste 15 - bis 16-Jährige im flämischen Landesteil und jeder fünfte im französischen Sprachgebiet Cannabis konsumieren. Insgesamt konsumieren 10,1% der belgischen Bevölkerung Cannabis.

2003 wurde festgelegt, dass der private Besitz von Cannabis weniger schwerwiegend als der Besitz anderer Drogen ist. Seitdem gilt Cannabiskonsum nicht mehr als Straftat, sondern nur noch als Ordnungswidrigkeit. Ausnahme ist, wenn der Konsum nachweislich Probleme verursacht und öffentlichen Ärger erregt. Bei einem Besitz von mehr als 3 g werden offiziell Bußgelder in Höhe von 75 bis 125 Euro verhängt, die im Wiederholungsfall steigen. Die medizinische Anwendung von Cannabis ist schon lange legal, beschränkt sich aber auf ein einziges Produkt, nämlich das Sativex-Mundspray zur Behandlung der Multiplen Sklerose.

Der Cannabiskonsum in der Nähe von Schulen und öffentlichen Bereichen gilt als Straftat. Die Strafen sind hoch und können bis zu einem Jahr Gefängnis betragen. Antwerpen führte 2014 eine Null-Toleranz-Politik ein, die der Polizei die Befugnis gibt, vor Ort Geldbußen (in Höhe von 75 Euro) zu verhängen, sollte man mit Cannabis erwischt werden.

Es gibt in Belgien fünf Cannabis Social Clubs, die sich allerdings alle in einem rechtlichen Graubereich befinden. Sie werden nur als Modellprojekte für die Zukunft geduldet. In einem vorläufigen Zwischenbericht der Supervision heißt es, zu den größten Schwächen der Clubs gehören die ständigen Versuche, den Vertrieb gewinnorientiert zu führen.

Dänemark gehört zu den toleranteren Ländern in Europa. Verkauf und Besitz von Cannabis sind dort zwar offiziell illegal und sollen mit Geldstrafen oder Haft bis zu 2 Jahren geahndet werden, was in der Realität aber nur selten vorkommt. Bei geringen Mengen wird das Verfahren mit einer Verwarnung eingestellt. Der persönliche Konsum ist nicht illegal. In Kopenhagen und anderen größeren Städten gibt es sogenannte Hasch-Clubs, die sich zumeist in Kellerräumen befinden. In ihnen wird Cannabis verkauft.

Viele Abgeordnete des Parlaments (Folketinget) treten für eine Legalisierung ein. Es gibt sogar eine (nicht im Parlament vertretene) Hanfpartei (die Hampepartiet). Der THC-Gehalt im gehandelten Cannabis ist relativ hoch. Er lag im Jahr 2006 bei durchschnittlich 13 %, 2016 aber schon bei 30 % und ist seitdem weiter angestiegen (Marta Di Forti 2019).

Frankreich hat mit die höchste Cannabis-Konsumrate in Europa: 45 % der Erwachsenen haben schon mindestens einmal in ihrem Leben Cannabis konsumiert. Strafrechtlich nimmt Frankreich eine sehr konservative Haltung ein. Es hat eines der strengsten Cannabisgesetze und macht keinen Unterschied zwischen Besitz und Handel. Medizinisches Cannabis ist nur legal, wenn es aus einer Cannabis Sativa L. - Pflanze stammt und in der Europäischen Union angebaut wurde. Das französische Recht verbietet Produktion, Vermarktung, Besitz, Kauf sowie Konsum und ahndet Vergehen mit hohen Strafen. Selten werden jedoch die im Gesetzbuch angekündigten Gefängnisstrafen (von bis zu 20 Jahren) und/oder Strafgelder (bis zu 7,5 Millionen Euro) auch verhängt. Bestimmte Umstände wirken strafverschärfend. Sie können zu einer Verdopplung der Strafe führen. Dazu gehören der Verkauf von Cannabis an Minderjährige, die Anwendung von Gewalt und die Zugehörigkeit zu einer organisierten Drogenbande.

Frankreich verfolgt mit großer Skepsis die Tendenz zur Liberalisierung in Deutschland. Eine Legalisierung werde es mit ihm niemals geben, versichert der französische Präsident Emmanuel Macron immer wieder.

In **Griechenland** wird der Hanfanbau seit Jahrhunderten in großem Umfang betrieben. Das geerntete Haschisch wird jedoch hauptsächlich zum Export verwendet. Die Cannabisgesetze sind nach wie vor offiziell sehr streng, doch wird Cannabis für den privaten Gebrauch toleriert. Es ist aber strikt illegal, mit Cannabis zu handeln. Obwohl kleine Mengen für den persönlichen Gebrauch eigentlich entkriminalisiert sind, ist die Polizei ermächtigt, in der Öffentlichkeit rauchende Cannabiskonsumenten zu verhaften. Die Entscheidung bleibt dann dem Richter überlassen, ob die Menge, die der Konsument bei sich trug, für den persönlichen Gebrauch oder nicht bestimmt war. Diente sie nur dem Eigengebrauch, muss man lediglich eine Geldstrafe zahlen. Wollte man das Haschisch hingegen weitergeben (verkaufen), so riskiert man eine Gefängnisstrafe.

Besonders „kriminell" soll es auf Kreta zugehen. Dort entdeckt man immer wieder große Cannabis-Plantagen. Mancherorts gibt es Drogen-Barone und Clans, die abgelegene Terrains mit Waffengewalt verteidigen.

Cannabis (Hash, Haschisch, Gras, Pot, Marihuana, Ganja, Dapa, Skunk, Gras, Putt) ist in **Großbritannien** die häufigste Droge (die zweithäufigste ist Kokain). Ärzte dürfen seit 2018 medizinisches Cannabis verordnen. Die Verordnung muss allerdings individuell (d. h. von Fall zu Fall) getroffen werden. Sie kommt nur in Frage, wenn andere Medikamente unwirksam sind bzw. nicht zur Verfügung stehen. Besitz und Handel mit THC sind verboten, es sei denn, dass das THC von einem Facharzt wegen einer medizinischen Indikation verschriebe wurde.

In **Island** ist der Konsum von Marihuana grundsätzlich illegal, wird aber toleriert. In der Altersgruppe zwischen 18 und 67 Jahren konsumieren 18,3 % der Bevölkerung Cannabis. Somit ist Island das Land in Europa mit dem prozentual höchsten Anteil von Cannabiskonsumenten in Europa. Die isländische Regierung beabsichtigt, Drogen zu legalisieren. Sie strebt eine Entkriminalisierung an. Absicht ist, den Cannabiskonsumenten - ähnlich wie in Portugal - als Patienten und nicht als Kriminellen zu behandeln.

Die weite Verbreitung von Cannabis in Island wird damit erklärt, dass (weil der Alkoholkonsum bis 1989 illegal war) sich die Bevölkerung nach anderen Genussmitteln umsehen musste.

In **Italien** sollen Anbau und Konsum schon in der Antike üblich gewesen sein. Heute sind Anbau, Besitz und Verkauf nicht gestattet. Wegen massiven Widerstandes der katholischen Kirche und einiger rechtsgerichteter Parteien wurde ein Gesetz zur Legalisierung nicht verabschiedet. Gegen die Cannabis Social Clubs und den Cannabisanbau sträubt sich vor allem die katholische Kirche, die aber nichts gegen den Einsatz von medizinischem Cannabis einzuwenden hat. Es ist in allen Apotheken erhältlich. 20,7 % der jungen Italiener (zwischen 15 und 34 Jahre) geben an, Cannabis zu konsumieren, das allerdings offiziell nur für medizinische Zwecke erworben werden kann. Verkäufer benötigen eine Lizenz.

„Cannabis light" nennt man das tolerierte und in kleinen Gläsern (aus Blüten der Cannabispflanze) bestehende Cannabis. Es hat einen THC-Gehalt von maximal 0,6 %. Es liegt also weit unter dem als gesundheitsschädlich geltenden Gehalt.

Touristen sollten sich darüber im Klaren sein, dass man in Italien mit dem Verlust des Führerscheins (für einige Monate) rechnen muss, wird man mit Cannabis erwischt.

In **Luxemburg** dürfen pro Haushalt vier Cannabispflanzen zu Hause angebaut werden. Die medizinische Nutzung ist – wenn von legitimierten Ärzten verordnet – bereits seit 2017 möglich. Luxemburg plant - ähnlich wie in Deutschland - in einem Pilotprojekt den staatlich kontrollierten Anbau und Verkauf von THC auch für den Freizeitgebrauch. Das Hauptziel des Projekts ist, den Schwarzmarkt zu verdrängen.

In einem ersten Schritt sollen der private Anbau von Hanfpflanzen und der Konsum entkriminalisiert werden, im zweiten Schritt 14 staatliche Verkaufsstellen eingerichtet werden, die Cannabisprodukte unter engen Auflagen vertreiben dürfen. Die Käufer müssen älter als 18 Jahre sein und ihren Wohnsitz in Luxemburg haben. Der (illegale) Weiterverkauf an Personen aus anderen Ländern soll hoch bestraft werden. Gemäß dem von einer Regierungskommission erarbeiteten Konzept dürfen Erwachsene pro Tag höchstens 5 g Cannabis erwerben (in einem Monat höchstens 30 g). Die gekaufte Menge soll in einer zentralen Datei registriert werden, in der Alter und Identität der Käufer überprüft werden. Der THC-Gehalt soll nicht reguliert, Cannabis mit geringeren Rauscheffekten aber preisgünstiger angeboten werden. Die Verkaufsstellen dürfen nicht für Cannabis werben. Im Gegenteil, sie müssen vor den psychischen Folgen des Konsums warnen. Der Preis wird staatlich festgelegt. Er soll sich u. a. auch am Schwarzmarkt orientieren.

Das Alterslimit von 18 Jahren wird mit der Grenze zur vollen Strafmündigkeit begründet, ab der man auch für Fehlentscheidungen geradestehen müssen. Ziel ist, den heimischen Bedarf vollständig durch eigenen Anbau vollständig zu decken.

In **Malta** ist die Nachfrage seit der „Legalisierung" gestiegen. Man darf Cannabis nur in den eigenen vier Wänden bzw. bei Freunden konsumiert werden. Der Schwarzmarkt ist relativ aktiv. Auf der einen Seite gilt Malta als eines der ersten EU-Länder, das eine Liberalisierung initiierte und als Vorbild, weil es angeblich den Eigenbedarf und Cannabis Social Clubs einführte. Auf der anderen Seite ist die Bürokratie mit ihren regulatorischen Richtlinien ist sehr dominant und eignet sich hervorragend, um auf die Nachteile einer überstürzten Legalisierung hinzuweisen.

Cannabis zu rauchen ist in der Öffentlichkeit verboten. Anbau und Erwerb von Cannabis in Clubs konnten bislang mangels funktionsfähiger Einrichtungen nicht realisiert werden.

Es gibt nur Absichten und Pläne dafür. Da die Malteser ihren Cannabisbedarf nicht über lizensierte Geschäfte und Clubs decken können, müssen sie gezwungenermaßen auf den Schwarzmarkt zurückgreifen. Zwar dürfen sie bis zu vier Cannabispflanzen pro Haushalt anpflanzen, was aber wegen der beengten Wohnverhältnisse nur einem Bruchteil der Bevölkerung möglich ist.

Die gängige Vorstellung, in den **Niederlanden** sei der Cannabiskonsum legalisiert, entspricht nicht der Realität. Anbau, Besitz, Handel und Konsum sind nach wie vor illegal, werden aber nicht geahndet („gedoogt"). In den „Coffee-Shops" darf man bis zu 5 g Cannabis für den Eigenbedarf erwerben, ohne dass man allerdings weiß, woher das Cannabis stammt, denn die Coffee Shops sind auf die Belieferung durch illegale Großhändler angewiesen. Diese Grauzone fördert eine Drogenkriminalität im Umfeld, wo auch Kokain und weitere harte Drogen umgeschlagen werden.

Cannabis ist in den Niederlanden bislang (Ende 2023) lediglich entkriminalisiert, d. h. der Konsument wird von der Polizei nicht behelligt, wenn er auf der Straße „verbotenerweise" raucht. Er wird nicht stigmatisiert und diskriminiert. Verkauf und Konsum von Cannabis in Form von Soft drugs (Cannabis haltigen Getränken) in den Coffee Shops werden schon lange toleriert. Einheimische sowie Ausländer > 18 Jahre dürfen dort 5 g Cannabis pro Tag kaufen. Sie rauchen es auch dort. Ebenso wie der Alkoholkonsum ist das Kiffen in der Öffentlichkeit theoretisch verboten, wird aber toleriert. Der Anbau selbst ist – ausgenommen für den medizinischen Bedarf für den privaten Konsum - verboten.

Medizinisches Cannabis kann von Ärzten verschrieben werden und wurde bis 2016 von den Krankenkassen sogar bezahlt. Der Missbrauch bzw. die sehr vage bzw. komplexe Auslegung des Begriffs „medizinisches Cannabis" ist den Krankenkassen heute zu kostspielig!

Im Herbst 2023 startete man ein auf vier Jahre angelegtes lokales Experiment mit legalisiertem Anbau und Verkauf von legalem (lokal angebautem) Cannabis. Zuerst in Breda und Tilburg und zukünftig in insgesamt 11 Städten wird - lokal angebautes - Cannabis verkauft. In anderen Städten (wie Amsterdam) werden nach wie vor Space Cakes (in der einen oder anderen Form) angeboten, wobei das Cannabis aus illegalen Quellen stammt. Medien behaupten, dass das illegal erworbene Cannabis Pestizide und Streckmittel enthalte.

Die Anwohner der Coffee Shops in Amsterdam sind von dem Cannabistourismus und der Kriminalität in den anliegenden Straßen gar nicht begeistert sind und fordern die Schließung der Shops. Sie bekommen hierbei Unterstützung von rechtsgerichteten populistischen Parteien (PVV). Zur Befriedigung ihres Bedarfs weichen niederländische Cannabisliebhaber heute lieber nach Barcelona, ja sogar nach Südafrika, aus, wo der Zugang zu Cannabis noch unproblematisch ist und Ausländer ihren Genussfreuden unbehelligter und preiswerter nachgehen können. Inzwischen mehren sich aber auch in Barcelona die Beschwerden von Anwohnern über randalierende Konsumenten.

In **Österreich** sind der Besitz von bis zu 25 g Cannabis und der Eigenanbau von bis zu drei Pflanzen erlaubt. Eine offizielle Definition des Eigenbedarfs mit Mengenangaben gibt es nicht. In den Apotheken bekommt man qualitätsgeprüfte Cannabis-Präparate. Cannabis-Samen darf man in beliebiger Menge besitzen. Voraussetzung ist aber, dass dieser nur für gesundheitsfördernde oder dekorative Zwecke und nicht für den Genuss verwendet wird. Bei kleinen Mengen kommt es nicht automatisch zu einem Strafverfahren, aber zur Eintragung in ein Suchtmittelregister. Ähnlich wie in Berlin unternimmt die Polizei keine besonderen Anstrengungen, um Cannabiskonsumenten und -besitzer zu verhaften und zu bestrafen, es sei denn, dass sie Probleme bereiten.

Polen zählte früher zu den restriktivsten Ländern. Wer mit Cannabis erwischt wurde, musste mit empfindlichen Gefängnisstrafen rechnen. Dies änderte sich 2017, als der Erwerb und Besitz von „medizinischem Cannabis" in geringer Menge für legal erklärt wurde. Daraufhin wurden von den Ärzten unzählige Rezepte für Cannabis ausgestellt. Wie viele Menschen aber tatsächlich das Cannabis aus medizinischen Gründen brauchten oder nur behaupteten Cannabis auf Kosten der Krankenkasse zu benötigen, ist unklar. Offiziell steht man - ebenso wie in den meisten osteuropäischen Staaten - der Tolerierung und Legalisierung von Cannabis skeptisch gegenüber.

Die Angaben „geringe Menge" oder „medizinisches Cannabis" sind gesetzlich nicht klar definiert. Handelt es sich um eine geringe Menge, so wird das Strafverfahren eingestellt, wenn das Verhalten des Konsumenten unauffällig war und kein öffentliches Interesse an der Strafverfolgung vorlag. Letzteres ist der Fall, wenn der Täter Cannabis nur für den Eigenverbrauch nutzt und keine Fremdgefährdung vorliegt.

Seit 2001 herrscht in **Portugal** eine sehr liberale Drogenpolitik. Besitz und Konsum von Drogen gelten nicht mehr als Straftat, sondern als Ordnungswidrigkeit. Das gilt nicht nur für Cannabis, sondern auch für andere Drogen (wie Crystal Meth und Heroin).

Im Jahr 2001 betrachtete man es als bahnbrechende Maßnahme, „den Schwerpunkt auf die Prävention und Behandlung und nicht auf die Bestrafung" zu legen. Seitdem macht man sich nicht strafbar, wenn man einen Joint raucht oder Heroin oder Kokain konsumiert. Wer mit Drogen angetroffen wird, muss allerdings mit einer „Kommission" sprechen, die der betreffenden Person Hilfsangebote zum Abgewöhnen machen soll. Im Wiederholungsfall gibt es Verwarnungen und Geldbußen (möglicherweise auch den Führerscheinentzug). Wird festgestellt, dass der Täter Drogen verkauft, um seine eigene Sucht zu finanzieren, ist die Strafe niedrig. Gleiches gilt, wenn die Straftat als „Vergehen von geringer Bedeutung" eingestuft wird.

Die Sozialausgaben konnten seit der Liberalisierung angeblich um ein Fünftel eingespart werden. Es kam zu weniger Gerichtsverfahren und Gefängnisstrafen. Überdosierungen und der Einfluss von Drogenkartellen nahmen ab. Einer damals durchgeführten Studie zufolge sollen die Portugiesen vor der Liberalisierung drogenbezogene Belange für das wichtigste soziale Problem erachtet haben, danach (8 Jahre später) standen drogenbedingte Probleme nur noch an 13. Stelle.

Medizinisches Cannabis wurde erst 2018 offiziell legalisiert. Seitdem kann es vom Arzt verschrieben werden, wenn sich alle anderen Behandlungen als unwirksam erwiesen haben.

In **Russland** gilt der Cannabiskonsum als Ordnungswidrigkeit, solange er sechs Gramm nicht überschreitet. Oberhalb dieser Menge betragen die Geldstrafen bis zu 4000 Rubel (ca. 55 Euro) oder (ersatzweise) 15 Tage Freiheitsentzug. Bei mehr als 100 g droht sogar ein Freiheitsentzug von bis zu zehn Jahren. Ausländer, die im Besitz von Cannabis angetroffen werden, sollen ausgewiesen werden. Die Qualität des Cannabis ist in Russland sehr schlecht. Häufig werden ihm harte Drogen untergemischt.

Cannabis ist die am häufigste konsumierte illegale Droge in der **Schweiz**. Mehr als ein Drittel der Bevölkerung hat dort schon einmal in seinem Leben Cannabis probiert. Der Anteil der Cannabiskonsumenten (zwischen 15 und 64 Jahren) wird auf 5,4 % geschätzt (Der Spiegel 33, 14, 2023). Anbau, Import, Besitz und Handel von Cannabis sind offiziell verboten, doch tatsächlich handhaben die Kantone die Strafverfolgung sehr unterschiedlich. Die französischsprachigen Kantone bestrafen den Cannabisbesitz sehr viel rigoroser als die Deutschsprachigen. In letzteren werden kleine Mengen von weniger als 10 g Marihuana und Haschisch toleriert. Der Besitz gilt als Ordnungswidrigkeit. Cannabis für medizinische Zwecke (CBD) und Cannabis-Produkte mit weniger als einem Prozent THC-Wirkstoff unterliegen seit 2022 nicht mehr dem Betäubungsmittelgesetz.

Die schweizerische Drogenpolitik hat das Ziel, den Drogenkonsum und seine Folgen zu minimieren. Dabei stützt sie sich auf die vier Säulen Prävention, Therapie, Schadensminderung und Repression (Viersäulenpolitik). 2020 verabschiedete das Parlament eine Änderung des Betäubungsmittelgesetzes. Es wurde eine gesetzliche Grundlage für die Durchführung örtlich und zeitlich befristeter, wissenschaftlich überwachter Cannabis Pilotversuche geschaffen mit anschließender Evaluation nach zehn Jahren. 2021 kam es zu einer Änderung des Betäubungsmittelgesetzes, das nun Pilotversuche mit kontrollierter Abgabe von Cannabis zu „Genusszwecken" ermöglicht. In Zürich, Lausanne und Basel werden in drei Pilotversuchen die Möglichkeiten eines regulierten Cannabisbezugs erprobt. Sie sollen die wissenschaftliche Grundlage für die künftige gesetzliche Regelung liefern. Schon 2013 hatte der Gesetzgeber die Umstände für den Konsum gelockert. Er ließ den Besitz von bis zu 10 g Marihuana und Haschisch für den eigenen Gebrauch zuließ.

Die Pilotversuche sollen Erkenntnisse über die Auswirkungen eines kontrollierten Cannabiskonsums auf die physische und psychische Gesundheit liefern. Sozioökonomische Aspekte wie die Auswirkungen auf den Arbeitseinsatz (z. B. Absentismus), auf die Familie und die sozialen Beziehungen der Konsumierenden sollen analysiert werden. Der Cannabiskonsum und das Kiffen auf offener Straße bleiben weiterhin illegal. Grundsätzlich besteht ein Abgabeverbot an Jugendliche unter 18 Jahren.

2021 führte das Meinungsforschungsinstitut Sotomo eine repräsentative Befragung bei 3166 Schweizer Wahlberechtigten durch (im Auftrag des Schweizer Bundesamts für Gesundheit). Die Befragung ergab eine mehrheitliche Zustimmung zur Legalisierung. Voraussetzung soll allerdings eine umfangreiche gesetzliche Regulierung sein (z. B. eine Beschränkung des THC-Gehalts, eine Besteuerung, eine Nulltoleranz sowie eine Regelung bei den Verkaufs- und Produktionsstandorten).

Ankauf, Verkauf und Besitz von Cannabis - auch für medizinische Zwecke - sind in **Schweden** streng verboten. Schweden betreibt eine Null-Toleranz-Politik in Bezug auf alles, was mit Drogen zu tun hat. Lediglich in **Norwegen** wird der Konsum zum medizinischem Gebrauch (auf Rezept durch einen Facharzt) geduldet. Medizinisches Cannabis (CBD) ist auch in **Finnland** legalisiert. Der

Besitz von THC ist illegal, wird aber nur mit einer geringen Geldstrafe bedroht. Das finnische Strafgesetzbuch verbietet den Konsum von Cannabis, doch gibt es starke Initiativen, den Besitz, den Konsum, die Herstellung und den Verkauf von Marihuana zu entkriminalisieren und damit rechtlich wie gesellschaftlich zu legalisieren.

In **Spanien** ist Cannabis zwar nicht legal, aber entkriminalisiert. Mehr als drei Millionen Spanier konsumieren regelmäßig Cannabis. Plänen einer offiziellen Legalisierung wurde mehrfach eine Absage erteilt. Der Konsum gilt als Ordnungswidrigkeit; der Handel ist strikt verboten. Das Rauchen in privater Umgebung ist aber erlaubt. Spanien galt 2024 als das Transferland für das aus Afrika nach Europa exportierte Cannabis.

Es existieren in Spanien mehr als 20 Cannabis Social Clubs, von denen die meisten allerdings illegal und einige wenige halblegal sind. Halb legal sind die von den drei regionalen Provinzregierungen in Navarra, Katalonien, Baskenland geduldeten, aber von der Zentralregierung in Madrid nicht genehmigten Clubs. Der Legalisierung von Cannabis zu Genusszwecken und auch dem Konsum in den Cannabis Social Cannabis Clubs hat die Zentralregierung in Madrid eine Absage erteilt. Derzeit wird an einem Gesetzentwurf gearbeitet, der die Legalisierung von Cannabis für medizinische Zwecke ermöglichen soll.

Es gilt als normal, Cannabis zu rauchen; aber nur in den eigenen vier Wänden. Eine Ausnahme sind tatsächlich die „halb legalen, halb illegalen" Cannabis social clubs. Hier können sowohl Spanier als auch Ausländer Cannabis legal erwerben und konsumieren. Gemäß der lokalen Rechtsprechung in Navarra, Katalonien und Baskenland handelt es sich bei ihnen um Privaträume, die für die Öffentlichkeit nicht zugänglich sind und deshalb als legal gelten. Die Kommunen rechtfertigen ihre Existenz u. a. damit, dass sie Cannabis nur für den Eigenbedarf ihrer Mitglieder anbieten und angeblich keine Gewinne erwirtschaften.

Dieser angeblichen Legalisierung widerspricht die Zentralregierung. Die „halb legalen" Clubs befinden sich deshalb in einer rechtlichen Grauzone. Sie sind wegen ihrer Illegalität ständig von der gewaltsamen Schließung durch die Zentralregierung bedroht.

In **Tschechien** ist der Cannabiskonsum weit verbreitet, obwohl Anbau, Besitz und Konsum offiziell illegal sind. Für den privaten Konsum und für medizinische Zwecke ist Cannabis allerdings erlaubt. Auch sind Marihuana, Haschisch und Cannabis-Öl neuerdings ohne Rezept erhältlich.

Nach Angaben der EMCDDA zählt Tschechien in der Altersgruppe der 15

– 34 -Jährigen mit 23 % THC-Konsumenten neben Island zu den Cannabis-freundlichsten Ländern der EU. 11,1% der Erwachsenen rauchen gelegentlich, 8 bis 9 % angeblich regelmäßig. Hanfshops gibt es überall, doch bekommt man hier nur Cannabis mit maximal 1 % THC. „High" wird man davon kaum. Bei einem THC-Eigenkonsum < 10 g täglich wird in Tschechien von einer Strafverfolgung abgesehen. Wer als Autofahrer kifft, gilt schon bei geringen Dosen als fahruntüchtig und riskiert deftige Geldstrafen.

Für den Eigenbedarf sind bis zu 10 g THC erlaubt. Besitz und Anbau in dieser Größenordnung stellen nur eine Ordnungswidrigkeit dar. Ursprünglich waren 15 g Marihuana und fünf Hanfpflanzen erlaubt. Wegen des gestiegenen THC-Gehalts erfolgte eine Verschärfung. Offen ist noch, ob sich die Konsumenten registrieren lassen müssen. Öffentlich wird der Cannabiskonsum über den Magen-Darm-Trakt empfohlen. Von der Einnahme über die Lunge wird abgeraten, weil dies schädlicher sei. Kiffen in der Öffentlichkeit ist nicht erlaubt. Die Gefahr, dafür belangt zu werden, ist aber gering.

Mitglieder der tschechischen Regierungskoalition propagieren eine Legalisierung des Cannabiskonsums u. a. mit dem Argument, dass damit zusätzliche Steuereinnahmen von bis zu 640 Millionen Euro jährlich generiert würden. Sie behaupten auch, dass erst die Legalisierung Tschechien zu einem wirklich freien Land mache.

Die tschechische Regierung arbeitet derzeit an einem Gesetzentwurf, den THC – Konsum vollständig zu legalisieren. THC-Cannabis soll wie Alkohol und Tabak behandelt werden. Offizielles Ziel ist es, den Schwarzmarkt trocken zu legen, eine Entkriminalisierung und eine Qualitätskontrolle beim Verkauf von Cannabis an Jugendliche >18 Jahre zu erreichen.

Im **Vatikan** sind Anbau, Verkauf, Besitz und Konsum von Cannabis strikt verboten. Der Missbrauch führe zu einer physischen und psychischen Selbstzerstörung, meint Papst Franziskus. Er setzt Cannabis mit anderen Rauschgiften gleich und spricht sich gegen eine Liberalisierung von Genuss - Cannabis aus. Beim medizinischen Cannabis ist er weniger dogmatisch, ja er befürwortet es.

Die überwiegende Mehrheit der katholischen Bischöfe prophezeien große Probleme bei einer Liberalisierung. Sie warnen vor Psychosen, Ehezerwürfnissen und Familienproblemen sowie der Verleitung zu Straftaten. Bei einer Cannabis-Freigabe drohe eine soziale Desintegration und eine Zerstörung der Familienstruktur, sagen sie. Doch es gibt unter den Bischöfen auch Ausnahmen. Zu ihnen gehört der Bischof Franz-Josef Bode von Osnabrück. Er tritt für eine begrenzte Entkriminalisierung des Cannabis-Konsums unter der Bedingung eintritt, dass der Konsum genau reguliert wird. Eine Ausnahmebildete auch der kolumbianische Kardinal Jesus Pimiento Rodriguez, der Marihuana als Geschenk Gottes pries. Auf den Philippinen gilt die katholische Kirche sogar als wichtigste Unterstützerin der Forderung nach Straffreiheit bei Cannabis Besitz.

Afrika

Neben Opium galt die Hanfpflanze (Dacha und Mkudschati) in **Zentralafrika,** dem **Kongo** und dem südlichen Teil des Kontinents lange als das Hauptersatzmittel für Alkohol. Sie verdankte ihre Beliebtheit dort „der Sinnlichkeit und der „die Geschlechtskraft anregenden Wirkung" (Stringaris, M 1939).

Tunesien ist für seine drakonischen Drogengesetze bekannt. Dennoch rauchen dort viele Schüler und junge Erwachsene Cannabis. Die Gerichte unterscheiden bei der Strafbeimessung nicht zwischen CBD und THC. Sie bestrafen schon den geringsten Konsum in der Öffentlichkeit mit mehreren Jahren Gefängnis.

West- und Zentralafrika, die lange Zeit lediglich Transitzonen waren, sind inzwischen selbst von Drogenproblemen betroffen. Nicht zuletzt, weil die Transit-Händler gerne die örtlichen Stützpunkte lieber mit Kokain und Cannabis statt Bargeld entlohnen. **Nigeria** ist eines der größten Konsum-Länder und gleichzeitig ein bedeutender Produzent sowie Exporteur. 9,7 % der Bevölkerung sollen dort regelmäßig Cannabis und harte Drogen konsumieren. Die international agierende Drogenmafia ist sehr aktiv. Nigeria hat mit ihrer Bekämpfung erhebliche Probleme. Sie bestimmt weitgehend das tägliche Leben in den Großstädten. Offiziell pflegt das Land einen sehr restriktiven Umgang mit dem Drogenbesitz und -handel, doch in der Realität setzen sich die Bevölkerung und die Rechtsprechung über die strengen Vorschriften hinweg, so auch über die „Doppelbestrafung". Letztere sieht vor, dass nigerianische Staatsbürger, die in einem anderen Staat eine Straftat im Zusammenhang mit Drogen begangen und bereits eine Strafe verbüßt haben, bei der Rückkehr nach Nigeria zusätzlich zu fünf Jahren Freiheitsentzug bestraft werden. Begründet wird dieses harte Vorgehen mit der Rufschädigung Nigerias.

90% der weltweit beschlagnahmten Drogen gelangten früher auf dem Seeweg von Nigeria nach Europa, doch zunehmend entwickelt sich eine Sahel-Route über Niger, Burkina Faso und Mali als Transitweg. **Burkina Faso** und **Niger** sind die Drehscheiben für Drogen aus Nigeria, Ghana und Togo. Mit dem Geld aus dem Drogenhandel werden politisch und militärisch operierende Gruppen finanziert, einschließlich russische Privatarmeen. Laut der UNODC (Vereinte

Nationen für Drogen- und Verbrechensbekämpfung) bieten Stammeskonflikte und die von außen aufgezwungenen Auseinandersetzungen ein günstiges Umfeld für die Herstellung und den Handel mit Drogen. Die Einnahmen dienen der Finanzierung bewaffneter Gruppen, die wiederum die Konflikte verschärfen.

Ein Großteil des in Deutschland illegal konsumierten Cannabis kommt aus **Marokko.** Marokko gilt als eines der weltweit größten Produktionsländer von Cannabis, obwohl die Produktion und der Konsum von Cannabis dort seit 1974 offiziell illegal sind. Es drohen hohe Geld- und Haftstrafen von bis zu 10 Jahren.

Der Anbau von Cannabis für medizinische, kosmetische und industrielle Zwecke ist hingegen legal. Er wird staatlich gefördert. Man will sich auf Cannabis mit therapeutischer Ausrichtung spezialisieren und produziert Cannabis speziell gegen Schlaflosigkeit und Brechreiz. Man rechnet damit, dass der Markt für medizinisches Cannabis in den nächsten Jahren weltweit um jährlich 30 % wachsen wird. Ein Großteil des Cannabis kommt aus den wirtschaftlich wenig privilegierten Regionen des Rif- Gebirges. Während die Cannabis Bauern in RIF-Gebirge 200 Euro pro Kilo erhalten, verdient der Händler in Deutschland für ein Kilo zwei- bis viertausend Euro.

Das aus **Südafrika** und den Königreichen **Lesotho und Swasiland** stammende Cannabis soll von sehr guter Qualität sein. Südafrika zählt zu den Ländern, wo der Cannabiskonsum schon im 19. Jahrhundert verboten wurde. Allerdings galt das Verbot damals nur für die indigene Bevölkerung sowie für Gastarbeiter aus Indien und China. Die Strafen für den illegalen Genuss von Dagga (so wird Cannabis in S.A. genannt) waren in der Apartheid-Zeit sehr hoch.

2017/18 wurden Anbau, Besitz und Konsum von Cannabis begrenzt legalisiert. „Die erlaubte Menge muss in vertretbarer Weise dem Eigenbedarf entsprechen", heißt es seitdem. In dem strukturschwachen und (im Vergleich zu Deutschland) weniger dicht bevölkerten Südafrika spielt der Eigenanbau eine größere Rolle als in Europa. Wenn möglich, wird er von der ärmeren Bevölkerung praktiziert. Er wird auch dann geduldet, wenn die offiziell limitierte Anzahl an Pflanzen überschritten ist.

Ein großes Problem ist der Straßenverkauf von fertigen Joints. Diese werden oft mit Tick bzw. Crack vermischt. Der süßliche Cannabisduft dominiert den Gestank des Unrats in den Slums von Khayelitsha. In den Läden werden gezielt Kinder und Jugendliche mit Bonbons und Lutschern mit hohem THC-Gehalt umworben. Drogenhändler verteilen großzügig Weingummis an Kinder, um sie frühzeitig an Drogen zu gewöhnen und so eine lebenslange „Kundenbindung" zu erzeugen. Mit dem frühen Konsum erreicht man, dass sie lernen, ihre Affekte,

Stimmungen und Gedanken mit Cannabis zu manipulieren. Ihre Abhängigkeit wird zu einem Modus der Konfliktverarbeitung, der oft von Dauer ist. Microdosing in der Vape ist populär.

Offiziell ist der Konsum auf der Straße verboten. Nur in den eigenen vier Räumen ist er erlaubt. Dazu zählt eigenartigerweise auch das eigene Auto. Im ganzen Land, vor allem aber in den Regionen um Johannesburg und Kapstadt, gibt es Coffee Shops, in denen gemeinsam gekifft werden darf. Die Philosophie der Clubs entspricht weitgehend jener der Clubs in Spanien. Ähnlich wie in Barcelona bewegen sich die „coffee shops" und „social clubs" in einer rechtlichen Grauzone. In Kapstadt, Johannesburg und entlang der Garden Route gibt es Cannabis Clubs, die einen hohen Komfort aufweisen. Neben den „Big Five" und den schönen Golfplätzen entwickeln sie sich zu Attraktionen für Gäste von Overseas. Seit 2000 findet in Kapstadt jährlich der Cannabismarsch statt, an dem bis zu 10.000 Cannabis-Liebhaber und „Aktivisten" teilnehmen.

Vom Cannabis Anbau und -Export erwartet der Staat beträchtliche Einnahmen. Der südafrikanische Präsident Ramaphosa geht von 130.000 neuen Arbeitsplätzen aus, wenn man die Exportmöglichkeiten für Cannabis nutzen würde, sagt er. Allein die Besteuerung würde dem Staat mehr als 7 Milliarden Dollar jährlich einbringen, behauptet die Cannabis Lobby. Ebenso wie in Deutschland wird auch in Südafrika Druck auf die Regierung ausgeübt, eine „komplette" staatliche Legalisierung von Cannabis durchzusetzen.

Lesotho war das erste Land in Afrika, das den Anbau von medizinischem Cannabis legalisierte. Das Königreich erteilte 2018 als erstes afrikanisches Land Lizenzen für den Anbau von Cannabis zu medizinischen Zwecken (CBD). Inzwischen gibt es dort 18 industrielle Gewächshäuser für den Anbau. Die gezüchteten Hanfpflanzen sind für ihren hohen Anteil an CBD bekannt und genießen international eine hohe Wertschätzung. Großabnehmer sind die USA und Kanada. Der Markt wird von Investoren aus dem Ausland bestimmt. Kleinbauern haben keine Chance und sind weiterhin auf den illegalen Anbau von THC angewiesen. Sie können sich die Lizenz zum Anbau für medizinisches Cannabis nicht leisten. Sie rauchen das illegale angebaute THC, unbehelligt.

Lateinamerika

Der Kampf gegen Drogen ist in Lateinamerika viel komplexer als in Europa. Der Schutz der Bevölkerung vor Gesundheitsschäden spielt (anders als in Deutschland) bei der Legalisierung eine geringere Rolle als die Bekämpfung der Drogenmafia. Ziel ist die Eliminierung der Drogenmafia, die in einigen südamerikanischen Ländern praktisch als zweite „Staatsmacht" auftritt. In Mexiko oder Kolumbien hat der Krieg gegen die Drogen ganze Gesellschaften an den Abgrund geführt. Soziale und kulturelle Aspekte der Indigenen müssen stärker als in Europa berücksichtigt werden. Sie verlangen eine hohe Kompromissbereitschaft der Regierungen.

Länder wie Uruguay, Mexiko und Kolumbien erregten international Aufmerksamkeit, als sie vor Jahren fortschrittliche Ansätze zur Cannabisregulierung vorschlugen und auch durchführten. Diese zielten primär auf eine Entmachtung der Drogenmafia ab. **Uruguay** gehörte 2013/14 zu den ersten Ländern, in denen eine Legalisierung für Cannabis praktiziert wurde. Ziel war damals (und ist es noch) den Einfluss der Drogenbanden einzuschränken, weil sie die Legislative und Exekutive des Staates bedrohten. Durch die Liberalisierung wurden die Drogenkartelle zwar nicht völlig entmachtet, aber ihr Einfluss signifikant geschwächt.

2014 erhalten registrierte Einwohner die Erlaubnis zum Anbau von Cannabis und zur Einrichtung von Cannabisclubs. Seit 2017 kann man Cannabis in lizenzierten Apotheken legal erwerben. Nicht alle Apotheken zeigen sich jedoch kooperativ. Insgesamt stammt nur ein geringer Prozentsatz (nämlich etwa 10 %) des konsumierten Cannabis, aus dem legalen Apothekenverkauf. Die Apotheken und offiziellen Verkaufsstellen gelten in der Bevölkerung als unflexibel, die kaum auf die Bedürfnisse und Ansprüche der Bevölkerung eingehen. Das in ihnen vertriebene legale Cannabis ist wesentlich schwächer als dasjenige in den Nachbarländern und auf dem Schwarzmarkt Angebotene, weswegen die Mehrheit der Bevölkerung das Cannabis nach wie vor auf dem Schwarzmarkt oder im benachbarten **Brasilien** kauft, wo der THC-Gehalt doppelt so hoch und dennoch preisgünstiger ist. Dort ist die Bürokratie auch kein Hemmschuh. Interessenten müssen sich nicht – wie in Uruguay - per Ausweis und digitalem Fingerabdruck identifizieren sowie eine Wohnsitzbestätigung vom Postamt vorlegen.

Ausländer dürfen in den legalen Verkaufsstellen in Uruguay kein Cannabis kaufen. Um dem Drogentourismus vorzubeugen, gilt die Legalisierung von Cannabis ausschließlich für die eigen Bevölkerung. Touristen sind auf den florierenden Schwarzmarkt angewiesen, der kurioserweise legales Cannabis an sie illegal weiterverkauft (grauer Markt).

Um Cannabis in Uruguay erlaubterweise zu konsumieren, bieten sich drei Möglichkeiten an: a) bis zu 6 Hanfpflanzen anbauen, b) einem lizensierten Klub beitreten oder c) in einer lizensierten Apotheke Cannabis rezeptfrei kaufen. Wenn möglich, würde die Bevölkerung die legale Möglichkeit des Anbaus daheim oder der Mitgliedschaft in einem Klub bevorzugen. Das ist aber wegen der beengten Wohnverhältnisse in den Großstädten und der geringen Anzahl von Klubs nur in wenigen Provinzen möglich.

Glaubt man den veröffentlichten Statistiken der Regierung, so hat der Konsum seit der Liberalisierung abgenommen. Tatsächlich hat er aber, besonders wegen der Einkaufstouren nach Brasilien und dem Erwerb auf dem Grauen Markt, zugenommen. Die Kriminalisierung der Konsumenten ist in Uruguay gering. Das Stigma von Marihuana als gesundheitsgefährdende Droge gehört der Vergangenheit an. Der anfängliche Widerstand gegen die Legalisierung in der Bevölkerung ist einer vorsichtigen Zustimmung gewichen. Das drückt sich u. a. auch dadurch aus, dass wesentlich mehr Cannabis konsumiert wird als vor der Liberalisierung, wobei das konsumierte Cannabis allerdings nicht unbedingt aus legalen Quellen stammt. Der Cannabis Erwerb hat sich weg vom illegalen Markt und hin zum „Grauen Markt" verschoben. „Grauer Markt" heißt, dass ursprünglich legal erworbenes Cannabis illegal weiter gereicht wird. Angeblich sollen in Uruguay 14 % des konsumierten Cannabis legal erworben sein, 41 % illegal sein und 44 % vom Grauen Markt stammen (Manthey et al 2023).

Dass die Dealer in Uruguay nicht arbeitslos sind, liegt auch daran, dass der THC- Gehalt in den offiziellen lizensierten Verkaufsstellen und Klubs nur halb so stark ist wie auf dem Schwarzmarkt. Die Cannabis Liebhaber bevorzugen starkes Cannabis.

Uruguay war übrigens eines der ersten Länder, das auf die Zunahme von Verkehrsunfällen hinwies. Besonders Motorradfahrer verunglücken oft unter Cannabis-Einfluss (Kilmer et al 2022).

In **Mexiko** erklärte der Oberste Gerichtshof das Cannabis-Verbot bereits 2015 für verfassungswidrig und bestätigte diesen Beschluss 2018 noch einmal. Er begründete seine Entscheidung mit dem Recht auf persönliche Entfaltung, auf die der Bürger ein Anrecht habe. Eine grundsätzliche Legalisierung erfolgte damals allerdings nicht. Gleichwohl wurde der Einspruch gegen das Cannabis-Verbot auch damit begründet, dass die Legalisierung dazu beitrage, die Lebensumstände der ärmeren (aufgrund Anbau und Besitz von Cannabis) kriminalisierten Bevölkerung zu verbessern sowie das Konfliktpotenzial zwischen den wirtschaftlich weniger Privilegierten und dem Staat zu verringern.

In **Kolumbien** ist die Drogenmafia extrem aktiv und einflussreich. Eine Legalisierung wurde mehrfach angestrebt, hatte aber keine Chancen auf Verwirklichung. Seit 1986 ist es legal, Marihuana zu konsumieren. Illegal bleibt jedoch der Kauf und Verkauf. Der persönliche Konsum und Besitz von Cannabis ist entkriminalisiert. Einzelpersonen dürfen bis zu 20 g Cannabis besitzen, bis zu 20 Pflanzen für den persönlichen Gebrauch anbauen und den Stoff in öffentlichen Einrichtungen konsumieren. Der Verkauf oder Kauf von Cannabis bleibt jedoch illegal. 2024 unternahm der Präsident einen erneuten Liberalisierungs-Versuch. Er plädierte dafür, dass Leute, die wegen Straftaten im Zusammenhang mit Cannabis im Gefängnis saßen, freigelassen werden sollten.

Nordamerika

USA: Auf Grundlage der Informationen ist es kaum möglich, den derzeitigen Stand des Cannabiskonsums und seinen Folgen in den USA zusammenzufassen. Grund sind fehlende, gemeinsame Regelungen in den Bundesstaaten und die unterschiedlichen Konsequenzen bei Zuwiderhandlungen von gesetzliche Bestimmungen. Auf Bundesebene ist der Besitz von Cannabis nach wie vor (2024) verboten, doch haben viele Bundesstaaten eigene Gesetze zum Cannabiskonsum verabschiedet. So ist er in einigen Staaten Cannabis zum Freizeitgebrauch freigegeben und wird in anderen nach wie vor geahndet. 24 der 50 amerikanischen Bundesstaaten (wie auch Washington D.C.) haben Cannabis als Rauschmittel (THC) inzwischen für Personen ab 21 Jahren legalisiert. In 38 Staaten ist Cannabis für medizinische Zwecke zugelassen. Idaho, Kansas, und Nebraska erlauben weder Genuss- Cannabis noch medizinisches Cannabis (Gorelick 2023).

In den meisten Bundesstaaten sind die Konsumquoten nach der Liberalisierung um 20 bis 40 % angestiegen. Krankenhausaufenthalte, Psychosen und Suizide haben sich dort mehr als verdoppelt. Katastrophal sind die Verhältnisse an der Westküste, besonders in Oregon, wo nicht nur Cannabis, sondern teilweise auch Heroin und Fentanyl frei erhältlich sind.

In den meisten Staaten ist Cannabis in Fachgeschäften bzw. Fachabteilungen erhältlich. Doch gibt es immer noch einen beachtlichen Schwarzmarkt, der aber in den legalisierten Staaten zurückzugehen scheint. Problematisch ist, dass legal erworbenes Cannabis von den Erwachsenen an minderjährige Jugendliche (trotz Verbot) weitergereicht wird. Problematisch ist der Verzehr von Edibles. In den USA ist es bekanntlich populär, Schokolade, Kekse und Kuchen (Edibles) mit Cannabis anzureichern. Die Anzahl wegen einer Cannabisintoxikation hospitalisierten Kinder erhöhte sich merklich seit der Legalisierung (Pediatrics 2023).

Seit den Präsidentschaftswahlen von 2020 hat die demokratische Partei die Legalisierung vorangetrieben. Wenn es nach ihr ginge, soll in Zukunft niemand mehr wegen des Besitzes von Marihuana ins Gefängnis kommen. Sie erhofft sich dadurch u. a. auch eine Entlastung der mit „drogensüchtigen" Afro-Amerikanern überfüllten Gefängnisse, des Gefängnispersonals, der Justiz und der Polizei und erwartet darüber hinaus zusätzliche Steuereinnahmen.

In **Oregon** an der Westküste wurde 2019 eine Experiment gewagt. Nicht nur Cannabis, sondern auch harte Drogen (wie Fentanyl) wurden entkriminalisiert. Das Ergebnis war verheerend. Anspruch und Wirklichkeit lagen weit auseinander. Noch vor wenigen Jahren galt Portland mit seinen 600.000 Einwohnern als lebhafter Tourismusmagnet. Heute gleicht es in weiten Teilen einer Geisterstadt. An fast jeder Straßenecke stehen Zelte mit Obdachlosen, am helllichten Tag werden auf dem Bürgersteig Fentanyl und Crystal Meth geraucht, Menschen liegen bewusstlos in Hauseingängen, die Anwohner ziehen ins Umland. Drogen sind mittlerweile die häufigste Todesursache bei Amerikanern zwischen dem 18. und 49. Lebensjahr (Welt am Sonntag 3, 2024).

In **Maryland** beschlossen 2022 die Bürger einen Verfassungszusatz, der den Besitz und Konsum von Cannabis für Erwachsene (> 21 Jahre) gestattet. Seit 2023 sind 42,5 g Cannabis (bzw. 12 g Konzentrate bzw. 750 mg reines THC) erlaubt. Man darf zudem zwei Pflanzen für den eigenen Gebrauch anbauen. Bereits 2014 wurde der Besitz von bis zu 10 g Cannabis entkriminalisiert.

In **Colorado,** wo der Konsum für medizinische Zwecke seit dem Jahr 2000 gestattet und der Erwerb seit 2012 legal ist, konsumieren die 12 bis 17Jährigen inzwischen mehr als doppelt so viel Cannabis wie in den anderen US-Bundesstaaten. Die Schulverweise wegen Drogen haben seit der Legalisierung deutlich zugenommen. Cannabis-bezogene Notfallbehandlungen haben sich mehr als verdoppelt. 2006 standen 6,9 % der tödlichen Verkehrsunfälle im Zusammenhang mit Cannabis. 2015 waren es bereits 21%. Die Zahl positiv auf Cannabis getesteter Verkehrsteilnehmer stieg von 7,9 % im Jahr 2006 auf 25 % im Jahr 2015. 16 % der Suizide ereigneten sich bei den 10 bis 19-Jährigen unter dem zusätzlichen Einfluss von Cannabis (somit mehr als unter Alkoholeinfluss). Offiziell ist der Cannabiskonsum - ebenso wie in Kalifornien - nur auf Privatgrundstücken erlaubt. Die Legalisierung brachte dem Staat Colorado bisher 2,3 Milliarden Dollar an Steuern ein.

In **Virginia** und **Missouri** ist der Besitz legalisiert; in Missouri für Personen > 21 Jahre. Der Eigenanbau von sechs blühenden Pflanzen ist gestattet. Lizenzen für den professionellen Anbau und Vertrieb werden in einer Lotterie vergeben, die speziell Benachteiligte berücksichtigen soll. Der Gewinn durch die Cannabissteuer soll in soziale Projekte, in das Gesundheitssystem und in die Finanzierung von Pflichtverteidigern für einkommensschwache Personen fließen.

An beinahe jeder Ecke riecht man in **New York** das Cannabis. Der New Yorker Bürgermeister machte 2021 den Weg für legal erhältliches Cannabis frei. Bestimmten Gruppen wird bei der Vergabe der Verkaufslizenzen der Vortritt gewährt. Der Staat (20 Millionen Einwohner) rechnet mit jährlichen Steuer-Mehreinnahmen in Höhe von 100.000.0 US-Dollar. Mit dem Geld soll angeblich Wohnraum für Bedürftige beschafft und deren ärztliche Versorgung unterstützt werden. In New York kann man Cannabis auch außerhalb der offiziellen Verkaufsstellen erwerben. So gibt es Gewinnspiele, an denen man gegen Geld teilnehmen darf. Als „Danke schön" für die Teilnahme erhält man etwas geschenkt, z. B. Cannabis. Der Handel ist zwar verboten, nicht aber das Verschenken.

In **Texas** - dem Bundesstaat mit den meisten verurteilten Cannabisdelinquenten - ist Cannabis zwar untersagt, doch nur für THC, was in der Bevölkerung umstritten ist. Die Bürger stimmten in fünf Städten für eine Entkriminalisierung. Medizinisches Cannabis ist erlaubt.

Besitz und Konsum sind in **Kalifornien** für medizinische Zwecke schon lange legal. Allerdings herrschen in jeder Stadt und in jedem Landkreis gesonderte Bestimmungen. An einem Ort sind Anbau und Besitz legal, am anderen können sie verboten sein. Offiziell, sind Besitz und Konsum von der Bundespolizei verboten, weswegen es immer wieder zu Hausdurchsuchungen durch die Bundespolizei kommt. Der Schwarzmarkt blüht trotz der Liberalisierung. Er drückt die Preise, weshalb sich der legale Anbau angeblich kaum noch lohnen soll. Der illegale, aber tolerierte Anbau ist zehnmal größer.

Den Ärzten war schon früher bei der Verschreibung viel Spielraum eingeräumt worden. So konnten sie das eigentlich für medizinische Zwecke vorgesehene THC schon bei geringen Rückenbeschwerden verordnen, obwohl es den meisten „Patienten" eigentlich nur um die Berauschung ging.

Der Verkauf erfolgt offiziell über lizensierte Geschäfte (sog. „Medical Cannabis Dispensaries" bzw. „Green Solutions") an Personen, die mindestens 21 Jahre alt sein müssen. Die Dispensaries sind vorwiegend in Apotheken und Drogerien angesiedelt, die ein großes Sortiment führen. Der Besitz von bis zu 8 g Haschisch und der Anbau von bis zu 6 Cannabispflanzen sind erlaubt.

Neben dem legalen Handel gibt es einen großen Markt für das illegal angebaute THC. Es wird paradoxerweise vielfach auf Flächen angebaut wird, die im staatlichen Besitz sind. Deren Management, das jährlich Marihuana im Wert von etwa 31 Milliarden US-Dollar umsetzt, ist mexikanisch. Das dort arbeitende mexikanische Personal ist bereit, die Plantagen unter Waffeneinsatz zu verteidigen.

Die wenigsten Konsumenten bauen (trotz Erlaubnis) Marihuana legal selbst an; sie beziehen ihn auch nicht von den Cannabis-Klubs, den Green Solutions oder den „Medical Cannabis Dispensaries". Der Schwarzmarkt ist schnell und zumeist besser erreichbar. Er stellt sich auch besser auf die individuellen Bedürfnisse ein und ist nicht teurer. Interessierte finden fast immer einen Dealer in der Nähe. Trotz der Dominanz des Schwarzmarktes soll der legale Cannabisverkauf in Kalifornien jährlich mehr als 4 Milliarden Dollar Steuern einbringen.

Medien berichten über einen Exodus der besser gestellten Bevölkerung aus Kalifornien. Nicht nur wegen der hohen Lebenskosten und Steuern, sondern auch wegen der unkontrollierbaren Rauschgift-Verbreitung, vor allem von Heroin, Kokain, Fentanyl, Amphetaminen, Crystal und Halluzinogenen (wie LSD).

Häufig wird übersehen, dass **Kanada** zwar flächenmäßig das zweitgrößte Land der Welt ist, jedoch nur ca. 38 Mio. Einwohner hat, die in weit auseinanderliegenden Gemeinden leben, wo unterschiedliche Limits, teilweise sogar gegensätzliche Cannabis-Gesetze, herrschen.

Kanada war im Oktober 2018 nach Uruguay das zweite Land weltweit, das Cannabis zu Genusszwecken legalisierte. Es gehörte vorher zu den Ländern mit dem höchsten Cannabiskonsum und einem sehr aktiven Schwarzmarkt. Mit der Liberalisierung hoffte man den Konsum einzuschränken, was zwar nicht gelang, aber immerhin nahm der Schwarzmarkt ab. Mittlerweile versorgen sich zwei Drittel der Cannabisliebhaber mit Cannabis auf legalem Wege. Der Konsum ist eindeutig gestiegen. Die legalen Verkäufe summieren sich auf mehr als eine Milliarde kanadische Dollar. Vorher (also vor der Liberalisierung von 2018) hatten sie noch bei 175 Millionen Dollar gelegen.

Anfangs hatte man den Eindruck, der legale Markt könnte den Schwarzhandel eventuell völlig verdrängen. Inzwischen hat sich dieser aber erholt, nicht zuletzt dank seiner flexibleren Preisgestaltung. Er bietet stärkeres THC an und sein Cannabis ist – im Gegensatz zu früher – relativ „sauber". Die Dealer hatten in der Vergangenheit oftmals gestreckte, unsaubere und die Gesundheit gefährdende Produkte verkauft. Der durchschnittliche Gehalt an THC bei illegalem Cannabis stieg von etwa einem Prozent im Jahr 1990 auf 20 Prozent im Jahr 2018.

Nach der Liberalisierung stieg der Cannabiskonsum an. 2018 gaben 22 % der Befragten an, in den letzten 12 Monaten Cannabis konsumiert zu haben; 2019 (also kurz nach der Liberalisierung) waren es schon 25 %, 2020 sogar 27 %. Bei den Jugendlichen (zwischen 16 und 19 Jahre) konsumierten 2018 etwa 36 % Cannabis; 2019/ 20 stieg die Häufigkeit auf 44 % an. Bei den jungen Erwachsenen (zwischen 20 und 24 Jahren) stieg der Konsum 2018 von 44 % auf 52 % im Jahr 2020 an. Fast 8 % der Kanadier (>15 Jahre) konsumieren heute Cannabis täglich oder beinahe täglich. Vor der Legalisierung waren es nur etwa 5 %.

Von einer einheitlichen Rechtsprechung bzgl. Besitz, Handel und Konsum kann in Kanada keine Rede sein. Unterschiedliche Rechtsauffassungen gibt es nicht nur in den frankophonen und anglophonen Landesteilen, sondern zwischen in den einzelnen Provinzen. In jeder Stadt und in jedem Landkreis können verschiedene Bestimmungen herrschen. Die legal verkauften Cannabisprodukte tragen deshalb je nach Provinz eine andere Farbe und ein anderes Siegel, um einem Handel zwischen den verschiedenen Provinzen vorzubeugen. Generell dürfen Erwachsene bis zu 30 Gramm Cannabis besitzen, Jugendliche (zwischen 12 und 17 Jahre) 5 g. Der Besitz von bis zu 8 g und der Anbau von bis zu 6 Cannabispflanzen sind erlaubt. Viele decken ihren Bedarf allerdings in den angrenzenden US-Bundesstaaten.

In **British Columbia** ist der Besitz von THC-Cannabis legal und der Konsum von Kokain, Heroin und Metamphetamin gestattet. Der Staat hat sich zu einem Hotspot für Drogen-Touristen entwickelt. Erwachsene dürfen dort bis zu zweieinhalb Gramm Kokain, Amphetamine, Heroin und andere Opioide für ihren Eigenbedarf mit sich führen. Vancouver gilt als Drogenhochburg. Dort sollen mehr Menschen an illegalen Drogen sterben als durch Autounfälle, Morde und Suizide zusammen.

In einigen östlichen Provinzen wie **NOVA SCOTIA** (Neu Schottland) wurde der Besitz von 2,5 g harten Drogen (Kokain, Heroin, Fentanyl und Opioide) „vorübergehend entkriminalisiert". Wer mit diesen Drogen angetroffen wird, ist keiner Strafverfolgung ausgesetzt (Schedule I of the Controlled Drugs and Substances Act). Allerdings ist nur der Besitz kleiner Mengen straffrei, nicht aber der Erwerb und Handel. Der zulässige Höchstbesitz beträgt in den meisten Provinzen 30 g, in Quebec hingegen das Fünffache. Der Vertrieb läuft über private Läden und über die »BC Cannabis Stores«, die unter der Regie der kanadischen Regierung stehen, aber auch über Online Stores.

Der Verkauf ist theoretisch nur über staatlich lizensierte Abgabestellen möglich, vergleichbar mit dem Erwerb von Alkohol. In Britisch Columbia ist Cannabis allerdings auch im privaten Einzelhandel erhältlich, in Neu Schottland (NOVA SCOTIA) zudem – wenn man sich mit ID-Card authentifiziert - online. Im Großen und Ganzen kann Cannabis überall dort frei konsumiert werden, wo auch der Tabakkonsum gestattet ist. In **Neufundland** und **Nunavut** ist der Konsum nur im privaten Bereich gestattet. In **Calgary (Alberta)** ist er in der Öffentlichkeit verboten, obwohl die Provinz ansonsten als sehr liberal gilt.

Autofahren unter Cannabiseinfluss wird grundsätzlich bestraft. In **Ontario** sollen Cannabis bedingte Verkehrsunfälle seit der Legalisierung um mehr als 400 % zugenommen haben (Myran et al. 2023).

Erwachsene (in **Alberta** >18 und in Quebec > 21 Jahre) dürfen außerhalb der eigenen Wohnung bis zu 30 g Cannabis mit sich führen. Ähnlich wie für Alkohol liegt das Mindestalter für Kauf und Konsum - je nach Region – bei 18 Jahren. Die Käufer müssen ihr Alter per Ausweis (z. B. Reisepass, Führerschein) nachweisen. Maximal darf man in der Öffentlichkeit 30 g legales, getrocknetes Cannabis (oder sein Äquivalent in nicht-getrockneter Form) mit sich führen.

In der Provinz **Quebec** entstanden nach der Legalisierung insgesamt 23 offizielle Läden der »Société Québécoise du Cannabis«, in denen Cannabis verkauft wird. Der maximale THC-Anteil im verkauften Cannabis darf 30 % nicht überschreiten. Das ist - verglichen mit anderen Staaten - relativ hoch. Dennoch protestieren die privat geführten Cannabis-Plantagen und der Handel, denn sie befinden sich in einem harten Konkurrenzkampf mit dem Schwarzmarkt und den nahe gelegenen US-Staaten, die Cannabis mit noch höherem Wirkstoffgehalt anbieten. Wer wünscht, der fährt über die Grenze, wo er Cannabis in beliebiger Qualität und gewünschter Stärke für sich, die Familie und Freunde erwerben kann. So kommt es, dass das in Quebec angebautes (und > 30 % stärkeres Cannabis offiziell zwar in Quebec nicht verkauft werden darf und deswegen in die USA exportiert wird, aber von dort über dunkle Kanäle zurück auf den Grauen Markt in Quebec gelangt. Eine andere (gerne genutzte) Beschaffungsmöglichkeit ist die über Online. Die Ware wird zu einer sogenannten Post Canada Station geliefert und kann dort gegen Vorlage einer ID (Personalausweis) abgeholt werden.

Kommentar: *In Kanada brach der legale Cannabis- Markt nach der Liberalisierung anfangs wegen der komplizierten Verschreibung und Überbürokratisierung* *um bis zu 80 Prozent ein. Die Klienten fragten sich, warum sie zum Arzt gehen sollten, wo doch das Cannabis um die Ecke unbürokratisch und zu günstigeren Bedingungen erhältlich war. Ein ähnliches Szenario könnte in Deutschland nach der Liberalisierung stattfinden, sollte der legale Erwerb zu bürokratisch ablaufen.*

Tatsächlich führte wahrscheinlich nicht die Legalisierung, sondern die Kommerzialisierung zu der Konsumzunahme. Durch die Kommerzialisierung stieg die Verfügbarkeit von Cannabis, so dass es zu Problemen mit Missbrauch und übermäßigem Konsum kam.

Asien

Laut Wikipedia zählt **Israel** zu den Ländern mit dem weltweit höchsten Cannabiskonsum. 27 % der Bevölkerung sollen dort Cannabis konsumieren. In den USA sind es lediglich 18,4 %, in Deutschland 7,1 % (bag.admich.ch, Orth, Merkel, Seitz & Kraus, 2021). Der Freizeitkonsum (THC) ist zwar offiziell verboten, wird aber toleriert; allerdings nicht in Gegenwart von Nichtrauchern. Erlaubt ist er in Privaträumen und Wohnungen, die über eine ausreichende Belüftung verfügen und für die Öffentlichkeit nicht einsehbar sind. Der Besitz kleiner Cannabis-Mengen wurde 2019 entkriminalisiert. Bei größeren Mengen wird der erstmalige Verstoß mit einem Bußgeld von 1000 Schekel (260 Euro) belegt, der zweite mit 2000 Schekel geahndet. Erst beim dritten Verstoß wird ein Strafverfahren eingeleitet.

Besitz und Konsum von CBD wie THC sind für medizinische Zwecke erlaubt. Ist der THC-Gehalt sehr gering, so kann man die Substanz auch ohne ärztliche Verschreibung erhalten. Es heißt, einige Altersheime geben ihren Bewohnern abends routinemäßig CBD.

Cannabis (CBD) wird bei schweren Erkrankungen und für Soldaten mit posttraumatischem Stress dauerhaft verschrieben. Es gibt Bestrebungen, Cannabidiol (also CBD) von der Liste der gefährlichen Drogen zu streichen und in größerem Umfang als bisher zu vermarkten. Schon jetzt ist man großzügig bei der Vergabe von CBD bei Einschlafstörungen, Unruhe und Angst.

Israelische Forschungsinstitutionen befassen sich schwerpunktmäßig mit der Synthese von Cannabinoiden. Mit selektiv wirksamen Cannabinoiden versuchen sie, Eigenschaften wie die Schmerzstillung und die Entzündungshemmung zu separieren und die berauschenden Wirkungen zu eliminieren.

Afghanistan zählt zu den weltweit größten Produktionsländern von Opium und Cannabis. Im Hindukusch bestehen ideale Wachstumsbedingungen. Obwohl der Anbau offiziell illegal ist, wird er in mindestens 17 der 34 Provinzen des Landes kommerziell betrieben und hat eine für die Bevölkerung existenzielle Bedeutung. In vielen Dörfern und Familien ist er die einzige Einnahmequelle. Auch der Staatshaushalt profitiert von dem Drogenanbau.

Der Cannabis Anbau wurde 1957 für illegal erklärt. Auf Druck der USA wurden damals die Opium- und Cannabis-Plantagen gerodet. Viele Cannabisbauern verloren ihre Existenz und schlossen sich schließlich dem Taliban an. Bald bauten sie wieder Opium und Cannabis an, die sie heute (wie ehedem) über Usbekistan in die USA exportieren. Besonders beliebt ist die Kombination von Haschisch und Mohn. Der Taliban fördert (2023) den Cannabis Anbau und erhofft sich - zum Segen der Staatskasse - eine Steigerung des Exports, vor allem nach Deutschland. Offiziell hat das Taliban-Regime allerdings den Cannabiskonsum im ganzen Land verboten. Jeder Verstoß führt zur vollständigen Zerstörung der Ernte und zur Verhängung von Strafen gemäß dem Gesetz der Scharia, sagt das Taliban-Regime, hütet sich aber wohlweislich hart durchzugreifen, denn das würde vielen Familien die Lebensgrundlage entziehen.

In **Indien** sind die Strafen offiziell sehr hoch, wenn man beim Handel bzw. Besitz von THC entdeckt wird. Haftstrafen von bis zu einem Jahr oder ein Bußgeld in Höhe von bis zu 10.000 Rupien werden theoretisch bei Besitz von Genuss-THC verhängt. Erwerb, Konsum und Verkauf von medizinischem Cannabis sind hingegen legal. Die Realität ist allerdings eine andere! Der THC-Konsum ist weit verbreitet und gilt als gesellschaftlich akzeptierter Zeitvertreib. Bei religiösen Festen wird er toleriert. Der Rauch gilt teilweise als heilig. Er soll helfen, sich geistig auf Shiva zu konzentrieren.

Indien zählt weltweit zu den bedeutendsten Drogen-Umsatzzentren. Neu-Delhi und Mumbai gehören weltweit zu den Top-10-Städten, was die Anzahl der Cannabis-Konsumenten anbelangt. Sie werden lediglich von New York und Karachi übertroffen.

Eigentlich ist Cannabis in **Nepal** illegal, außer (einmal jährlich) beim Shivaratri-Fest. Das Fest hat eine lange Tradition. Cannabis soll dabei helfen, sich geistig auf Shiva zu konzentrieren. In der Heilkunde wird Cannabis von ayurvedischen Ärzten zur Behandlung von erhöhtem Blutdruck eingesetzt. Sie empfehlen Cannabis auch zur Entspannung und zu besseren Konzentration.

Ostasien Die meisten Länder in Ostasien verweigern sich der (ansonsten) weltweiten Tendenz zur Liberalisierung. Besitz und Weitergabe von THC werden in den meisten Ländern nach wie vor bestraft. Medizinisches Cannabis ist heute aber in vielen Ländern (außer der Volksrepublik China) erlaubt

China: Schon vor mehr als 2500 Jahren nutzte man Cannabis in **China** sowohl als Nahrungsmittel als auch zur Berauschung. Berauschend wirkende Hanfpflanzen sollen bei Begräbnisritualen verbrannt und der Rauch eingeatmet worden sein. Archäologen vermuten, dass die Angehörigen im Rausch mit ihren Verstorbenen in Kontakt treten wollten. Heute zählt **die Volksrepublik China** zu den wenigen Ländern, die nicht nur Anbau, Besitz, Handel und Konsum von Genuss-THC, sondern auch den Besitz von medizinischem Cannabis streng bestrafen. Selbst die chinesische Sonderverwaltungszone Hongkong hält medizinisches Cannabis für eine gefährliche Droge. Wird jemand beim Cannabiskonsum erwischt, so drohen ihm eine Haftstrafe von bis zu 15 Tagen oder Geldstrafen bis zu 300 Euro. Wer Cannabis anbaut oder damit handelt, muss mit noch höheren Strafen rechnen. Lediglich Cannabis-Samen wird im Rahmen der traditionellen Chinesischen Medizin toleriert.

Behauptet wird, dass die Regierung befürchtet, der Cannabiskonsum könne sich negativ auf die Leistungsbereitschaft und Leistungsfähigkeit sowie die Moral der Bevölkerung auswirken. Aus dem gleichen Grund soll Peking auch andere Aktivitäten einschränken, die bei uns kaum reguliert werden. So schränkte die Regierung in den letzten Jahren z. B. die Zeit ein, die Minderjährige mit Computerspielen und in sozialen Netzwerken verbringen.

In **Japan** (wie überhaupt in Ostasien) hat die traditionelle Medizin eine große Bedeutung. Cannabis genoss im Shintoismus (der traditionellen japanischen Religion) ein hohes Ansehen. Die Shinto Priester glaubten, Cannabis reinige die Luft. Sie schwenkten Cannabis-Blätterbündel, um die Umgebung von negativen Geistern zu befreien. Cannabis wurde als Symbol der Reinheit betrachtet, weshalb Bräute bei der Hochzeit Schleier aus Cannabispflanzen trugen.

Heute bestehen starke Vorbehalte gegen Cannabis. Es herrschen sehr strenge Strafbestimmungen für den Besitz, Handel und Anbau von THC. Man kann mit bis zu fünf Jahren Gefängnis und mindestens 2 Millionen Yen (etwa 15.000 Euro) bestraft werden. Dabei spielt es keine Rolle, wieviel Cannabis von der Polizei beschlagnahmt wurde. Ein halbes Gramm kann ähnlich hart bestraft werden wie ein Tütchen mit 5 g. Wer beim Cannabis-Anbau entdeckt wird, muss mit einer Gefängnisstrafe von bis zu sieben Jahren und einer Geldbuße von 3.000.000 Yen rechnen. Die japanische Regierung beharrt strikt auf ihrer Ablehnung von

THC, dass sie sogar japanische Touristen vor dem Flug ins Ausland auffordert, sich von Marihuana fernzuhalten; so z. B., wenn sie nach Kanada reisen, wo der Erwerb und Konsum von THC bekanntlich legal ist. Dennoch nimmt der Cannabiskonsum in Japan zu. Es gibt Bestrebungen zur Legalisierung, solange es zu medizinischen Zwecke und für den Eigenbedarf dient. Cannabis haltige Medikamente sind bislang ausschließlich zur Behandlung der Epilepsie zugelassen.

In National China (Taiwan) sind Produktion, Verkauf und Besitz von Cannabis illegal, gleichgültig, ob es sich um THC oder CBD, um Genuss- oder medizinisches Cannabis handelt. Konsumenten droht eine Gefängnisstrafe von bis zu fünf Jahren. In den letzten Jahren werden aber zunehmend Forderungen laut, Cannabis zu entkriminalisieren und zumindest für den medizinischen Gebrauch zuzulassen.

Nord Korea: Über das Internet verbreitete sich das Gerücht, in Nord Korea sei der Besitz von Genuss Cannabis legal. Das ist falsch! Im Gegenteil, der Besitz psychoaktiver Drogen wird mit schweren Strafen geahndet, in einigen Fällen sogar mit der Todesstrafe. Die schwedische Botschaft in Nordkorea (Vermittler zwischen Nordkorea und anderen Ländern) betont, dass Besitz, Handel und Konsum von Cannabis illegal sei und wie Kokain und Heroin geahndet wird.

Richtig ist allerdings, dass Hanf in Nordkorea häufig angebaut wird. In den staatlich betriebenen Agrarkulturen baut man ihn für den Industriebedarf und als medizinischen Nutzhanf an. Teilweise wird er auf den Straßenmärkten auch als Tabakersatz verkauft. Im Wesentlichen wird er von der Textil- und Lebensmittelindustrie genutzt.

Südkorea: Produktion, Verkauf und Besitz von Cannabis jeglicher Form sind in Südkorea illegal. Selbst der Besitz kleinster Mengen wird bestraft. Wiederholungstäter und Dealer müssen mit bis zu 14 Jahren Haft rechnen. Der Polizei steht es frei, grundsätzlich jedermann auf der Straße anzuhalten und auf Drogen zu kontrollieren.

Singapur ist bekannt für harte Strafen bei drogenbedingten Vergehen. Dort wurde noch kürzlich (2023) ein Mann - trotz internationaler Proteste - hingerichtet, weil er eine Cannabis-Lieferung eingefädelt haben soll. In **Malaysia** und den **Philippinen** herrschen strenge Gesetze. Touristen, die nach Südostasien reisen, werden vor dem Cannabis-Konsum gewarnt. Ihnen drohen harte Strafen schon beim Besitz minimaler Mengen.

Unter dem philippinischen Präsidenten Rodrigo Duterte wurde die Todesstrafe schon bei relativ geringfügigen Cannabis-bedingten Straftaten verhängt. Nicht nur die Konsumenten selbst, sondern auch deren Angehörige wurden belangt, denn das philippinische Recht bestraft ebenso die „Beschützer", wozu auch diejenigen zählen, die Drogenhändler oder -verkäufer wissentlich abschirmen, schützen oder beherbergen. Der Vorsitzende der philippinischen Menschenrechtskommission behauptet, dass bis zu 30.000 Filipinos im „Krieg gegen die Drogen" unter Präsident Duterte getötet wurden. Sein Nachfolger ist weniger streng, verhängt aber auch harte Gefängnisstrafen. Cannabis für medizinische Zwecke ist inzwischen straffrei. Ein aktiver Unterstützer dieses Bestrebens war die katholische Kirche, die sich auf den Philippinen im Gegensatz zum konservativen Verhalten des Vatikans weniger strikt ausspricht.

In **Thailand** waren der Besitz und Handel mit Cannabis-Produkten bis 2022 streng verboten. Sogar Todesstrafen wurden vollzogen. 2022 wurden Anbau und Konsum „von Cannabis von einem Tag auf den anderen" entkriminalisiert und liberalisiert. Fortan galt Thailand als das liberalste Cannabis-Konsum-Land in Südostasien. Cannabis-Shops schossen wie Pilze aus dem Boden. Restaurants boten plötzlich Cannabis haltige Cannabis-Getränke, -Nachtische, -Snacks und ganze -Menüs an. Für wenig Geld gab es die "Crazy Happy Pizzas". Anbau, Verkauf und Konsum wurden kaum eingeschränkt. Der Anbau von Cannabispflanzen wurde großzügig gefördert, während Cannabisimporte streng bestraft wurden. Die Thai Regierung ermutigte die Dorfbewohner in den ländlichen Gebieten, Cannabis anzupflanzen, indem sie kostenlos Samen an die Dorfbewohner verteilte. Bis zu sechs Pflanzen durften die Familien auf ihrem privaten, eingezäunten Grundstück anbauen. Die Pflanzen mussten lediglich beim Dorfvorsteher registriert werden. Cannabis sollte die Attraktivität des Landes für den internationalen Tourismus fördern.

Anfang 2024 berichteten die Medien, dass die thailändische Regierung eine radikale Kehrtwende und die Rücknahme der Liberalisierung plane. Das Kiffen außerhalb medizinischer Anwendungen solle wieder verboten werden. Sie begründete den geplanten Schritt mit dem Schutz der Jugend und der Gefahr des Einstiegs in härtere Drogen.

Australien

Cannabis ist in **Australien** weit verbreitet und genießt ein positives Image. 16 % der Schüler (zwischen 12 und 17 Jahren) haben Cannabis Erfahrungen. Den UNODC-Daten zufolge rangiert Australien weltweit auf Platz 9, was die Anzahl der Cannabiskonsumenten angeht. Konsum, Kauf und Verkauf von Cannabis sind allerdings illegal. Die Höhe der Strafen bei Zuwiderhandlung variiert von einem Bundesstaat zum anderen.

Nicht nur medizinisches Cannabis, sondern auch härtere Drogen wie Heroin können von registrierten Ärzten verschrieben werden. Die Verschreibungsmöglichkeit ist allerdings beschränkt auf die Spastik bei Multipler Sklerose, Übelkeit und Erbrechen unter Chemotherapie, bei Schmerzzuständen und Angststörungen im Verlauf einer Krebskrankheit (mit einer Lebenserwartung von weniger als zwölf Monaten) sowie im Falle einer therapierefraktären Epilepsie bei Kindern. Wer mit bis zu 25 g Genuss Cannabis angetroffen wird, muss offiziell eine Geldstrafe von 100 australischen Dollar zahlen (oder an einem Drogenprogramm teilnehmen).

Zwischen den theoretischen Bestimmungen und der täglichen Praxis herrscht aber eine große Lücke, weshalb es in der Bevölkerung intensive Bestrebungen zur Entkriminalisierung und Liberalisierung gibt. Die Ärzteschaft äußert erhebliche Bedenken wegen der zu erwartenden gesundheitlichen Auswirkungen und der Überforderung des Gesundheitssystems.

Neuseeland: Dass Neuseeland seit Jahren mit einem massiven Drogenproblem kämpft, ist kaum einem Touristen bekannt. 13,4 % der 16- bis 64jährigen Neuseeländer konsumieren Cannabis. Damit ist Neuseeland der, auf die Bevölkerung bezogen, weltweit neuntgrößte Cannabiskonsument. Im Oktober 2020 sprach sich die neuseeländische Bevölkerung in einer Volksabstimmung gegen die Legalisierung von THC aus. 53,1 % lehnten die Legalisierung ab. 46,1 % stimmten dafür. Wer Cannabis anbaut, riskiert in Neuseeland hohe Haftstrafen. Wer Cannabis an Jugendliche unter 18 Jahren verkauft, riskiert die Höchststrafe: acht Jahren Gefängnis.

Ozeanien

Der Anteil der Bevölkerung in Ozeanien (15 bis 64 Jahre), der 2021 Cannabis konsumierte, betrug 17,1 %. Neben Chile (15,1 %) und Kanada (14,7 %) und Israel (27 %) gehört Ozeanien zu den Regionen mit den meisten Marihuana-Konsumenten (Der Spiegel 33, 14, 2023).

Wie andere Länder mit Cannabis umgehen (Zusammenfassung):

- Der Zugang zu medizinischem Cannabis ist in vielen Ländern (außer in Ostasien) in den letzten Jahren ermöglicht worden.

- Mit der Teillegalisierung für Genuss-Cannabis (THC) prescht Deutschland in der Europäischen Union vor.

- In den meisten Ländern haben nach der Legalisierung Cannabiskonsum und parallel dazu Gesundheitsschäden, Belastungen des Gesundheitssystems sowie Unfallgefahren zugenommen.

- Eine partielle Liberalisierung von Genuss-Cannabis findet in vielen Ländern statt.

- Dass Cannabis in Deutschland bisher keine größere Verbreitung fand, liegt auch an den Krankenkassen, die mit einer Bürokratisierung der Anträge die ärztlichen Verschreibungen limitierten.

- Traditionen sowie ökonomische und politische Interessen entscheiden weitgehend darüber, ob die Justiz bei illegalem Cannabis die Augen verschließt. In Deutschland standen vor allem die Belastung und Überforderung der Justiz und Polizei einer Strafverfolgung im Wege.

- Behauptungen, die Legalisierung erfolge zum Schutz der Jugend und zur Reduzierung der Kriminalität, sind häufig nur vorgetäuscht.

- Aussagekräftige Therapiestudien zu Wirksamkeit und Nutzen von Cannabis gibt es kaum. Es gibt keine anerkannte Therapiestudie, in der eine Überlegenheit von Cannabis bei Schmerzen, Krebs und/oder neurologisch/psychiatrischen Erkrankungen nachgewiesen wurde. Studien, die auf negative Auswirkungen von Cannabis hinweisen, nehmen zu. Therapiestudien, in denen keine Differenzierung von CBD und THC erfolgt, sind wenig aussagekräftig.

- Besitz und Weitergabe von THC werden in den meisten asiatischen Ländern hart bestraft. In Afrika ist der Besitz und Konsum von Genuss-Cannabis illegal, aber dennoch tägliche Praxis. Offiziell erlaubt der Koran keine Rauschmittel, gleichwohl ist Kiffen im Islam weit verbreitet. In Europa gibt es in den meisten Ländern eine Tendenz zur Liberalisierung, die durch die EU-Gesetzgebung aber (noch) gehemmt wird.

- In Deutschland soll Cannabis künftig in größerem Stil angebaut werden, um den einheimischen Bedarf zu decken. Man möchte sich von unsicheren Importen unabhängig machen sowie die Versorgungssicherheit und Qualität nach GMP-Standards sicherstellen, aber auch an den hohen Steuereinnahmen partizipieren. Auf die Notwendigkeit und Sinnhaftigkeit der Suchtprävention sowie auf Versprechungen, eventuelle finanzielle Gewinne der Prävention zugutekommen zu lassen, wird im Rahmen von Liberalisierungs-Bestrebungen gerne verwiesen. Häufig handelt es sich dabei aber nur um folgenlose Lippenbekenntnisse.

- Cannabis ist ein wichtiger Exportartikel, der zur Finanzierung des Staatshaushalts einiger Staaten beiträgt. Die Absicht, in Deutschland selbst Cannabis zu vermarkten, wird von diesen Ländern mit großer Zurückhaltung und Angst verfolgt. Dies könnte wirtschaftliche und politische Instabilität im eigenen Land verursachen.

- Darüber, dass ein Reformbedarf beim Cannabiskonsum besteht, herrscht weltweit Einigkeit. Einige Länder (so auch die deutsche Regierung) präferieren die Legalisierung als Lösung. Die bisherigen Erfahrungen damit sind allerdings nicht nur positiv. So manches wird sich verschlimmern. Spezifische, auf den Cannabiskonsum bezogene Präventionsmaßnahmen, sind notwendig. Erfolge werden allerdings – ähnlich wie bei der Krebsprävention und beim Klimawandel – erst nach Jahren, ja Dezennien, und nur unter Aufgabe liebgewordener Verhaltensweisen feststellbar sein.

- In Deutschland soll Cannabis künftig in größerem Stil angebaut werden, um den einheimischen Bedarf zu decken. Man möchte sich von unsicheren Importen unabhängig machen sowie die Versorgungssicherheit und Qualität nach GMP-Standards sicherstellen, aber auch an den hohen Steuereinnahmen partizipieren. Auf die Notwendigkeit und Sinnhaftigkeit der Suchtprävention sowie auf Versprechungen, eventuelle finanzielle Gewinne der Prävention zugutekommen zu lassen, wird im Rahmen von Liberalisierungs-Bestrebungen gerne verwiesen. Häufig handelt es sich dabei aber nur um folgenlose Lippenbekenntnisse.

- Cannabis ist ein wichtiger Exportartikel, der zur Finanzierung des Staatshaushalts einiger Staaten beiträgt. Die Absicht, in Deutschland selbst Cannabis zu vermarkten, wird von diesen Ländern mit großer Zurückhaltung und Angst verfolgt. Dies könnte wirtschaftliche und politische Instabilität im eigenen Land verursachen.

- Darüber, dass ein Reformbedarf beim Cannabiskonsum besteht, herrscht weltweit Einigkeit. Einige Länder (so auch die deutsche Regierung) präferieren die Legalisierung als Lösung. Die bisherigen Erfahrungen damit sind allerdings nicht nur positiv. So manches wird sich verschlimmern. Spezifische, auf den Cannabiskonsum bezogene Präventionsmaßnahmen, sind notwendig. Erfolge werden allerdings – ähnlich wie bei der Krebsprävention und beim Klimawandel – erst nach Jahren, ja Dezennien, und nur unter Aufgabe liebgewordener Verhaltensweisen feststellbar sein.

Kapitel 24

Beratung, Suchtvorbeugung und Prävention

Die Prävention ist wichtig, damit Menschen gar nicht erst abhängig und krank werden. Man unterscheidet die primäre, sekundäre und tertiäre Prävention. Bei der primären Prävention geht es darum, die Ursachen des Cannabiskonsums zu beeinflussen, wohingegen in der sekundären Prävention nach Risiken und frühen Symptomen des Suchtverhaltens gesucht wird und es in der tertiären Prävention um die Folgestörungen geht (Rehabilitation). Zur Letzteren gehört auch die Vorbeugung eines Rückfalls.

Zur **primären Prävention** gehören die Information und Aufklärung. Sie haben bei der Sucht-, speziell der Cannabisprävention in der Jugend - einen hohen Stellenwert, weil Kinder und Jugendliche besonders anfällig sind und – im Gegensatz zu vielen Erwachsenen – noch beeinflussbar und formbar sind.

Zur **sekundären Prävention** gehören die Früherkennung von Risiken, um eine Chronifizierung des Konsums zu verhindern. Bei einer frühzeitiger Erkennung suchtassoziierter Störungen bestehen noch Möglichkeiten einer Verhinderung manifester Einschränkungen, einer Suchtentwicklung, einer Kriminalisierung, Stigmatisierung und Amotivation.

Die **tertiäre Prävention** hat - im Gegensatz zu anderen chronischen Krankheiten bei Cannabis nur eine geringe Bedeutung. Ein stationärer Entzug mit Rehabilitationsmaßnahmen ist selten notwendig. Allerdings sind Maßnahmen zur Verhinderung eines Rückfalls notwendig.

Zur Cannabis Vorsorge gehören sowohl **verhältnis- als auch verhaltensorientierte Maßnahmen**, die die Etablierung von Beratungsstellen und Hilfsorganisationen einschließen. Mit dem 2015 im Deutschen Bundestag verabschiedeten Präventionsgesetz beschloss man, neben den verhaltensbezogenen Empfehlungen stärker verhältnisorientierte Interventionen einzubeziehen, also Maßnahmen, die mehr auf die Verfügbarkeit von Suchtmitteln eingehen.

Kommentar: Der Prävention kommt mit der in Deutschland erwarteten Zunahme des Cannabis Konsums nach der Liberalisierung eine noch größere Bedeutung zu. Wenn es nicht gelingt, auf die mit der Legalisierung verbundenen Herausforderungen durch angepasste Präventionsmaßnahmen einzugehen, werden wirtschaftliche, soziale und gesundheitliche Folgestörungen stärker unsere Zukunft beherrschen.

*Gegen den Widerstand vieler Interessengruppen wurde 2015 im Deutschen Bundestag ein „**Präventionsgesetz**" verabschiedet. Dieses beinhaltet verhaltensbezogene und verhältnispräventive Maßnahmen zur Verhinderung gesundheitlicher Schäden (wozu auch die Sucht zählt). Aufklärung, Informationen, Erkennung von Frühsymptomen und Warnungen spielen in ihm eine große Rolle. Die Gesundheitsförderung in Familien, Schulen und Betrieben soll unterstützt werden, um Erkrankungen und Krankheitsrückfälle zu reduzieren. Eine Verringerung des missbräuchlichen Konsums von Cannabis soll erreicht werden. Die risikoangepasste Beratung hat bei der Vermeidung des Drogenkonsums einen hohen Stellenwert.*

Lange beschränkte sich die Cannabis Vorbeugung auf verhältnispräventive Maßnahmen, nämlich auf Verbote, Androhungen und Strafen bei Besitz, Handel und Konsum. Dies soll sich mit der Liberalisierung verändern. In ihr überwiegen verhaltenspräventive Maßnahmen. Es soll gar nicht erst zu den problematischen Auswirkungen des Konsums und zur Abhängigkeit kommen.

Problematisch ist, dass die Prävention in Deutschland Aufgabe der Bundesländer ist, wo nicht überall die gleichen Präventionsvorstellungen und Umsetzungsmöglichkeiten der beschlossenen Vereinbarungen bestehen. Problematisch sind auch die unterschiedlichen Interessen und Möglichkeiten der Kranken- und Sozialversicherungen. Problematisch sind zudem die teilweise gegenläufigen Interessen der Industrie, für die der Konsum (d. h. die Anzahl der Cannabis-Konsumenten) eine hohe Bedeutung hat und die über große Ressourcen verfügt, um ihre Vorstellungen darzustellen und durchzusetzen.

Einen Überblick über Informationen zur Cannabisprävention in Deutschland liefert die Webseite https://cannabis praevention.de (BZgA, 2024).

Orientierungshilfen und Institutionen der Cannabis Prävention

Die gesetzlichen Voraussetzungen und Orientierungshilfen für die gesundheitliche Prävention findet man in den verschiedenen **Sozialgesetzbüchern**, nämlich der Gesetzlichen Krankenversicherung (SGB V), der Gesetzlichen Unfallversicherung (SGB VII), der Gesetzlichen Rentenversicherung (SGB VI), der Pflegeversicherung (SGB XI), der Sozialhilfe (SGB XII), der Kinder- und Jugendhilfe (SGB VIII), der Arbeitsförderung (SGB III), der Sozialhilfe und der Grundsicherung für Arbeitsuchende (SGB II).

Richtlinien für die Ausführung der medizinischen Präventionsmaßnahmen finden sich in den S1-, S2- und S3-Leitlinien der verschiedenen medizinischen Fachgesellschaften. Sie sollen Orientierung im Sinne von medizinischen

Entscheidungs- und Handlungsoptionen geben.

Das **Bundesgesundheitsministerium** (BMG) leitete 2023 eine Neuordnung der nationalen öffentlichen Gesundheit ein, die ab 2025 zum Tragen kommen soll. Die Gründung eines **Bundesinstituts für Prävention und Aufklärung in der Medizin (BIPAM)** wurde angekündigt. Die Bundeszentrale für gesundheitliche Aufklärung (BzgA) soll aufgelöst sowie die Abteilung „Epidemiologie und Gesundheitsmonitoring" des Robert Koch-Instituts (RKI) ausgliedert und in das BIPAM überführt werden. Das Institut soll sich mit der Stärkung der Prävention und Gesundheitsförderung bei nicht übertragbaren Krankheiten, der Stärkung der Öffentlichen Gesundheit (Public Health) und der Risiko-, Krisen- und Gesundheitskommunikation sowie der Sammlung und Auswertung von Daten zum Gesundheitszustand sowie der epidemiologischen Forschung befassen.

Kommentar: Der Bund will die Cannabis-Freigabe mit deutlich stärkeren Präventionsprogrammen begleiten, nämlich über Social Media, Aufklärungs- und Informationsveranstaltungen an Schulen, Sportvereinen und Jugendzentren. Im Internet läuft bereits seit 2023 bereits eine Kampagne des Bundesministeriums für Gesundheit. Mit "Cannabis - legal, aber..." beginnen dort Merksätze. Niemand dürfe das Liberalisierungsgesetz Gesetz missverstehen. "Wenn Cannabiskonsum legalisiert wird, so bleibt es trotzdem gefährlich", sagt der Bundesminister für Gesundheit. Das Mindeststrafmaß für den Cannabisverkauf an Jugendliche soll auf zwei Jahre erhöht werden. Die Möglichkeit zu einer Strafe auf Bewährung soll gestrichen werden.

Maßnahmen der Bundeszentrale für gesundheitliche Aufklärung (BZgA)

Unter den staatlichen Institutionen, die die Bevölkerung über den Drogenkonsum aufklären sollen, sind die Bundeszentrale für gesundheitliche Aufklärung (BZgA) und die Deutsche Hauptstelle für Suchtfragen e.V. (DHS) zu erwähnen. Mit Letzterer arbeitet die BZgA eng zusammen. Digitale Informationsangebote stehen bei der Aufklärung im Mittelpunkt. In ihnen findet man zielgruppengerecht aufbereitete Informationen und Verhaltenstipps. Umfragen bei jungen Cannabis-Nutzern bestätigen, dass viele von ihnen nämlich keine Ahnung haben, was sie rauchen und welche Auswirkungen auf ihre Gesundheit drohen.

Die BZgA wird künftig Weiterbildungen für Suchtpräventionsberater anbieten und soll auch die Evaluation des Cannabis-Gesetzes vornehmen.

Seit 2023 bietet die BZgA im Auftrag des Bundesministeriums für Gesundheit den Schulen **Cannabis Kompakt** an. Cannabis Kompakt besteht aus drei aufeinander aufbauenden Unterrichtseinheiten sowie einem Quiz mit Gewinnverlosung. Zielgruppe sind Jugendliche im Alter von 14 bis 16 Jahren.

Auf drugcom.de, einem Internetportal findet der Interessierte sehr ausführliche, aktuelle und neutrale Informationen über die Cannabis Pflanze, die Rauscherzeugung und angebliche Heilwirkungen, den Cannabiskonsum mit seinen Indikationen, Vor- und Nachteilen, die Legalisierung, die medizinischen, psychosozialen Aspekte, die Prävention und Adressen von Beratungs- und Hilfsinstitutionen. Wer Cannabis zu Freizeitzwecken konsumiert, kann testen, wie riskant sein Konsum ist. Man bekommt eine auf seine Angaben zugeschnittene Rückmeldung.

Kommentar: Die BZgA bietet selber auch eine anonyme telefonische Beratung an. Sie unterhält eine Datenbank mit Adressen von Beratungsstellen. Die Broschüren enthalten ein speziell für Jugendliche konzipiertes Informationsmaterial mit Ratschlägen und Empfehlungen. Hier findet man Tipps für Gespräche mit Sorgeberechtigten. Internetseiten bieten umfangreiche und neutrale Informationen und Ratschläge zu den Wirkungen und Risiken legaler und illegaler Drogen. Im Online-Chat oder per E-Mail ist eine individuelle Beratung möglich. Tipps und Unterstützungsangebote für Betroffene und deren Angehörige findet man unter beim Info-Telefon zur Suchtvorbeugung (Tel.: 0221 892031).

Aufgaben und Maßnahmen der Deutschen Hauptstelle für Suchtfragen (DHS)

In der Suchtprävention ist die DHS (Deutsche Hauptstelle für Suchtfragen e. V. Westenwall, 459065 Hamm, Tel 49 2381 9015 0) sowohl im Bereich der verhaltens- als auch der verhältnisbezogenen Prävention aktiv. Sie ist ein Zusammenschluss der in der Suchtprävention und Suchthilfe bundesweit tätigen Verbände (Spitzenverbände der freien Wohlfahrtspflege, öffentlich-rechtliche Träger der Suchthilfe, Selbsthilfe- und Abstinenzverbände) und arbeitet eng zusammen mit Ministerien, Renten- und Krankenversicherungen, Gesundheitsverbänden und der Deutschen Krebshilfe. In ihrer Funktion als Dachverband setzt sie sich für Maßnahmen ein, die ein Leben ohne Abhängigkeiten und ohne Missbrauch suchterzeugender Substanzen und Verhaltensweisen fördern.

Die DHS gibt ein breites Informationsmaterial mit Beratungs- und Behandlungsangeboten heraus. Sie erstellt Informationsmaterial, klärt über gesundheitsschädigende Auswirkungen von Substanzmitteln und Folgen der Sucht auf, bietet Hilfestellungen und zeigt den Weg ins (professionelle) Hilfesystem. Sie verfügt über eine Liste aktueller wissenschaftlicher Publikationen zum Cannabiskonsum sowie über ein Verzeichnis aller Drogen- und Suchtberatungsstellen (www.suchthilfeverzeichnis). Unter Tel 01805 313031 ist die Hotline der DHS Tag und Nacht zu erreichen.

Aufgaben und Maßnahmen des Drogenbeauftragten der Bundesregierung

Der Drogenbeauftragte der Bundesregierung ist verantwortlich für die Öffentlichkeitsarbeit der Bundesregierung im Bereich Drogen und Sucht. Er koordiniert die Öffentlichkeitsarbeit und soll die Bevölkerung für die Vorstellungen und Strategien der Bundesregierung in Sachen Sucht, so etwa für die regulierte Cannabis Abgabe und Legalisierung, sensibilisieren.

Der Beauftragte vertritt die Auffassung der jeweiligen Regierungsparteien, speziell die Ansichten der Bundesministerien für Familie, Senioren, Frauen und Jugend sowie für Gesundheit. Wechseln Regierungskoalitionen, wechseln auch die Beauftragten für Sucht und Drogenfragen.

Aufgaben und Maßnahmen des Hausarztes/der Hausärztin

Erste Anlaufstelle ist in der Regel der Hausarzt bzw. die Hausärztin. Er/Sie können weiterführende diagnostische und therapeutische Maßnahmen vermitteln (z. B. an Fachärzte oder klinische Fachsprechstunden). Der Hausarzt/ die Hausärztinnen kennen die familiäre Situation sowie Möglichkeiten und Grenzen von Selbsthilfegruppen, Hilfsorganisationen und Suchtberatungsstellen vor Ort am besten.

Aufgaben und Maßnahmen der Suchtberatungsstellen

In vielen Städten gibt es Suchtberatungsstellen, die Einzel- oder Gruppengespräche sowie Beratungen für Suchtkranke und deren Angehörige anbieten. In der Regel sind sie auch Anlaufstellen für Alkohol-, Tabak-, Spielsucht und zwar in jedem Stadium der Erkrankung, also vor, während und nach der Entwöhnung. Sie informieren über örtliche Therapieangebote, vermitteln Entzugsbehandlungen und bieten manchmal auch selbst ambulante Therapien an. In der Regel beschränken sie sich jedoch auf die Beratung, einschließlich der Möglichkeiten zur Reduzierung des Suchtmittelkonsums. Die Adressen von Beratungs-stellen findet man im Internet sowie über das „Suchthilfeverzeichnis der Deut-schen Hauptstelle für Suchtfragen (DHS)", über die Selbsthilfegruppen oder über die „Bundeszentrale für gesundheitliche Aufklärung (BZgA)".

Seit der Jahrtausendwende hat sich der Anteil derjenigen Menschen, die sich aufgrund von Problemen mit Cannabisgebrauch an die ambulante Suchthilfe gewandt haben, fast verdreifacht. Im stationären Bereich registrieren Experten eine Verzehnfachung.

Störungen nach Cannabiskonsum sind der zweithäufigste Anlass, ein Suchthil-feangebot zu beanspruchen – nach Alkoholproblemen. Seit 2013 registrieren die ambulanten Suchthilfestellen in Deutschland jährlich mehr als 25.000 Bera-tungen wegen Cannabis. 2001 hatte die Gesamtzahl noch bei 3.700 gelegen.

Die **Telefonseelsorge** (Tel. 0800-1110111 oder 0800 – 11022) bietet eine kos-tenlose und anonyme Beratung rund um die Uhr an. Sie kann auch an geeignete Beratungsstellen weiter verweisen.

Vielen Menschen hilft die Zugehörigkeit zu **Selbsthilfegruppen.** Sie können unterstützend auf den Therapieerfolg bzw. die Abstinenz hinwirken, psychoso-ziale Unterstützung anbieten und das Gesundheitssystem vor Ort unterstützen.

Stark statt breit

Die Prävention von Cannabiskonsum und-abhängigkeit steht im Mittelpunkt des Programms „Stark und breit" in NRW. „Stark statt breit" will aufklären, die Persönlichkeit stärken und mögliche Alternativen zum Cannabis-konsum auf-zeigen. Ziel des Programms ist es, mit den Jugendlichen, jungen Erwachsenen, aber auch Eltern in Kontakt zu kommen, zu diskutieren, sie wahrzunehmen mit ihren eigenen Meinungen, Bedürfnissen und Befürchtungen. Ansprechpartner in NRW findet man unter www.starkstattbreit.nrw.de.

Kommentar: „In der Suchthilfe werden zunehmend zielgruppenspezifische Beratungs- und Behandlungsangebote entwickelt. Um diese auch flächendeckend und allen Hilfesuchenden anbieten zu können, braucht es einen Ausbau der örtli-chen Suchthilfe", fordert die DHS. „Zwar gibt es gute Angebote zur Prävention des problematischen Cannabis-Konsums. Es erscheint aber dringend erforderlich, die-se deutlich auszubauen und weiterzuentwickeln. Um dem bestehenden und wahr-scheinlich ansteigenden Bedarf der örtlichen Angebote der Suchtberatung, Frühin-tervention und Prävention gerecht werden zu können, muss eine auskömmliche und nachhaltig gesicherte Finanzierung dieser Angebote sichergestellt werden", sagt die DHS.

Aufgaben und Maßnahmen der Drogenberatung.

Aufgabe der Drogenberatungsstellen ist es, mit Rat und Tat zu helfen. Betroffene, Angehörige und Arbeitgeber können bei ihnen professionellen Rat und Hilfe erwarten. Die Mitarbeiter unterliegen der Schweigepflicht; d.h. sie wenden sich bei einfachen Konsumdelikten nicht an die Polizei. Beraten wird in Form von Einzel-, Paar- oder Familiengesprächen, in Gruppensettings, offenen Sprechstunden, bei Hausbesuchen, über Online- und Video- oder Telefonmeetings.

Ziel der Beratungen ist nicht unbedingt die Abstinenz, sondern kann auch ein kontrollierter sozial und gesundheitlich akzeptabler Konsum sein, so z. B. von Cannabis. Dies steht im Gegensatz zu den Zielen des Alkohol- und Tabakentzugs, bei der in Deutschland - nach wie vor die totale Abstinenz als Ziel anstrebt (Delbrück, A 1903, Delbrück, H 2023). Die meisten Drogenberatungsstellen akzeptieren, wenn Abhängige nicht sofort auf einen Ausstieg aus dem Konsum dringen, sondern diesen nur auf ein gesundes (d. h. kontrollierbares Maß) reduzieren wollen.

Wer Rat und Hilfe sucht, dem bietet sich auch als erste Anlaufstelle die Sucht- und Drogenhotline an. Sie ist kostenlos und unter der Telefonnummer 01806 313031 zu erreichen. Sie vermittelt Fachleute der Suchthilfe vor Ort, aber besprechen auch Probleme und Fragen. Sie vermitteln auch ambulante und stationäre Suchtbehandlungen.

Wenn man den direkten, persönlichen Kontakt mit einem Drogenberater scheut, kann man vorerst Webangebote nutzen wie z. B. www.drugcom.de oder eine der kostenlosen, telefonischen Hotlines (z. B. Sucht & Drogen-Hotline (DHS): Telefon: 01805 313031). Ein online-Beratungsangebot speziell bei Cannabis-Abhängigkeit ist Qit the Shit (www.quit-the -shit.net). Es gibt hilfreiche Video- und digitale Darstellungen, die den Kontakt zu einem professionellen Berater zwar nicht ersetzen, aber dennoch eine große Hilfe sind und Grundlage einer ausführlicheren Drogen- und Suchtberatung darstellen. Das DRK verfügt über ein bundesweites Sorgentelefon für Angehörige von Menschen mit Suchtproblemen (06062 / 607 67).

Kommentar: Die meisten Drogenberatungsstellen haben Gruppenangebote (z. B. Gruppenangebote für Männer, Meditationsgruppen, Rückfallprophylaxe (RPT-Gruppe), Angehörigengruppe, Jugendgruppe, Kindergruppe, Musikgruppe, „PSB Frühstück etc). Details zu verhaltenstherapeutisch und psychoanalytisch ausgerichteten Gruppen sowie den jeweiligen Curricula findet man auf der Website der DGWS oder der Suchthilfe.de.

Gute Informationen zu Sucht und Drogen erhält man über die Ginko-stiftung *für Prävention. Kaiserstr 90,45468 Mülheim an der Ruhr: www.ginko-stiftung.de oder info@-stiftung.de.*

Der Deutsche Caritas Verband und der Kreuzbund bieten im Rahmen einer Online Beratung Chats rund um Sucht und Verhalten an.

Menschen mit Migrationshintergrund stellen mit 20 Prozent einen bedeutsamen Teil der Bevölkerung in Deutschland dar. Mit einem Anteil von 16,8 Prozent im ambulanten und 13 Prozent im stationären Bereich machen Menschen mit Migrationshintergrund einen nicht unbedeutenden Teil des Klientels von Suchthilfeeinrichtungen aus. Die Unterstützung von Selbsthilfe ist bisher nur wenig auf Menschen mit Migrationshintergrund ausgerichtet.

Aufgaben und Maßnahmen der Ginko Stiftung

Die Ginko Stiftung wendet sich speziell an Jugendliche zwischen 14 und 26 Jahren, die in einer Krise stecken und wegen ihres Drogenkonsums jemanden zum Reden brauchen. Häufig sind die Jugendlichen verzweifelt, weil sie nicht mehr wissen, wie es weitergehen könnte und meinen, bei Angehörigen, Eltern, Freundin oder Freund kein Verständnis für ihre Fragen und Sorgen zu finden.

Die Ginko Stiftung ist Träger der Landesfachstelle Prävention der Suchtkooperation NRW sowie der kombinierten Jugendberatungs- und Fachstelle Suchtvorbeugung in Mülheim an der Ruhr. Sie möchte dazu beitragen, persönliche Kompetenzen wie Konflikt-, Leistungs- und Belastungsfähigkeit, Kreativität und Durchhaltevermögen als Grundlage für ein suchtfreies Leben zu entwickeln. Sie ist auch im Elementarbereich, Schulen, Familienbildung, Betrieben, der beruflichen Aus- und Weiterbildung, sowie dem Seniorenbereich tätig und berät auch individuell.

Kommentar: Zu den Gesprächen kann man oder mit den Eltern oder anderen Familienangehörigen kommen, eine Freundin/einen Freund zur Unterstützung mitbringen. (Terminvereinbarungen sind notwendig: Telefon: 0208 30069-31 oder per E-Mail jugendberatung@ginko-stiftung.de)

Aufgaben und Maßnahmen des Betrieblichen Gesundheitsmanagements

In den großen Unternehmen gibt es - im Rahmen des „Betrieblichen Gesundheitsmanagements" - Möglichkeiten einer fachpsychologischen Beratung. Betriebsangehörige werden bei der Wahl eines geeigneten Therapieangebots unterstützt. Einige Betriebe bieten ambulante Entwöhnungstherapien an. Über örtliche Selbsthilfegruppen wird informiert.

Kommentar: Im Betrieblichen Gesundheitsmanagement sind alle Maßnahmen und strukturelle Veränderungen zusammengefasst, die der Gesundheitsförderung der Belegschaft dienen. Auch der Arbeitsschutz gehört dazu.

Unabhängig von der Substanz sind in der Prävention strukturelle Maßnahmen und verhaltensbezogene Maßnahmen zu unterscheiden. Strukturelle Maßnahmen beinhalten beispielsweise Verkaufsbeschränkungen, Werbeverbote oder Regulierungen zur einheitlichen Verpackung. Maßnahmen der Verhaltensprävention richten sich an die einzelne Person und zielen darauf ab, ihr individuelles Konsumverhalten innerhalb der bestehenden Rahmenbedingungen zu modifizieren

Kapitel 25

Verhaltens- und Verhältnisprävention

Während es bei der Verhaltensprävention darum geht, das Verhalten Einzelner zu beeinflussen, zielt die Verhältnisprävention auf Veränderungen von grundsätzlichen Rahmenbedingungen ab. Hierbei nutzt die Verhältnisprävention auch Verbote und gewährleistet so das Funktionieren verhaltensbezogener Maßnahmen (Barsch, G 2018). Idealerweise gehen in der Suchtprävention beide Vorgehensweisen Hand in Hand.

Bei der Verhaltensprävention geht es im Wesentlichen um Aufklärung, Hilfen und Therapien. Der Schwerpunkt liegt auf dem Aufbau von Kompetenzen und nicht auf Verboten und Bestrafung. „Wer Cannabis besitzt, raucht oder verkauft, ist im Sinne der Verhaltensprävention kein Krimineller, sondern ein Hilfsbedürftiger, dem man das Problem von Cannabis klar machen muss". Die Verhaltensprävention basiert auf der Vorstellung, dass ungünstige Verhaltensweisen und Denkmuster erlernt, demnach aber auch wieder verlernt werden können. Der Konsument soll eigenständig und gestärkt die Probleme angehen. Er soll sich der Vorteile des Cannabis Verzichts bewusst sein. Er soll lernen, „kritische"

Situationen zu beherrschen, in denen sein Verlangen nach Cannabis besonders groß ist.

In der Tabakprävention dominierte lange die Verhaltensprävention. Sie war von der Vorstellung geprägt, ein Problembewusstsein hinsichtlich der schädlichen Folgen von übermäßigem Tabak- und Alkoholkonsum zu schaffen und damit eine Reduzierung des Tabakkonsums erreichen zu können. Informationen zu Gefahren und Risiken des Tabakkonsums standen im Vordergrund. Unzählige Broschüren wurden verteilt. Man setzte auf freiwillige Einschränkungen des Einzelnen und der Tabakindustrie, also auf Verhaltensveränderungen. Diese Maßnahmen versagten. Der Tabakkonsum nahm eher zu. Erst verhältnispräventive Maßnahmen, wie Einschränkungen der Verfügbarkeit, die Erhöhung der Tabaksteuern, Zugangssperren sowie zahlreiche Rauchverbote sowie Werbeverbote führten zu einer Abnahme des Tabakkonsums. Erst das im Deutschen Bundestag 2015 verabschiedete Präventionsgesetz mit einer Vermischung verhaltensbezogener und verhältnisorientierter Interventionen führten zu einem merkbaren Rückgang des Tabakkonsums.

Auch in der Suchtprävention müssen verhältnis- und verhaltensorientierte Maßnahmen Hand in Hand gehen, will man den Konsum verhindern, hinauszuzögern oder reduzieren. Großen Einfluss haben dabei Freunde und „Vorbilder" sowie eine stabile Beziehung zu den Eltern (Seidel, A. et al (2023). Risiko orientierte Beratungs- und Behandlungsangebote sollten im Vordergrund stehen, ein spezielles Augenmerk ist bei einer endogenen, genetischen Sucht-Veranlagung, einer psychischen Labilität, bei Depressionen und Angstsymptomen, bei einem Migrationshintergrund, einem „sensation seeking" notwendig.

Das im April 2024 von der Regierung verabschiedete Cannabis-Gesetz CanG sieht unterschiedliche verhältnisorientierte Präventionsmaßnahmen vor, die vorrangig auf die Zielgruppe Kinder und Jugendliche abzielen und strukturelle Maßnahmen beinhalten. Dazu gehören die Begrenzung der Menge und des maximalen THC-Gehalts für Cannabis, ein Werbe- und Sponsoringverbot für Cannabis sowie Konsumverbote in unmittelbarer Nähe Minderjähriger. Dazu gehören auch ein Verkaufs- und Besitzverbot für Jugendliche und eine Mengenbegrenzung für junge Erwachsene von 18 bis 21 Jahren. Maßnahmen der Verhaltensprävention richten sich eher an die einzelne Person und zielen darauf ab, das individuelle Konsumverhalten innerhalb der bestehenden Rahmenbedingungen zu modifizieren.

Einen Überblick über Informationen zur Cannabisprävention in Deutschland liefert die Webseite https://cannabis praevention.de (BZgA, 2024)

Erworbene Risikofaktoren für einen riskanten Cannabiskonsum

- Suchtprobleme in der Familie, eigene Alkohol- und Tabakabhängigkeit
- Alleinleben
- Psychiatrische Komorbiditäten
- Frühzeitiger Beginn des Cannabiskonsums (unter 16 Jahren)
- Labile psychische Gesundheit (z. B. häufige depressive Verstimmungen)
- Überforderung, finanzielle Schwierigkeiten, hoher Geldbedarf
- Häufiger Cannabiskonsum der Freunde, Mitschüler und Arbeitskollegen
- Instabile Beziehung zu den Eltern, zum Partner, zu Freunden. Mangelnde soziale Unterstützung in der Familie, vom Freundeskreis
- Allgemeine soziale Perspektivlosigkeit (z. B. Arbeitslosigkeit)
- Kritische Lebensereignisse (z. B. Verlassen werden vom Freund/Partner)

Häufige Symptome und Verhaltensweisen bei jugendlichen Kiffern (Stiller 2023)

- Süßlicher Körpergeruch
- Gerötete Augen
- Auffallende Stimmungsschwankungen
- Vernachlässigung der Verpflichtungen, innere Unruhe
- Abnehmendes Interesse an Aktivitäten, die vorher Spaß bereiteten
- Unregelmäßiger Schulbesuch
- Aufmerksamkeit und Lernfähigkeit nehmen ab
- Wenn Jugendliche ungewöhnlich schnell gereizt und aggressiv reagieren.
- Wenn sich Jugendliche schlecht konzentrieren können
- Wenn sich Jugendliche von der Familie und Freunden zurückziehen
- Jugendliche wirken antriebslos, machen einen müden und passiven Eindruck
- Jugendliche verbringen viel Zeit mit Gleichaltrigen die Cannabis konsumieren

- Schwierigkeiten, sich an Dinge zu erinnern, die gerade erst passierten
- Heißhunger außerhalb der Essenszeiten
- Vernachlässigung der Körperpflege

Zur Notwendigkeit einer Entzugstherapie

Im Gegensatz zum Alkohol- und Heroinentzug geht der Cannabis-Entzug – wenn überhaupt – nur mit geringen körperlichen Beschwerden einher, die auch nicht lange andauern und sich sehr bald spontan zurückbilden. Ein stationärer Aufenthalt – wie er beim Heroin-Entzug und Alkohol-Entzug üblich ist - ist nicht notwendig. Psychische Beschwerden überwiegen. Sie können allerdings lange – z. B. in Form eines zwanghaften Cannabis-Konsums - fortdauern. Es gibt bislang keine medikamentöse Therapie, mit der man diese Form der Abhängigkeit gezielt behandeln kann.

Bei Kindern und Jugendlichen sind andere Maßnahmen zur Abstinenz und Entwöhnung erforderlich als bei Erwachsenen. Einzelinterventionen sowie Medikamente sind nur begrenzt wirksam.

Im Gegensatz zur Alkohol-Abhängigkeit ist es nicht notwendig, mit aller Macht eine Abstinenz zu erzwingen, zumal man sehr wahrscheinlich auch mit mäßigem und nur gelegentlichem Cannabiskonsum ein langes und erfülltes Leben ohne schwerwiegende gesundheitliche Schäden führen kann. Bei Jugendlichen ist hingegen eine absolute Abstinenz anzuraten. Von einem kontrollierten Konsum wird bei ihnen abgeraten.

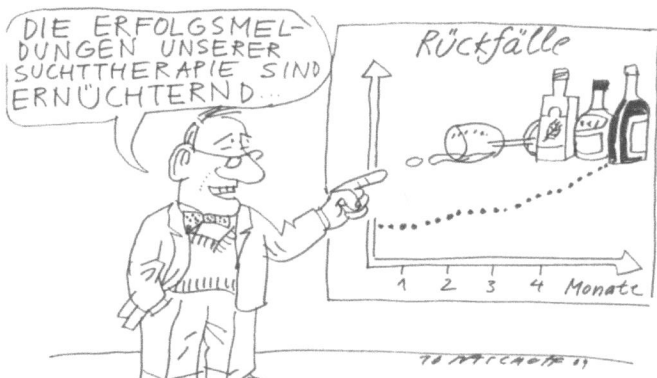

Copy Right: Dr. med. Jan Tomaschoff, Arzt für Neurologie und Psychiatrie, Düsseldorf

211

Abstinenz oder kontrollierter Entzug.

Die meisten Cannabis-Abhängigen widersetzen bzw. entziehen sich einer Abstinenz. Anstatt gänzlich auf Cannabis zu verzichten, wollen sie den Konsum „lediglich" einschränken. Sie entscheiden sich für einen „kontrollierten Konsum!" und behaupten, jederzeit damit aufhören zu können. Sie halten die Mäßigung auf ein medizinisch und sozial verträgliches Maß für ein erreichbares Ziel. Manchmal legen sie selbst einen Zeitplan und Regeln für den „Entzug" fest. Man spricht dann von einem „kontrollierten Konsum"

Die Gefahr eines Rückfalls ist bei einem „kontrollierten Entzug" hoch. Sie ist besonders dann hoch, wenn die Betroffenen wieder in ihr früheres Umfeld kommen. Manchen hilft in dieser Zeit die Mitgliedschaft in einer Selbsthilfegruppe (Mäßigkeitsverein), anderen ein Besuch in der „Suchthilfe" Beratungsstelle. In jeder großen Stadt gibt es solche Suchthilfe Beratungsstellen.

Es gibt auch kommerziell orientierte Online-Entziehungskuren (z. B. aufhoerenzukiffen.de), in denen unter professioneller Anleitung die Motivation gestärkt wird und Anleitungen zum Abgewöhnen gegeben werden.

Kommentar: Für einen Abhängigen ist es schwieriger, mäßig zu bleiben als abstinent zu sein (also sich vollständig des Konsums zu enthalten). Langfristig ist die Gefahr eines Rückfalls nach Abstinenz niedriger als nach kontrolliertem (mäßigem) Konsum. Bei vielen Menschen führt der ihrerseits zugesagte und vereinbarte, mäßige Genuss unweigerlich zu Ausnahmen - und schließlich zur Unmäßigkeit. Die meisten Menschen halten das Maß, das sie selbst konsumieren, für mäßig. Sie beziehen deshalb alle Mahnungen in Bezug auf Mäßigkeit auf ihren Nächsten. Infolgedessen wird so viel konsumiert wie zuvor – ohne eine weitere Überlegung.

Wer sich in eine ambulante oder stationäre Suchtbehandlung begibt, sollte ein Mindestmaß an eigener Motivation sowie Kenntnisse der Suchtverursachung (samt ihrer Folgen) mitbringen. Wenn suchtbezogene Probleme verleugnet oder verharmlost werden, ist der Nutzen der Suchtbehandlung fraglich.

Selbsthilfe- und Abstinenzorganisationen, die Beratungen durchführen

- **Anonyme Alkoholiker** (www.anonyme-alkoholiker.de): 08731/32573-0

- **Arbeiterwohlfahrt** www.awo.org): 030 26309-157

- **Al-Anon Familiengruppen** (www.al-anon.de) 03387-8907440

- **Blaues Kreuz in der evangelischen Kirche** (www.blaues-kreuz.org) : Tel: 0202 62003-0

- **Blaues Kreuz in Deutschland** (www.blaues-Kreuz.de): Tel: 0202 62003-0

- **Bundesarbeitsgemeinschaft Sucht in der Polizei:** Tel 03621 781870

- **Bundeszentrale für gesundheitliche Aufklärung:** (www.bzga.de) Tel 0221-892031

- **Caritas:** (caritas.de>onlineberatung, caritas.de > chatberatung

- **Fachverband Sucht e. V.** :(www.sucht. de)

- **Freundeskreise für Suchtkrankenhilfe e. V.** : (www.freundeskreise-sucht.de) Tel 0561 780413

- **Guttempler:** (www.guttempler.net) info@guttempler.de 20097 Hamburg, Adenauerallee 45, Tel 494028407699-0

- **Kreuzbund** (www.kreuzbund.de): Tel: 02381 672720

- **Suchtselbsthilfe Bundeswehr e.V.:** Tel 0170 4776300

Cannabis im Freundeskreis

Ebenso wie Alkohol, so kann sich auch Cannabis beziehungsfördernd auswirken. Daher auch die Bezeichnung «Joint», die Gemeinschaftlichkeit zum Ausdruck bringt. In Hippiekreisen ließ man die Hanfpfeife im Kreis wandern, um sich gegenseitig Frieden zuzusichern.

Freundschaft und Gemeinschaft haben dann Grenzen, wenn von ihnen negative Einflüsse ausgehen. Hierzu gehört, wenn Freunde mit aller Macht versuchen, ihre Sichtweise manipulativ durchzusetzen. Hierzu gehört, wenn man dazu verleitet wird, das Kiffen anderen Verpflichtungen vorzuziehen, anstatt sich um wichtige Aufgaben und auferlegte Pflichten zu kümmern. Wichtig ist, eine offene und ehrliche Kommunikation zu führen. Wenn diese Bedingungen nicht erfüllt sind, sollte man die Kontakte reduzieren, was nicht bedeutet, sie vollständig aufzugeben.

Kommentar: Wenn man das Gefühl hat, seine Abstinenz verstecken zu müssen, sollte man sich ernsthaft überlegen, auf die gemeinsamen Partys zu verzichten.

Cannabis in der Familie

Früher oder später wird in der Familie - auch im Beisein der Kinder - das Gespräch auf das Thema Cannabis kommen. Wichtig ist dann, dass man den unterschiedlichen Standpunkten nicht aus dem Wege geht. Vermeiden sollte man allerdings Pro- und Contra-Debatten. Sie sollten durchaus ihre Standpunkte mitteilen, allerdings ohne verletzend und provozierend zu wirken. Vermeiden Sie, nur allgemein über Cannabis reden. Sprechen Sie klar an, welche Risiken speziell ein Teenager mit dem Konsum eingeht.

Sie sollten schon wissen lassen, dass sie nicht einverstanden sind, wenn Jugendliche Cannabis konsumieren. Sie sollten dies auch begründen. Versuchen Sie möglichst ruhig zu bleiben, auch wenn dies manchmal etwas viel verlangt ist. Wichtig ist, klar und sachlich zu informieren, ohne zu belehren oder voreilig zu urteilen. Wichtig ist, im Gespräch zu bleiben. Ein Dialog bedeutet, einander zuzuhören und miteinander zu sprechen. Psychologen empfehlen zu beschreiben, welche Veränderungen man möglicherweise bei Cannabis konsumierenden Kindern aus dem Bekanntenkreis beobachtet hat und dass diese zu gleichen Sorgen beim eigenen Kindern führen.

Wenn das Kind bestreitet, Cannabis zu konsumieren, sollte man nicht rechthaberisch dagegenhalten, sondern auffällige Verhaltensänderungen erwähnen (zum Beispiel Freizeitverhalten, schulische Leistungen, Hobbies, hoher Geldbedarf etc.). Wichtig ist seine Beobachtungen, ruhig und sachlich zu schildern. Wichtig ist, keine Schuldzuweisungen vorzunehmen, den Betreffenden nicht zu verurteilen oder zu beschimpfen und ihn in eine Verteidigungssituation zu drängen. Besser ist es, über sich selbst zu sprechen, z. B. über Sorgen, die man sich macht. Besser ist, danach fragen, wie das Kind die Situation hinsichtlich des Konsums sieht, z. B. hinsichtlich der Schule, des Lernens, der Ausbildung, des Freundeskreises?

Kommentar: Gegebenenfalls sollte man neutrale Gesprächspartner mit beteiligen, u. U. auch professionelle Hilfe suchen, eventuell einen gemeinsamen Besuch in einer Jugend- oder Suchtberatungsstelle vorschlagen. Familientherapeutische Ansätze können hilfreich sein. Wenn die Familie sich nicht dazu bereit erklärt, sollten Sie evtl. selbst einen Kontakt mit einer Fachkraft aus der Suchtprävention, aus der Suchthilfe oder einer Erziehungsberatungsstelle herstellen.

Im Übrigen benötigen Kinder Bezugspersonen, aber keine Konfrontation.

Persönliche Fragen zur Suchtvorbeugung beantwortet das Info Telefon der BZgA: 0221 892031 (Freitag bis Sonntag 10.00 – 18.00 Uhr).

Cannabis in der Partnerschaft

Mit jemandem zusammenzuleben, der ein Suchtproblem hat, kann sehr belastend sein. Beeinträchtigungen in den partnerschaftlichen Beziehungen treten spätestens dann auf, wenn der Partner so viel konsumiert, dass sich dies negativ auf das gemeinsame soziale Umfeld und die Familie auswirkt. Zuerst unterschwellig, dann offen und schließlich dominierend, beeinträchtigt die Abhängigkeit die Partnerschaft und die Familie. Es drohen Beeinträchtigungen des Zusammenlebens der gesamten Familie.

Viele Partner verdrängen zu Beginn die Problematik. Sie wollen die Belastungen nicht wahrhaben. Sie kaschieren das süchtige Verhalten. Eine sogenannte „Co-Abhängigkeit des Cannabis" kann dann entstehen. Diese Verhaltensweise verstärkt auf Dauer die Suchtproblematik.

Der Alltag ist zu Beginn unterschwellig, aber dann rasch offen und dominierend beeinträchtigt (H. Rassa und T. Linnganathan 2023). Versprechungen des Betroffenen, sich selbst zu therapieren, mit dem Konsum aufzuhören, sind zumeist erfolglos. Werden die Versprechungen nicht eingelöst, was die Regel ist, so stellen sich bei beiden Partnern Vertrauensverlust, Verzweiflung, Resignation, Wut und Hoffnungslosigkeit ein. Depressionen und Suizide drohen dann (W. Schmidtbauer 1992). Eine sogenannte „Co-Abhängigkeit" kann entstehen. Der bis dahin abstinente Partner beginnt möglicherweise mit zu konsumieren, um seinen Gegenüber bei sich zu halten. Durch den gemeinsamen Substanzkonsum kommt es zu einer Schicksalsgemeinschaft, die allerdings nur kurzfristig zur Befriedigung des Beziehungsbedürfnisses führt und letztlich keine Lösung bedeutet. In manchen Beziehungen führen die Verhaltensänderungen zu verbalen und tätlichen Eskalationen. Wechselseitige Anschuldigungen führen in eine Sackgasse! Sie tragen zum Auseinanderbrechen der Beziehung bei, zur Scheidung und - gar nicht so selten – auch zum Suizid. In einigen Partnerschaften versucht der nicht konsumierende Partner den Abhängigen durch Druck und Drohungen vom Cannabis abzuhalten.

Kommentar: Suchtkranke Menschen wissen mit Krisensituationen nicht gekonnt umzugehen. Sie haben verlernt, andere Bewältigungsstrategien als den Griff zum Suchtmittel anzuwenden. Sie sollten frühzeitig professionelle Hilfe in Anspruch nehmen. Ein Mediator kann hilfreich sein (Ein Mediator ist eine unabhängige und neutrale Person, die die Parteien durch die Mediation führt. Einen Mediator braucht man, wenn man bei Konflikten selbst keine Lösung findet.).

Es gibt in Deutschland etwa 1350 Beratungsstellen für Abhängige und Gefährdete sowie deren Angehörige. Es gibt ein (kostenloses) bundesweites Sorgentelefon des DRK für Angehörige von Menschen mit Suchtproblemen (06062 / 607 67). Die Mitarbeiter in den Sucht- und Drogenberatungsstellen besprechen mit den Angehörigen die Probleme und mögliche Maßnahmen, die im Einzelfall erwogen bzw. nicht erwogen werden sollten.

Mögliche Ansprechpartner bei suchtbelasteten Partnerschaften (H. Rassa und T. Linganathan, 2023)

- Mediatoren
- Suchtberatungsstellen mit Paar- und Familienberatung
- Paartherapie
- Selbsthilfegruppen für Partner/innen Suchtkranker
- Angehörigengespräche/-seminare im Rahmen einer (stationären oder ambulanten) Entgiftungs- und späteren Entwöhnungsbehandlung
- Erlernen von Problemlösestrategien bei einem Psychotherapeuten

Was ist zu tun bei Überlastung?

Es kann sehr viel Energie und Selbstdisziplin kosten, sich die pubertierenden Rechtfertigungen der halbwüchsigen Kinder anzuhören, die mal wieder gekifft und die Schule geschwänzt haben. Wenn auf seltsame Weise ein Blatt nach dem anderen von den drei Hanfpflanzen auf dem Balkon verschwindet und der Cannabis-Bluttest des Ehemanns bei der Verkehrskontrolle positiv ausgefallen ist und man zudem noch eigene Probleme hat, kann alles zusammenbrechen.

Beeinträchtigungen der gesamten Familie drohen dann. Es droht ein Burn out-Syndrom.

Kommentar: Man benötigt dann selbst Beratung und Unterstützung. In nahezu jeder Stadt und jedem Kreis gibt es Suchtberatungsstellen für Betroffene und deren Angehörige, in denen man Rat und möglicherweise auch Unterstützung findet. Zwar werden die Jugend-, Erziehungs- sowie Sucht- und Drogenberatungsstellen begangenes Fehlverhalten nicht rückgängig machen, aber können gemeinsam mit ihnen überlegen, was im Einzelfall zu tun ist.

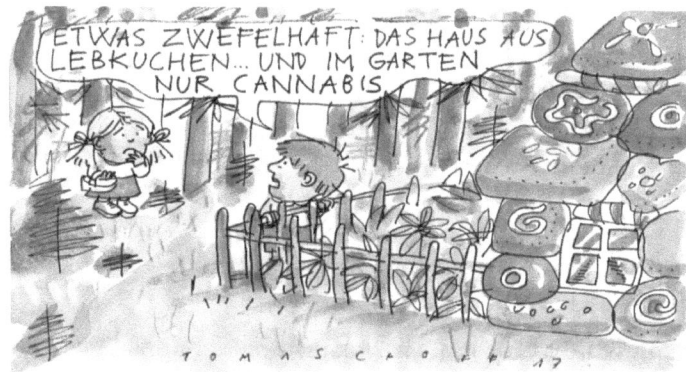

Copy Right: Dr. med. Jan Tomaschoff, Arzt für Neurologie und Psychiatrie, Düsseldorf

Maßnahmen im Kleinkindalter

Zwischen 21.000 und 35.000 Kinder leben bei drogenabhängigen Eltern. Bei ihnen droht eine unzureichende Versorgung. Leidet sie unter den Suchtproblemen der Eltern, so kann, ja muss, das Familiengericht die erforderlichen Maßregeln treffen. Dazu kann auch eine Einschränkung oder gar der Entzug des Sorgerechts gehören.

Kommentar: In den USA, wo Süßigkeiten, Knabbereien und Biscuits häufig mit Cannabis angereichert werden, werden nicht selten Kleinkinder hospitalisiert, weil sie an Cannabis angereicherten Edibles naschten und entsprechende Beschwerden aufweisen (Pediatrics 2023).

Manche Beratungsstellen für Drogenprobleme bieten Gruppenangebote für solche Kinder im Alter zwischen sechs und zwölf Jahren an, deren Eltern illegale Substanzen konsumieren. Ihr Angebot soll die Lebenssituation und -Perspektiven von Kindern, die durch die Suchtproblematik der Eltern vor besonders schwierigen Herausforderungen stehen, verbessern.

Maßnahmen bei Cannabis konsumierenden Kindern und Jugendlichen

Nicht selten stoßen Eltern zufällig auf Cannabis bei ihren Kindern, sei es, dass sie vor dem Waschen die Hosentaschen leeren, dass sie im Kinderzimmer aufräumen oder der cannabiseigene Geruch in die Nase steigt. Grundsätzlich gilt dann der Rat, „nicht mit der Tür ins Haus zu fallen", sondern sich vorsichtig vorzutasten, um mit dem Kind über die Sorgen zu sprechen, die man sich macht. Falsch ist, erst nach Bestätigungen dafür zu suchen, dass etwas nicht in Ordnung ist oder gar Verbote auszusprechen. Empfehlenswert ist, zuerst zu erkunden, was das Kind schon selbst weiß und wie es über den Cannabiskonsum mit seinen möglichen Folgen denkt.

Wenn das Kind bestreitet, Cannabis zu konsumieren, sprechen Sie nicht weiter über die Droge, sondern über Veränderungen in seinem Verhalten, das möglicherweise im Zusammenhang mit Cannabis stehen kann (zum Beispiel im Freizeitverhalten, der schulischen Leistungsfähigkeit, beim Sport, bei Freunden etc.).

Kommentar: Da Kinder und Jugendliche <18 Jahren bei der Legalisierung keinen legalen Zugang zum lizenzierten Cannabis haben, kommen sie - obwohl gerade sie gefährdet sind - auch nicht in den Genuss der Aufklärungsangebote, die in den Clubs und lizenzierten Geschäften laut Gesetz stattfinden sollen.

Maßnahmen in der Pubertät

Die neuronalen Suchtzentren sind bei Jugendlichen besonders empfänglich für Alkohol und Drogen. Die gefährlichste Zeit für einen Konsumbeginn mit Drogen liegt zwischen dem 14. und 18. Lebensjahr. In dieser Zeit muss frühzeitig eingegriffen werden, bevor ein Einstieg in den Cannabiskonsum stattfindet. Spätestens in dieser Zeit muss eine intensive Aufklärung über Sucht und Folgen von Drogenkonsum stattfinden; sowohl zu Hause, in der Schule und der Ausbildung muss das Thema Sucht und speziell der Cannabis Konsum präventiv angesprochen werden. Mit alleinigen Verboten kommt man nicht weit! Verbotenes reizt Jugendliche eher. Diplomatie und Sachkenntnis sind in den Gesprächen notwendig.

Wichtig ist, dass die Kinder früh lernen, sich kritisch mit der Werbung auseinander zu setzen. Unvergessen ist die „erfolgreiche" Werbung der Tabakindustrie, die in den 1950er Jahren die Nebenwirkungen der Tabakzigaretten verharmloste („Junk Science") , das Gemeinschaftsgefühl des Tabakkonsums verherrlichte und Zigarettenrauchen mit Sport assoziierte. Die Zigarettenindustrie steuerte und finanzierte damals Forschungsprojekte und Gutachten namhafter Wissenschaftler, die die gesundheitlichen Folgen - speziell die Gefahr des Krebsrisikos beim Tabakrauchen - abstritten oder herunterspielten. Die Medien spielten damals dabei eine sehr unrühmliche Rolle.

Erwachsene sollten sich über die Gefahren von Cannabis informieren, um bei Gesprächen mit ihren Kindern auf deren Fragen gewappnet zu sein. Bei schon bestehendem Kontakt mit der „Cannabis-Szene" muss man die Initiative zum Gespräch so früh wie möglich ergreifen..

Kommentar: Maßnahmen des erzieherischen Kinder- und Jugendschutzes im Kontext der Kinder- und Jugendhilfe müssen ausgeweitet und ausreichend finanziert werden.

In Gegenwart von Kindern und Jugendlichen darf nicht gekifft werden. In Mietwohnungen mit Kindern sollten der Cannabiskonsum und der -Anbau illegal sein. Wichtig ist ein Marketingverbot, also ein Werbeverbot, keine Verkaufsförderung und kein Sponsoring. Der Parallelverkauf von Tabak und Alkohol mit Cannabis sollte verboten sein. Ein Konflikt zwischen Umsatzsteigerung Gesundheit muss vermieden werden. Die Abgabe von Cannabis muss an Beratungsangebote geknüpft sein. Auch für die Angehörigen der Konsumenten muss es Beratungsangebote geben!

Eltern sollten nicht in Gegenwart der Kinder kiffen. Wenn die eigenen Eltern Cannabis konsumieren, darf man sich nicht wundern, wenn die Kinder Drogenkonsum normal finden und auch zu Drogen greifen.

In den USA und in Südafrika werden Kinder und Jugendliche gezielt von der Drogenmafia mit Bonbons, Lutschern und Geschenken mit hohem THC-Gehalt umworben. Hierdurch wollen sie erreichen, dass sich die Kinder und Jugendlichen angewöhnen, ihre Affekte, Stimmungen und Gedanken durch Cannabis zu manipulieren. So hoffen sie, eine lebenslange „Kundenbindung" zu erreichen.

Cannabis und Schule

10 bis 12 % der 12- bis 17jährigen und 46,4 % der 18- bis 25jährigen haben schon einmal Cannabis probiert. Probieren bedeutet zwar nicht zwangsläufig eine spätere Sucht, aber ein Risiko für dauerhaften Konsum. Kiffen steht einer Studie zufolge mit schlechten Leistungen in der Schule und im Studium im Zusammenhang. Die Gefahr eines Schul- Lehr- bzw. Studienabbruchs ist bei Kiffern besonders groß.

Wissenserwerb und Wissensvermittlung stehen in der Schule nach wie vor im Vordergrund. Hinzugekommen sind mehr und mehr unterstützende Maßnahmen zur Entfaltung der Persönlichkeit und erzieherische Maßnahmen, die in der Vergangenheit im Elternhaus stattfanden. Man soll in der Schulzeit lernen selbstständig Entscheidungen treffen, Verantwortung für das Gemeinwohl und die Umwelt übernehmen. Mehr als in der Vergangenheit soll die Schule auf die Risiken des täglichen Lebens vorbereiten. Viele, besonders die berufstätigen Eltern haben hierfür heute keine Zeit, keine Lust oder keine Geduld. Ihre Work-Life-Balance erlaubt immer weniger unangenehme Gespräche, weswegen sie die Erziehung der Schule überlassen. Diese ist häufig aber nur auf die Erfüllung des Lehrplans, nicht auf die Erziehung ausgerichtet. Bedauerlich ist es, wenn die Lehrer, diese Notwendigkeit des Erziehungsauftrages neben der Wissensvermittlung erkennen und erfüllen wollen, aber keinen Rückhalt bei den Eltern und der vorgesetzten Behörde haben.

Geschwister, die früher mehr oder weniger unbewusst präventive Vorbilder waren, fehlen heute in den „Ein-Kind-Familien". Was die Drogenproblematik anbelangt, fehlen geschulte Drogenbeauftragte, die sowohl Ansprechpartner für Schüler als auch Mediatoren zwischen Kindern und Lehrkollegen oder Eltern sein könnten. Es reicht nicht, wenn ein Sozialarbeiter delegiert wird, der die Aufgaben neben seinen anderen Verpflichtungen wahrnehmen soll. Besser ist es, wenn geschulte Drogenberater von auswärts mithelfen und den Schülern u. U. auch das Gefühl der Verschwiegenheit vermitteln.

Den Schulen steht seit 2024 das Programm „Cannabis Kompakt" der BZgA zur Verfügung. Die drei Unterrichtseinheiten, die jeweils 90 Minuten umfassen, richten sich an die Klassenstufen acht und neun aller Schulformen, also Jugendliche im Alter von 14 bis 16 Jahren. In ihnen wird zu Themenbereichen gearbeitet: 1. Einstellungen und Haltungen zu Cannabis sowie Konsum-Motive 2. Gesundheitliche, kulturelle und gesetzliche Aspekte von Cannabis und 3. hilfreiche Bewältigungsstrategien für schwierige Lebenssituationen und Probleme.

Kommentar: *Ein (gemeinsamer) Besuch des Suchtbeauftragten und den Schülern* *in einer Beratungsstelle kann unterstützend wirken. Empfehlenswert sind „Schule und Cannabis-Regeln, Maßnahmen, Frühintervention. Ein Leitfaden für Schulen und Lehrkräfte. Kostenlos zu beziehen über die BzgA. Cannabis-Materialien für die Suchtprävention in den Klassen 8 -12. (Erscheinungsjahr 2020). Kostenlos zu beziehen über die BzgA. Der Cannabis Case. Alles was Du wissen solltest-Begleitheft mit DVD. (Erscheinungsjahr 2021) Kostenlos zu beziehen über die BzgA.*

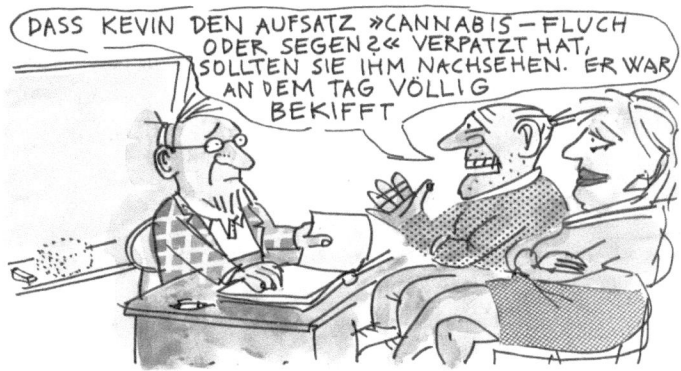

Copy Right: Dr. med. Jan Tomaschoff, Arzt für Neurologie und Psychiatrie, Düsseldorf

Möglichkeiten im Schulunterricht auf die Gefahren von Suchterkrankungen aufmerksam zu machen.

Sinnvoll ist, auf Suchtberater und Honorarkräfte von draußen zurückzugreifen. Dies trifft auch bzw. besonders auf Schulen mit starkem moslemischen Hintergrund und Migranten/Asylanten zu. Schüler mit Migrationshintergrund werden nur unzureichend von Angeboten der Suchthilfe erreicht.

Bewährt haben sich in einigen Bundesländern Präventionstheater. Sie bringen Kindern und Jugendlichen heikle Themen (z. B. die Gefahren von Cannabis) auf sensible Weise durch altersgerechte Darstellungen realistischer Szenen nahe. Sie führen sie behutsam in das Problemfeld ein. In Bad Württemberg und Rheinland-Pfalz gibt es Wandertheater (https://www.theater-requisit.de), die in Schulen und Unternehmen spielen. Mitspieler des Ensembles sind ehemalige Drogenabhängige, die sich in einer langjährigen Therapie ein drogenfreies Leben erkämpft haben.

Es gibt spezielle Lehrvideos der DHS und der BZgA zur Vorbereitung der Unterrichtsstunden. Sie enthalten pädagogisch aufbereitete Materialien zu Daten und Fakten von Cannabis, zur Rechtslage, zum Umgang mit Jugendlichen und deren Erziehungsberechtigten sowie zum Thema Kiffen. Ohne erhobenen Zeigefinger erklären sie, welche Gefahren der Cannabiskonsum mit sich bringt, in welche Sackgassen die „Flucht in den Rausch" führen kann.

Die BZgA stellt zahlreiche Hilfen zur Verfügung, die man in der nutzen kann. Dazu gehören: „Cannabis – Materialien für die Suchtprävention in den Klassen 8 bis 12", „Schule und Cannabis. Regeln, Maßnahmen, Frühintervention. Leitfaden für Schulen und Lehrkräfte", die Informations- und Kommunikationsplattform drugcom.de sowie die Arbeitshilfe „Der Cannabiskonsum von Jugendlichen als Herausforderung für die pädagogische Arbeit". Ab 2024 steht den Schulen das Programm „Cannabis Kompakt" der BZgA zur Verfügung. Die drei Unterrichtseinheiten – die jeweils 90 Minuten umfassen – richten sich an die Klassenstufen 8 und 9 aller Schulformen.

Kommentar: Sinnvoll ist, den Konsum von Cannabiskonsum in Sichtweite von Schulen, Kitas, Jugendzentren und Spielplätzen zu untersagen. Sinnvoll ist das Konsumverbot in öffentlich zugänglichen Sportstätten und in den Fußgängerzonen zwischen 7 und 20 Uhr. Notwendig ist aber auch, dass die Verbote illegaler Maßnahmen eingehalten bzw. überwacht werden. Gesetze, die bewusst nicht eingehalten werden, sind schlimmer als Gesetze, die gar nicht erst beschlossen worden sind.

Statt Cannabis mit der Legalisierung gesellschaftsfähig zu machen, sollte den jungen Menschen mehr ins Bewusstsein gerückt werden, dass bei ihnen die gesundheitlichen Risiken besonders hoch sind.

Cannabis als wissenschaftliches Fach an der Universität?

Aufgrund der zunehmenden Cannabis-Akzeptanz ist es in den USA, Neuseeland und Kanada seit einiger Zeit möglich, Cannabis als wissenschaftliches Fach zu studieren. In Auckland kann man sogar einen Mastertitel erwerben. Die 2 – 4 jährigen Bachelorstudiengänge in den USA sind komplett auf die Cannabis Thematik ausgerichtet. In ihnen geht es um die Cannabis Produktion, den Vertrieb, dem Marketing, die Pflanzenchemie, das Cannabis Recht, das Cannabis Business, die Herstellung und den Anbau der Pflanze und auch um sozial rechtliche, ethische sowie medizinische Aspekte. Lehrinhalte zur Prävention in der Schule und im täglichen Leben nehmen leider nur einen kleinen Raum ein.

Deutsche Universitäten bieten noch keinen Studiengang zu Cannabis an, beginnen sich aber vermehrt wissenschaftlich mit wirtschaftlichen und sozialpolitischen sowie psychischen Aspekten von Cannabis und anderen Suchtmitteln zu befassen. Einige Privatuniversitäten (z. B. Stuttgart Hohenheim, Bamberg befassen sich mit dem Anbau, der Züchtung und der Weiterentwicklung THC- und CBD haltiger Sorten, führen Therapiestudien mit dem Nachweis, Nutzen und Nebenwirkungen von Cannabis-Präparaten durch, analysieren die ärztliche Verschreibungspraxis und befassen sich mit ökonomischen und ökologischen sowie rechtlichen und ethischen Problemen. Vergehen gegen den Suchtmittelgebrauch und Suchtverhalten sind sensible Themen, die nicht ignoriert werden dürfen.

Maßnahmen am Arbeitsplatz, Aufgaben des Betriebsarztes. Zulässigkeit eines Drogentests

Prävention gehört zu den Kernaufgaben des Betriebsarztes und des betriebsärztlichen Dienstes. Dazu gehört auch die verhaltens- und verhältnisorientierte Suchtprävention.

Psychoaktive Substanzen wie Alkohol, Cannabis und andere Drogen sind bei Ausübung der meisten beruflichen Tätigkeiten verboten. Kommt es zu einer Vernachlässigung von arbeitsvertraglichen bzw. dienstrechtlichen Pflichten am Arbeitsplatz und wird ein Mitarbeiter deswegen auffällig, so müssen Vorgesetzte und Betriebsärzte einschreiten, Probleme abklären und Unterstützung anbieten. Leitfäden unterstützen Führungskräfte dabei, sich auf Gespräche und Maßnahmen vorzubereiten (Wienemann und Pegel-Rimpl 2022).

Die Teilnahme an einem Drogentest ist freiwillig. Arbeitgeber dürfen nicht einfach Drogentests in der Belegschaft durchführen lassen. Die Beschäftigten haben das Recht, Tests zu verweigern. Bei einer Eignungs-Untersuchung ist ein Drogenscreening allerdings dann zulässig, wenn es sich um eine Tätigkeit mit hohem Schadensrisiko handelt oder die Stelle, auf die sich die Person beworben hat, voraussetzt, dass keine Drogenabhängigkeit in Form einer Krankheit vorliegt. Ein vom Betriebsarzt durchzuführender Drogentest ist nur dann zulässig, wenn eine ernsthafte Besorgnis besteht, dass sich Beschäftigte aufgrund ihrer Abhängigkeit nicht mehr dazu eignen, eine ihnen aufgetragene Tätigkeit auszuführen, ohne sich dabei selbst oder andere Menschen in Gefahr zu bringen. Bei wiederholter Pflichtverletzung ist u. U. eine Sanktionierung notwendig, wobei es nicht leicht ist, das richtige Maß zwischen Hilfe und Sanktionierung zu finden. Ein Suchtmittelkonsum allein berechtigt noch nicht zu einer fristlosen Beendigung des Arbeitsvertrages. Die Kündigung ist nur dann möglich, wenn der Drogenkonsum zum Sicherheitsrisiko wird. Hat der Arbeitgeber den Verdacht, dass ein Mitarbeiter unter Drogen steht, so muss er dies beweisen. Er hat keine Möglichkeit, die Verdachtsperson zu einem Test zu zwingen, es sei denn, eine Betriebsvereinbarung oder eine andere rechtliche Grundlage gibt die Basis.

Hinweise auf einen möglichen Suchtmittelkonsum sind eine sinkende Arbeitsleistung, eine verzögerte Auftragserledigung, die abnehmende Qualität der Arbeitsergebnisse in An- und Abwesenheitszeiten, gestiegene oder auffällige Fehlzeiten, Nichteinhaltung von Pausen, auffälliges soziales Verhalten gegenüber Vorgesetzten, Kollegen/-innen und Kunden, Unzuverlässigkeit, Fortsetzung des riskanten Verhaltens, auch wenn sich gesundheitliche und soziale Probleme einstellen, Ablehnung fachgerechter Hilfe und Behandlung usw. Bei Auffälligkeiten solcher Art sollte der Mitarbeiter (oder die Mitarbeiterin) so früh wie möglich angesprochen werden.

Die frühzeitige Ansprache kann eine Verschlimmerung und arbeitsrechtliche Konsequenzen verhindern. Dem Betroffenen sollten dabei Wege der Hilfe aufgezeigt sowie interne oder externe professionelle Beratungsstellen empfohlen werden. Unter Umständen müssen die Angebote und Hilfen mehrmals wiederholt werden. Der Arbeitnehmer kann zu einer Annahme der Empfehlungen allerdings nicht gezwungen werden. Er muss die Entscheidung selbst treffen, das eigene Verhalten zu ändern und die Angebote anzunehmen. Sollte er sein Verhalten nicht ändern, die Annahme von Hilfsangeboten wiederholt verweigern und Gefahren für ihn und den Betrieb drohen, so sind gezielte Sanktionen auf der Grundlage eines betrieblichen Interventionskonzepts gerechtfertigt. Arbeitsrechtliche Auseinandersetzungen sind bei der Frage zu erwarten, ob die Qualität der beruflichen Tätigkeit durch Cannabis eingeschränkt wird. Der Harm Reduction liegt die Vorstellung zu Grunde, dass abhängige Arbeitnehmer - wenn auch keine Abstinenz - einen verantwortungsvollen Drogenkonsum erlernen können, der die berufliche Eignung und Tätigkeit erhält.

Kommentar: Bei Gesprächen mit suchtkranken Mitarbeitern sollte man Schuldfragen und Vorwürfe unterlassen. Es sollte weniger darum gehen, was der Betroffene falsch gemacht hat, sondern vielmehr darum, was zu tun ist und wie und wo man am besten helfen kann.

Kapitel 26

Anhang

Telefon-Hotlines, Online-Beratung, Beratungsdienste

- Hilfe in dringenden Fällen und Informationen zu örtlichen Suchtberatungsstellen gibt es über die bundesweite Sucht- und Drogen-Hotline: Tel. 01805/313031. Akzept e. V.: Bundesverband für akzeptierende Drogenarbeit und humane Drogenpolitik (Südwestkorso 14, 12161 Berlin): patientenrechteakzept.de; akzeptbuero@yahoo.de

- Arbeiterwohlfahrt (AWO) – Bundesverband e. V. (Blücherstr 62-63, 10961 Berlin)

- Arbeiterwohlfahrt Bundesverband e.V. (Oppelner Straße 130, 53119 Bonn): 0228/6685-0; Fax: 0228/6685-209; Internet: www.awo.org

- Arbeitsgemeinschaft Katholischer Fachkrankenhäuser für Suchtkranke e. V. (Karlstr. 40, 79104 Freiburg): 0761/200-0; Fax: 0761/200-350; Internet: www.akf.caritas.de

- Bundesverband für stationäre Suchtkrankenhilfe e.V. (Wilhelmshöher Allee 27, 34131 Kassel): 0561/779351; Fax: 0561/102883; Internet: www.suchthilfe.de

- Bundeszentrale für gesundheitliche Aufklärung (Maarweg 149-161, 50825 Köln): 0221/8992-0; www.bzga.de

- BZgA-Infotelefon zur Suchtvorbeugung: 0221/892031

- Online-Angebote der BZgA zur Cannabisprävention: www.cannabispraevention.de; www.drugcom.de; www.quit-the-shit.net/qts/; twitter.com/drugco

- Caritas Suchthilfe (CaSu) – Bundesverband der Suchthilfeeinrichtungen im DCV (Karlstr. 40, 79104 Freiburg): 0761/200303; www.caritas-suchthilfe.de

- Deutsche Gesellschaft für Suchtforschung und Suchttherapie e.V. – DG-Sucht (Ulmenstr. 7, 59069 Hamm): 02381/417998; Fax: 02381/9015-30; Internet: www.dg-sucht.de

- Deutsche Hauptstelle für Suchtfragen (Westenwall, 459065 Hamm): 02381/90150

- Deutscher Caritasverband e.V. – Referat Basisdienste und besondere Lebenslagen (Karlstraße 40, 79104 Freiburg): 0761/200-0; Fax: 0761/200-350; Internet: www.caritas.de

- Deutsches Rotes Kreuz e.V. – Generalsekretariat (Carstenstr. 58; 12205 Berlin): 030/85404-298; Fax: 030/85404-6298; Internet: www.rotkreuz.de

- Fachverband Drogen und Rauschmittel e.V. (Odeonstraße 14, 30159 Hannover): 0511/18333; Internet: www.fdr-online.info

- Fachverband Sucht e.V. (53175 Bonn Walramstraße 3, 53175 Bonn): 0228/261555; Fax 0228/215885; Internet: www.sucht.de Anhang/Adressen 130

- Gesamtverband für Suchtkrankenhilfe im Diakonischen Werk der Evangelischen Kirche in Deutschland e.V. (Altensteinstr. 51, 14195 Berlin): 030/84312355; Fax: 030/84418336; Internet: www.sucht.org

- Ginko Stiftung für Prävention (Kaiserstr. 90, 45468 Mülheim): 0208/3006931

- Interessenverband Tic Tourette Syndrom e. V. (Wittelsbacher Str. 34, 79346 Endingen): 01805/500108

- Paritätischer Wohlfahrtsverband: Gesamtverband e. V. – Referat Gefährdetenhilfe (Oranienburger Str. 13-14, 10178 Berlin): 030/24636433; Fax 030/24636110; Internet: www.paritaet.org

- Sorgentelefon für Angehörige von Menschen mit Suchtproblemen beim DRK: 06062/60767

- Sucht Drogen-Hotline (DHS): 01805/313031

- Telefonseelsorge: 0800/1110111 (oder 0800/1110222)

- Verband ambulanter Behandlungsstellen für Suchtkranke/Drogenabhängige e.V. (Karlstraße 40, 79104 Freiburg): 0761/200363; Fax: 0761/200350; Internet: www.vabs.caritas.de

- Verband der Suchtkrankenhilfe – Deutsche Hauptstelle für Suchtfragen e.V. (Westenwall 4, 59065 Hamm): 02381/90150; Fax: 02381/9015-30; Internet: www.dhs.de

Glossar

Amotivationssyndrom (Amotivationales Syndrom): Bezeichnung für eine Verhaltensweise, die sich nach langjährigem Cannabiskonsum einstellen kann. Der Konsument wirkt teilnahmslos, passiv und allgemein antriebsvermindert. Er tritt den Alltagsanforderungen mit einer gewissen Gleichgültigkeit gegenüber.

Betäubungsmittelgesetz (BtMG): Gesetz, das bestimmt, welche Stoffe Betäubungsmittel sind. Es regelt den legalen Verkehr mit Betäubungsmitteln und enthält Sanktionen für den unerlaubten Umgang mit Drogen.

Binair: Nichtbinäre Geschlechtsidentität, kurz nichtbinär oder non-binär, ist eine Sammelbezeichnung für Geschlechtsidentitäten von Menschen, die sich nicht ausschließlich als männlich oder weiblich identifizieren und sich als außerhalb der zweigeteilten, binären Geschlechterordnung verstehen.

Bipolare Störung (Affektive Störung): Extreme Stimmungsschwankungen, etwa Hochs (Manie) und Tiefs (Depression). Die psychotischen Symptome passen immer zur Stimmung. Wenn jemand depressiv ist, hört er eventuell Stimmen, die ihm sagen, er soll sich umbringen. Wer hingegen in einer extrem gehobenen Stimmung ist, denkt vielleicht, er könne Menschen heilen.

Blunt: Manche Konsumenten entfernen den Tabak aus einer Zigarre und ersetzen ihn durch Marihuana. Joints und Blunts werden mitunter mit anderen, stärkeren Drogen versetzt, etwa mit Crack oder PCP (ein starkes Halluzinogen).

Bong: Gläsernes Röhrengebilde zum Erhitzen von Cannabisprodukten (eine spezielle Wasserpfeife zum Rauchen). Der Begriff kommt aus der thailändischen Sprache.

Bubatz: Ein anderer Ausdruck für einen Joint, also für eine Zigarette, die Cannabis enthält.

Bubatzkarte: Karte, auf der die Abstände für das Konsumverbot von Cannabis im öffentlichen Raum visualisiert sind. Fußgängerzonen, in denen ebenfalls zwischen 7 und 20 Uhr nicht konsumiert werden darf, sind in den Karten nicht dargestellt.

Brix: Ein kommerziell vertriebenes Steckmittel zur Steigerung des Gewichts von Marihuana. Es wurde bis 2012 im Internet vermarktet und auf Cannabisblüten aufgetragen.

BZgA: Bundeszentrale für gesundheitliche Aufklärung

Cannabinoide: Wirkstoffe der Hanfgewächse, die für pharmakologische Wirkungen verantwortlich sind und zur Abwehr herbivorer Fressfeinde in der Pflanze dienen. Die wichtigsten (Phyto)cannabioide beim Menschen sind Tetrahydrocannabinnol (THC) und Cannabidiol (CBD).

Cannabinoid-Rezeptoren: Sie beeinflussen die Art und Weise, wie Informationen vom Gehirn verarbeitet werden. Im menschlichen Nervensystem befinden sich Cannabinoid-Rezeptoren, an die die Wirkstoffe aus der Cannabispflanze andocken können.

Cannabis (Haschisch, Marihuana): Die mit Abstand am meisten konsumierte illegale Droge in Deutschland. Mehr als ein Drittel der Bevölkerung hat im Laufe des Lebens bereits Erfahrungen mit Cannabis gemacht.

Cannabisagentur: Eine am Bundesinstitut für Arzneimittel und Medizinprodukte (BfArM) vorgesehene Institution. Sie ist für den kontrollierten Anbau, die Ernte, die Verarbeitung, die Qualitätsprüfung, die Lagerung, die Verpackung und die Abgabe der Cannabisblüten an Apotheken verantwortlich.

Cannabis Social Clubs (Cannabis Clubs): Vereine, in denen die Mitglieder Cannabis gemeinsam anbauen, günstig erwerben und (manchmal) auch in Gesellschaft konsumieren. Laut Encod handelt es sich um eine Vereinigung erwachsener Personen, die ihr verfassungsmäßiges Recht auf Besitz, Anbau, Konsum und Austausch von Cannabis im privaten Raum ausüben.

CaPRis-Studie: Wissenschaftliche Analyse zu Cannabis, gefördert durch das Bundesministerium für Gesundheit (BMG)

CBD (Cannabidiol): Eines der vielen Cannabinoiden, die in der Haftpflanze enthalten sind. Es wird vor allem für medizinische Ziele eingesetzt (und verursacht keinen Rausch).

Craving: Starkes und zwanghaftes Verlangen nach einer Substanz oder einem bestimmten Verhalten.

Designerdrogen: Psychoaktive Stoffe (NPS), die zur Anwendung als Rauschdroge (unter Umgehung rechtlicher Bestimmungen, wie des BtmG) entwickelt werden. Man bezeichnet sie auch als „Designerdrogen".

DHS: Deutsche Hauptstelle für Sucht

Drogen: Psychotrop wirkende Substanzen, deren Verkehr durch das Betäubungsmittelgesetz (BtmG) eingeschränkt oder verboten ist. In Deutschland rechnet man mit 150.000 bis 250.000 Menschen, die von illegalen Drogen abhängig sind. Zu den illegalen Drogen gehören u. a. Heroin, Kokain, Crack, synthetische Suchtmittel (Amphetamine, Methamphetamine, Ecstasy) und LSD.

Der **Drogenbeauftragte** der Bundesregierung übernimmt primär die Öffentlichkeitsarbeit im Themenbereich Drogen und Sucht. Er informiert die Öffentlichkeit in Gesprächen, Interviews und Pressemitteilungen über aktuelle Drogen- und Suchtthemen (die von der Bundesregierung behandelt werden). Er nutzt verschiedene Instrumente, um die breite Öffentlichkeit über suchtspezifische Themen zu informieren und dafür zu sensibilisieren.

Dronabinol: Chemische Bezeichnung für das aus der Hanf-Blüte (Cannabis sativa) gewonnene trans-Isomer des Δ^9-Tetrahydrocannabinol (THC)

Drug-Checking (Drogenprüfung): Überprüfung der chemischen Zusammensetzung von Drogen, um den Konsumierenden vor gefährlichen Substanzen zu schützen, die mitunter beigemischt sind. Es handelt sich um eine Maßnahme zur Schadensminimierung des Konsums illegaler, psychoaktiver Substanzen. Konsumierende können so der Suchthilfe zugänglicher gemacht werden.

Ecstasy: Eine vollsynthetische Droge, die zumeist in Tablettenform konsumiert wird. Sie wurde 1912 patentiert. Sie macht schnell süchtig, sorgt für Angstfreiheit, mindert das Schmerzempfinden, verstärkt visuelle und akustische Effekte, kann jedoch auch zu Aggressionen und sogenannten Horrortrips führen. Ecstasy gaukelt dem Körper eine enorme Leistungsfähigkeit vor, was zu Überhitzung, Dehydration und Mangelernährung führen kann, im schlimmsten Fall zum Kreislaufkollaps, zu Nierenversagen, zum Herzinfarkt oder Schlaganfall. Ecstasy hat ein hohes psychisches Abhängigkeitspotential.

Edibles: Lebensmittel, Getränke, Backwaren und Süßigkeiten, die mit Cannabis-Extrakten angereichert sind (Cannabis Cookies, Space Cookies oder auch Haschkekse).

Einstiegsdroge: Droge, deren Konsum die Einnahme stärkerer Rauschgifte nach sich zieht.

Encod: Der Standpunkt, dass Cannabis Social Clubs in jedem Land, wo der Cannabis-Anbau für den persönlichen Gebrauch entkriminalisiert worden ist, legal eingerichtet werden müssen.

Endocannabinoidsystem: Das Endocannabinoidsystem umfasst die Cannabinoidrezeptoren Typ-1 (CB1) und Typ-2 (CB2), deren endogene Agonisten und Enzyme, die an Biosynthese und Inaktivierung beteiligt sind.

Entkriminalisierung von Cannabis: Maßnahmen, die zur Folge haben, dass Besitz und Konsum von Cannabis nicht mehr strafbar sind.

Entzugssyndrom: Ein Zustand, der bei Absetzen oder Reduzierung des Substanzkonsums auftritt. Das Entzugssyndrom kann Tage bis Wochen anhalten.

Fentanyl: Starkes Opiod und Schmerzmittel, das dosisabhängig zu einer reduzierten Wahrnehmungsfähigkeit, zu Bewusstseinstrübungen bis hin zur Atemdepression und zu komatösen Zuständen führt. Es ist fünfzigmal stärker als Heroin. Fentanyl wirkt etwa achtzigmal stärker als Morphin. Es ist stark lipophil und wirkt überwiegend an μ-Opiatrezeptoren. In Deutschland werden im Rahmen der Schmerztherapie fentanylhaltige Pflaster eingesetzt. Als starkes Opioid fällt Fentanyl unter die Regeln des Betäubungsmittelgesetzes (BtmG) und der Betäubungsmittelverschreibungsverordnung (BtmVV). Der Arzt muss es deshalb auf dem dafür vorgesehenen dreiteiligen Rezeptvordruck verordnen.

Freizeitdrogen: Substanzen, die eher zum Vergnügen (Genuss) und Wohlbefinden als aus medizinischen Gründen eingenommen werden. THC, Alkohol, Tabak und Koffein sind Freizeitdrogen. Im Gegensatz zu CBD handelt es sich bei THC um eine Freizeitdroge (recreational cannabis). Es wird deswegen auch Genuss-Cannabis genannt.

GHB: Abkürzung für Gamma-Hydroxy-Buttersäure. Umgangssprachlich wird GHB auch als Liquid Ecstasy bezeichnet.

Grauer Markt: Legale Produkte werden illegal verkauft.

Growbox: Eine speziell für die Pflanzenzucht entwickelte Box, die zum Anbau von Gemüse und Früchten sowie für Cannabissamen ein ideales Mikroklima schafft. Für Cannabis gibt es Growboxen, die die Luftfeuchtigkeit (und vor allem Lichtverhältnisse) in den Wohnungen und auf den Balkons berücksichtigen.

Harm Reduction: Bei ihr geht es nicht primär um Abstinenz, sondern darum, unmittelbare, gesundheitliche Schäden zu reduzieren, die Anforderungen des täglichen Lebens und soziale Integrität zu erhalten. Zielgruppe der Harm Reduction sind u. a. Drogenkonsumierende, die - aus welchen Gründen auch immer - zur Fortführung des Konsums entschlossen sind. Im Arbeitsleben geht es darum gesundheitliche Schäden zu reduzieren, um die berufliche Eignung und Tätigkeit zu erhalten. Bekannt ist, dass die „Harm Reduction" wegen niedrigschwelliger Hilfen, medizinischer Notfallversorgung, Naloxongabe und Schulungen zu einer Verlängerung der Lebenszeit Süchtiger beigetragen hat.

Hartz 4: eine Grundsicherung für Erwerbsfähige. Eine Sozialhilfe für Menschen, die nicht arbeiten können.

Haschisch (Hasch, Shit, Piecel): Gepresster Harz der weiblichen Hanfpflanze, ohne Blätter und Blüten. Der THC-Gehalt beträgt 11 bis 19 % (maximal 30 %).

Haschisch-Öl: Dickflüssiger Extrakt aus dem Harz weiblicher Hanfblüten, dessen THC-Gehalt sehr hoch ist. Er kann teilweise über 70 % betragen.

Head Shops: Geschäfte, die auf den Verkauf von Utensilien für den Konsum von Cannabis spezialisiert sind.

IGel: Gesundheitsleistungen, für deren Kosten die Versicherten selbst aufkommen müssen

Joints: Selbstgedrehte Zigaretten, in denen zerbröseltes Haschisch oder Marihuana mit Tabak vermengt wird (Haschzigarette, Bubatz, Dübel, Sportzigarette). In einigen (zumeist außereuropäischen) Ländern wird Cannabis pur, d. h. ohne Tabakbeigabe, geraucht.

Legal Highs: Neue psychoaktive Substanzen (NPS), die synthetisch hergestellt werden und auch als Designerdrogen bezeichnet werden und zumeist die Wirkungen illegaler Drogen nachahmen.

Leitlinien: Systematisch entwickelte Entscheidungshilfen für Leistungserbringer und Patienten zur angemessenen Vorgehensweise bei speziellen Gesundheitsproblemen

Lysergid (LSD): Ein halbsynthetisches Halluzinogen. Eine der wirkungsstärksten Drogen überhaupt.

Magic Mushrooms: Psilocybinhaltige Pilze, die man getrocknet zu sich nimmt. Sie führen zu (Pseudo-)Halluzinationen. Hier ist sich auch der Konsument bewusst, dass es nur Halluzinationen sind. Bei Konsummengen von unter 5 mg treten zumeist nur schwache körperliche Effekte auf – in Kombination mit einem leichten „Mind-Trip".

Marihuana (Gras, Weed, Pot): Eine andere Bezeichnung für Cannabis. Marihuana entspricht den getrockneten Blüten der Hanfpflanze (vor allem der weiblichen Hanfpflanze). Der THC-Gehalt beträgt 7 bis 11 %, bei einigen Treibhauszüchtungen sogar über 20 %.

Marinol: Synthetisches THC

Mediator: Eine unabhängige und neutrale Person ohne Entscheidungsbefugnis, die die Parteien durch die Mediation führt. Vom Mediator wird verlangt, dass er eine wertschätzende und der Besonderheit des Verfahrens (bezogen auf die teilnehmenden Personen, den Konflikt, die sonstigen Umstände) angemessene Haltung einnimmt sowie ein Klima des Vertrauens schafft. Einen Mediator benötigt man, wenn bei Konflikten ansonsten überhaupt keine Lösung entwickelt werden kann. Manche Konflikte sind so komplex oder festgefahren, dass eine Streitbeilegung unmöglich erscheint. Hier sollte man sich für die externe und professionelle Hilfe eines Mediators entscheiden.

Medizinisches Cannabis: Cannabis, der zur Behandlung oder Linderung von Beschwerden, Symptomen und Erkrankungen konsumiert wird

Meta-Studie (Metaanalyse): Statistische Analyse einer Vielzahl von Einzelstudien für ein Gesamtergebnis. Dabei werden die Einzelergebnisse zusammengefasst.

Methamphetamin: Auch bekannt unter den Namen „Crystal Meth" oder einfach „Crystal". Es ist ein vollsynthetisch hergestelltes Psychostimulans (Substanz mit aufputschender und stimmungsaufhellender Wirkung) auf Amphetamin-Basis. Im medizinischen Bereich sind Amphetamine Bestandteil mancher Medikamente. Vorrangig werden sie jedoch gesetzwidrig als Doping- und Suchtmittel verwendet.

Microenvironment: Kompartimente, Zellen, Kommunikations- und Versorgungsstrukturen des Tumors und seiner Umgebung, ohne die Wachstum und Ausbreitung der bösartigen Zellen nicht möglich sind

MPU: Medizinisch-Psychologische Untersuchung

Nabilon: Ein vollsynthetisches Derivat des Δ^9-Tetrahydrocannabinols, das bei Anorexie und Kachexie (bei AIDS-Patienten) sowie als Antiemetikum bei Übelkeit und Erbrechen unter Zytostatika bzw. Bestrahlungstherapien im Rahmen einer Krebstherapie zugelassen ist

Neuropathische Schmerzen: Schmerzen, die durch eine Läsion oder eine Dysfunktion des Nervensystems verursacht werden. Charakteristisch sind Schmerzen, die als brennend, stechend, kribbelnd oder auch dumpf beschrieben werden.

Neurotransmitter: Botenstoffe, die Reize von Nervenzellen an andere Nerven- oder Körperzellen weitergeben

Nozizeptive Schmerzen: Schmerzen, die in den Knochen, in der Haut oder in den Gelenken entstehen (z.B. Rücken-, Rheuma- oder Arthroseschmerzen)

Nutzhanf: Hanf, dessen THC-Gehalt weniger als 0,2 % beträgt

Off Lable: Verordnung eines zugelassenen Fertigarzneimittels außerhalb des in der Zulassung beantragten und von den nationalen bzw. europäischen Zulassungsbehörden genehmigten Gebrauchs

Phytocannabinoide: Cannabinoide, die von Pflanzen abgeleitet werden. Sie ähneln in ihrer Struktur den Endocannabinoiden – körpereigenen Substanzen mit ähnlichen pharmakologischen Eigenschaften. Sowohl Phytocannabinoide als auch Endocannabinoide aktivieren die Cannabinoid-Rezeptoren CB1

und CB2 des Endocannabinoid-Systems, das ein Teil des Nervensystems ist. Phytocannabinoide kommen hauptsächlich in den Hanfpflanzen Cannabis sativa und indica vor. Neuere Forschungen zeigen, dass andere Pflanzen ebenfalls Phytocannabinoide produzieren, die am Endocanabinoid-System wirken. Erst mit der Erforschung der Phytocannabinoide wurde das Endocannabinoid-System beim Menschen entdeckt.

Psychoaktiv: Substanzen, die auf das Zentralnervensystem wirken und psychische Prozesse beeinflussen. Wahrnehmung, Denkprozesse, Gedächtnisleistungen, Stimmungen, Bewusstsein und Verhaltensweisen werden durch sie bestimmt.

Psychose: Erkenntnisse weisen darauf hin, dass eine Psychose durch eine Kombination von biologischen und umweltbezogenen Faktoren verursacht wird. Die Symptome treten häufig in Reaktion auf Stress, Drogenkonsum oder starke Veränderungen im sozialen Umfeld auf.

Rauschdrogen: Psychoaktive Substanzen zur Erlangung von wahrnehmungs- oder bewusstseinsveränderten Zuständen

S3-Leitlinie: Von Fachgesellschaften kontinuierlich aktualisierte Erkenntnisse und Empfehlungen zur Prävention, Erkennung und Behandlung von Krankheiten

Sativex® (Nabaximol®): Zugelassenes Fertigarzneimittel auf THC- und CBD-Basis. Es wird als Mundspray zur Symptomverbesserung bei Multipler Sklerose (MS) verwendet, wenn diese nicht angemessen auf eine andere anti-spastische Arzneimitteltherapie anspricht. Die in Sativex® enthaltenen aktiven Wirkstoffe stammen aus der Pflanze Cannabis Sativa.

Schizophrenie: Schwere Psychose, die von Denkstörungen, Wahnvorstellungen und Halluzinationen begleitet wird. Betroffene haben häufig Wahnideen, hören Stimmen, fühlen sich beobachtet oder sehen sich von anderen Menschen beeinflusst.

Sensation Seeking: Bedürfnis nach neuen, abwechslungsreichen und komplexen Eindrücken.

Space Cake: Cannabis in Form eines Desserts

Streckmittel: Cannabis wird von Dealern gerne gestreckt, um ein höheres Gewicht zu erzielen oder dem Stoff ein besseres Aussehen zu verleihen. Durch die Verbrennung der Streckmittel können gesundheitliche Schäden entstehen.

Synthetische Cannabis-Präparate: Künstlich hergestellte Substanzen, die in ihrer Wirkweise dem THC ähneln. Der Vertrieb synthetischer Cannabinoide ist in Deutschland illegal.

Terpene: Duftstoffe, die für das charakteristische Aroma von Cannabis überwiegend verantwortlich sind. Die biologischen Funktionen von Terpenen sind bisher nur begrenzt erforscht worden. Eine bekannte Einsatzmöglichkeit ist z. B. die Wirkung der Teilgruppe der Pheromone als Lockmittel für Insektenfallen. Weiter wirken viele Terpene antimikrobiell. Zahlreiche Terpene bzw. Terpenoide werden als Geruchs- oder Geschmacksstoffe in Parfüms und kosmetischen Produkten eingesetzt, daneben aber auch zur Vergällung (Wikipedia)

Tetrahydrocannabinol (THC): Die wirksamen Bestandteile im Cannabis nennt man Cannabinoide. Die intensivste Wirkung geht vom Tetrahydrocannabinol aus.

THC: Abkürzung für Tetrahydrocannabinol, eine psychoaktive Wirksubstanz der Cannabispflanze, die ein High-Gefühl (Rausch) auslösen kann

THC-Öl: Ein aus der Cannabispflanze extrahiertes, ätherisches Öl, das den psychoaktiven Wirkstoff THC (Delta-9-Tetrahydrocannabinol) in hoher Konzentration enthält

Toleranz: Verringerte Empfindlichkeit auf eine Substanz durch wiederholten Konsum. Dabei werden die Rezeptoren im Gehirn der Substanz gegenüber unempfindlicher.

Unipolare Depression: Psychische Störung, bei der die Betroffenen über einen längeren Zeitraum eine deutlich gedrückte Stimmung zeigen. Im Gegensatz zur bipolaren Störung entfallen dabei aber die manischen Phasen.

Vaporizer: Batteriebetriebenes Gerät zum Verdampfen pflanzlicher Rauschstoffe. In ihm findet keine Verbrennung statt, lediglich eine Erhitzung des Produkts.

Vaporizieren: Zu Dampf werden bzw. zu Dampf werden lassen

Verhaltensprävention: Die Verhaltensprävention versucht das individuelle Verhalten des Einzelnen zu beeinflussen.

Verhältnisorientierte Prävention: Bei der verhältnisorientierten Prävention geht es darum, bestimmte Rahmenbedingungen und Strukturen zu schaffen, die die Entstehung suchtfördernder Probleme verursachen. Dazu gehören die Einschränkung suchtmittelspezifischer bzw. suchtbezogener Einflüsse sowie die Förderung von Rahmenbedingungen für eine allgemein gesundheitsorientierte Umgebung.

Weiterführende Literatur und Quellen

Aberle DR, Adams AM, et al, Reduced lung-cancer mortality with low-dose computed tomographic screening, N Engl J Med 365, 2011, 395-409.

Adams, M, Effertz, T, Notwendige Voraussetzungen einer kontrollierten Freigabe von Cannabis und anderen THC-haltigen Produkten, Sucht 68, 6, 2022, 345-350.

Al Lin, G Nah et al, Cannabis, cocain, methamphetamine and opiates increase the risk of incident atrial fibrillation, Eur J Heart, 2022.

Anonym, Drogen und ihr Stellenwert in der Hippieszene, München 2007 (https://www.grin.com/document/1138520).

Aprikian, S et al, Medical cannabis is effective for cancer-related pain: Quebec Cannabis Registry results, BMJ 2023.

Avalos, L et al, Neonatal outcomes associated with in utero cannabis exposition, Am J obstetrics Gyn 2023.

Bao, Y et al, Medical Marijuana legalization and opioid-and pain related outcomes among patients newly diagnosed with cancer receiving anticancer treatment, JAMA 2022.

Bahji, A et al, Cannabis use disorder and adverse cardiovascular outcomes: A population-based retrospective cohort analysis of adults from Alberta, Canada, Addiction 2023.

Barber, PA et al, Cannabis, Ischemic Stroke, and Transient Ischemic Attack, doi: 10.1161/STROKEAHA.113.001562 (2013).

Barsch, G, Drogenmündigkeit: Von der Suchtprävention zur Drogenerziehung, in: Heyden, vM, Handbuch Psychoaktive Substanzen, Heidelberg 2018.

Bienlein, M, Cannabisregulierung in der Schweiz. Cannabis: Rausch und Wirklichkeit, Blau. Das Magazin für Sucht- und Lebensfragen, 26, 2023.

Boehm, E et al, Cannabidiol attenuates inflammatory impairment of intestinal cells expanding biomaterial-based therapeutic approaches, Materials Today Bio, Volume 23, 2023.

Bruhn, C, Cannabinoide in medizinischen Leitlinien, MMW – Fortschritte der Medizin 165, 2023.

Bruhn, C et al, Erfahrungen mit Cannabis bei multipler Sklerose, Fortschritte der Medizin 164, Suppl 5, 2022, 32.

Bundesanstalt für Straßenwesen, Schulungsprogramm für Polizeibeamte „Drogenerkennung im Straßenverkehr", 1998.

Bundeszentrale für gesundheitliche Aufklärung (BZgA), Der Cannabiskonsum Jugendlicher und junger Erwachsener in Deutschland, Köln 2015.

Busch, W, Krischan mit der Piepe, in: Bilderpossen, Dresden 1864.

Callaghan, RC et al, Does cannabis use increase the risk of developing cancer in humans? A review of literature from 2004 to 2014, in: Preedy, VR (Ed.), Handbook of cannabis and related pathologies: Biology, diagnosis treatment and pharmacology, London 2017.

Canadian centre on substances use and addiction: Cannabis legalization: 2021–2022 Observations (2022)

CaPRis-Studie Cannabis: Potential und Risiken von Cannabis. Eine wissenschaftliche Analyse, von Eva Hoch und Miriam Schneider, Universität Heidelberg, Gefördert durch das Bundesministerium für Gesundheit (BMG), Januar 2018.

CaPRis Appell: Appell der kinder- und jugendpsychiatrischen und kinder- und jugendmedizinischen Fachgesellschaften und Verbände in Deutschland zu gesundheitlichen Risiken einer Cannabislegalisierung für Kinder und Jugendliche, Appell (2021).

Cerdá M, Mauro C, Hamilton A, Levy NS, Santaella-Tenorio J, Hasin D et al, Association between recreational marijuana legalization in the United States and changes in marijuana use and cannabis use disorder from 2008 to 2016, JAMA Psychiatry 77, 2020, 165-71.

Chong, W et al, Cannabis and Cannabinoid Research X: X, 1-12, DOI: 10.1089/can.2021.0054.

Coelho, J et al, Study of the association between cannabis use and sleep disturbances in a large sample of University students, Psychiatry Research 2023 (https://doi.org/10.1016/j.psychres.2023.115096).

Coppey, F et al, Bereitstellung von Ergebnissen zu illegalen Drogen innerhalb von fünf Sekunden, mit Hilfe ultraportabler NIR-Technologie: Eine Chance für forensische Laboratorien, dem Trend zur Dezentralisierung der forensischen Fähigkeiten zu begegnen, Forensic Science International 317, 2020 (110498).

Coley, R et al: Recreational Cannabis Legalization, Retail Sales, and Adolescent Substance Use Through 2021 JAMA Pediatr (2024)

Corsi, D et al, Trends and correlates of cannabis use in preganncy: A population-based study in Ontario, Canadian J of population health 110, 2019, 76-84 (Reproductive Toxicology 62, 2018, 77-86).

DeFilippis, EM et al, Marijuana Use in Patients with Cardiovascular Disease, doi: 10.1016/j.jacc.2019.11.025 (2020).

Delbrück, A, Hygiene des Alkoholismus, J. A. Barth, Leipzig 1913, 497-502.

Delbrück, H, Rehabilitation and palliation of cancer patients, Paris 2007.

Delbrück, H, Alkohol und Gesundheit. Empfehlungen zur Gesundheit, speziell zur Krebsvorbeugung, 2022.

Delbrück, H, Tabakkonsum und Gesundheit. Empfehlungen zur Gesundheit, speziell zur Krebsvorbeugung, 2024 (in Druck).

Deutsche Hauptstelle für Suchtfragen (DHS), Suchtprävention in der Heimerziehung. Handbuch zum Umgang mit legalen wie illegalen Drogen, 2020.

Deutsche Hauptstelle für Suchtfragen (DHS), Jahrbuch Sucht, Lengerich 2022/23.

Deutsche Hauptstelle für Suchtfragen (DHS), Positionspapier der DHS: Reduzierung der Risiken des Cannabiskonsums, 2023.

Deutsche Hauptstelle für Suchtfragen (DHS), Cannabis. Die Sucht und ihre Formen. Eine Informationsreihe über die gebräuchlichsten Drogen und Suchtsubstanzen, 2023.

Deutsche Hauptstelle für Suchtfragen (DHS), Jahrbuch Sucht, 2023.

Duttge, G et al, Verantwortungsvoller Umgang mit Cannabis. Medizinische, juristische und psychosoziale Perspektiven, Göttinger Schriften zum Medizinrecht, Bd. 23, 2017 (Universitätsverlag Göttingen).

Effertz, T et al, Ökonomische und intangible Kosten des Cannabiskonsums in Deutschland, Sucht 62, 1, 2016.

Elser, H et al, State Cannabis Legalization and Psychosis-related Health Care ultilzation, JAMA Netw 6 (1), 2023, e2252689.

Europäische Beobachtungsstelle für Drogen und Drogensucht 2022.

Fankhauser, M, Kulturgeschichte: Hanf als Medikament, o. O. u. J.

Fastenmeier, W, Söllner, M, Die Legalisierung von Cannabis in

verschiedenen Ländern, Institut Mensch –Verkehr – Umwelt, München 2023.

Filippini, G et al, Cannabis und Cannabinoide zur systematischen Behandlung von Menschen mit multipler Sklerose, Cochrane library 2022.

Gawałko, M, Sanders, P, Drug abuse and risk of atrial fibrillation: A neglected association, doi: 10.1093/eurheartj/ehac614 (2022).

Goel, A et al, Cannabis Use Disorder and Perioperative Outcomes in Major Elective Surgeries: A Retrospective Cohort Analysis, doi: 10.1097/ALN.0000000000003067 (2020).

Gorberg, V et al, Different responses of repetitive behaviours in juvenile and young adult mice to 9-tetrahydrocannabinol and cannabidiol may affect decision making for Tourette syndrome, Br J Pharmacol. 2020 Oct 30, doi: 10.1111/bph.15302, Epub ahead of print. PMID: 33125731.

Grotenhermen, F (Hrsg.), Cannabis und Cannabinoide. Pharmakologie, Toxikologie und therapeutisches Potenzial, Bern 2004.

Gujska, JH et al, Exploring the link Between Attention-Deficit Hyperactivity Disorder and Cannabis Use Disorders: A Review, Medical Science Monitor: International Medical Journal of Experimental and Clinical Research 29, 2023.

Gulcan Cil et al.: "Legalization and retail availability of recreational marijuana and adolescent use in schools," Health Economics. 33(1),107-120 (2024).

Gunadi, C, Does expanding access affect traffic crashes? County-level evidence from recreational marijuana dispensary sales in Colorado, Health Econ 31 (10), 2022, 2244-2268.

Gurney, L et al, Cannabis exposure and risk of testicular cancer, BMC Cancer 15, 2015, doi: 10.1186/s 12885-015-1905-6.

Hardin, C, Cannabis-related disorders and toxic effects, N Engl J Med 389, 2023, 2267-2275.

Hardy, J et al, Phase IIb Randomized, Placebo-controlled, dose escalating, double blind study of cannabinol oil for the relief of symptoms, J Clinical cancer 2022.

Herdegen, T, Cascorbi, I, Arzneimittelinteraktionen von Tetrahydrocannabinol und Cannabidiol in cannabinoiden Arzneimitteln, Dtsch Arztebl Int 120, 2023, 833-840.

Hjortoi, C et al, Association between cannabis use disorder and schizophrenia stronger in young males than in females, Cambridge University Press. 1-7, 2023.

Hoch, E et al, Cannabis: Potential und Risiko. Eine wissenschaftliche Analyse, Heidelberg 2023.

Hongaard, O et al, Cannabis use disorder and subsequent risk of psychotic and non unipolar depression and bipolarer disorder, JAMA Psychiatry 2023.

Horlemann, J, Schürmann, N, DGS-Praxis Leitlinie Tumorschmerz, Version 3.0 für Fachkreise, 2022.

Hübner, J, Aloe, Ginkgo, Mistel und Co. Ergänzende Wirkstoffe in der Krebsbehandlung. Der Ratgeber für Patienten und Angehörige, Stuttgart 2009.

Institut für interdisziplinäre Sucht- und Drogenforschung (ISD): „Effekte einer Cannabislegalisierung" (2023).

Jackson, NJ et al, Impact of adolescent marijuana use on intelligence: Results from two longitudinal twin studies, Proceedings of the National Academy of Sciences 113 (5), 2016, E500-E508.

Jakubovski, P et al, A randomized multi-center double blind placebo controlled trial to demonstrate the efficacy and safety of nabraximols in the treatment of adults with chronic Tic disorders, Front Psychiatry 11, 2020, 575826.

Jahrbuch Sucht 24: Jährlicher Bericht der DHS mit Daten, Zahlen und Fakten zur Sucht, DHS (2024)

Jankrift, KP, Krankheit und Heilkunde im Mittelalter, WBG Academic, 2. Aufl., 2012.

Jefsen, O et al, Cannabis use disorder and subsequent risk of psychotic and non-psychotic unipolar depression and bipolar disorder, JAMA Psychiatry 2023, e231256, doi: 1001/jamapsychiatry.

Joy, J et al, Marihuana and medicine: Assessing the science base, Washington DC 1999 (National Academy Press).

Kilmer et al: Cannabis legalization and traffic inhuries: Exploring the role of supply mechanisms, Addiction 2022.

Köbberling, J, Wirkung ohne Wirksamkeit. Unspezifische therapeutische Wirkungen in der Medizin, Heidelberg 2022.

Kotz, D et al, Cannabisgebrauch in Deutschland. Häufigkeit, Administrationswege und gemeinsame Nutzung von inhalierten Nikotin- und Tabakprodukten, Dtsch Arztebl Int 121, 2024, 52-57.

Kreuter, CM et al, Cannabis – Positionspapier der Deutschen Gesellschaft für Pneumologie und Beatmungsmedizin e.V. (DGP), Pneumologie 70, 2016 87-97.

Kuepper, R et al, Continued cannabis use and risk of incidence and persistence of psychotic symptoms: 10 year follow-up cohort study, BMJ 342, 2011, d738.

Lammer E et al, Schizophrenie. Überblick zu einer der schwerstwiegenden psychiatrischen Erkrankungen, Zentralblatt für Arbeitsmedizin, Arbeitsschutz und Ergonomie 68, 2018, 177-186.

Lehmann, M et al, Gesundheit und Haft. Handbuch für Justiz, Medizin, Psychologie und Sozialarbeit, 2014.

Lin, A et al, Cannabis, cocaine, methamphetamine, and opiates increase the risk of incident atrial fibrillation, doi: 10.1093/ eurheartj/ehac558 (2022).

Linge, R et al, Cannabidiol induces rapid-acting antidepressant-like effects and enhances cortical 5-HT/glutamate neurotransmission: role of 5-HT1A receptors, Neuropharmacology 103, 2016, 16-26.

Lydard et al, Prospective associations between cannabis use and depressive symptoms across adolescence and early adulthood, Psychiatry Research 325, 2023.

Manthey, J et al, Public health monitoring of cannabis use in Europe: Prevalence of use, cannabis potency, and treatment rates, The Lancet Regional Health – Europe, 2021.

Manthey, J et al, Gutachten im Auftrag des Bundesministeriums für Gesundheit zu „Effekte einer Cannabislegalisierung" (ECaLe), Institut für interdisziplinäre Sucht- und Drogenforschung (ISD), Lokstedter Weg 24, 20251 Hamburg, 2022.

Manthey, J et al.: Auswirkungen der Legalisierung von Cannabis. Institut für interdisziplinäre Sucht- und Drogenforschung, Hamburg 2023

Manthey, J et al, Handlungsempfehlungen zur Legalisierung von Cannabis in Deutschland, Institut für interdisziplinäre Sucht- und Drogenforschung, Hamburg 2022.

Marcotte, T et al, Evaluation of field sobriety tests for identifying drivers under the influence of Cannabis. A randomized clinical trial, JAMA Psychiatry 280, 2023, 914-923.

McGuire, P et al, Cannabidiol (CBD) as an adjunctive therapy in schizophrenia: A multicenter randomized controlled trial, The American Journal of psychiatry 175, 2018, 225-231.

Meier, MH et al, Associations between recent and cumulative cannabis use and internalizing problems in Boys from adolescence to young adulthood, Journal of abnormal child psychology, 2020 (https://doi.org/10.1007/s10802-020-00641-8).

Memorial Sloan Kettering Cancer Center (MSKCC), About herbs, botanicals and other products, Boswellia 2021.

Metz, T et al, Cannabis exposure and adverse pregnancy outcomes related to placental function, JAMA 330 (22), 2023, 2191-2199.

Myran, D et al, Cannabis-involved traffic injury emergency department visits after cannabis legalization and commercialization, JAMA Netw Open 6 (9), 2023, e2331551.

Ohler, N, Der totale Rausch. Drogen im Dritten Reich, 11. Aufl., 2021.

Orth, B, Merkel, C, Seitz, NN, Kraus, L, Illegale Drogen – Zahlen und Fakten zum Konsum, in: Deutsche Hauptstelle für Suchtfragen. Jahrbuch Sucht 21, Lengerich 2021, 111-118

Orth, B.; Merkel, C. (2022): Der Substanzkonsum Jugendlicher und junger Erwachsener in Deutschland. Ergebnisse des Alkoholsurveys 2021 zu Alkohol, Rauchen, Cannabis und Trends. BZgA-Forschungsbericht. Köln: Bundeszentrale für gesundheitliche Aufklärung. https://doi.org/10.17623/BZGA:Q3-ALKSY21- DE-1.0. Zugriff: 26.03.2024.

Patel, RS et al, Cannabis use disorder and increased risk of arrhythmia-related hospitalization in young adults, doi: 10.1111/ajad.13215 (2022).

Patzke, F et al, Ein Positionspapier zu medizinischem Cannabis und cannabisbasierten Medikamenten in der Schmerzmedizin, Der Schmerz 33, 2019, 449-465.

Pezel, T et al, Prevalence and impact of recreational drug use in patients with acute cardiovascular events, Heart 2023.

Phillips, C, Harm, Reduction Journal 6 (1), 2009.

Rassa, H, Linganathan, T, Mitgefangen im Netz der Sucht. Partnerschaft und Sucht. Blau, Das Magazin für Sucht- und Lebensfragen 3, 2023, 29-31.

Rauscher, C et al, Illegale Droge-Zahlen und Fakten zum Konsum, in: DHS Jahrbuch Sucht 2023, 81-89.

Russo, E: History of cannabis and ist preparations in saga, science and sobriquet, Chem Biodivers 4 (8), 2007, 1614-1648.

Schlereth T et al, Diagnose und nicht interventionelle Therapie neuropathischer Schmerzen, S2k-Leitlinie, in: Deutsche Gesellschaft für Neurologie (Hrsg.),

Leitlinien für Diagnostik und Therapie in der Neurologie, AWMF-Register Nr.: 030-114, 2019. Seidel, A et al, Risikofaktoren für einen riskanten Cannabiskonsum. Eine retrospektive Kohortenstudie mit 7671 Cannabisnutzern, Der Nervenarzt 11, 2020, 1040-1046.

Solmi, M et al, Balancing risks and benefits of cannabis use: Umbrella review of meta-analyses of randomised controlled trials and observational studies, BMJ 382, 2023, e072348.

Spode, H, Kulturgeschichte des Tabaks, in: Singer, M et al, Alkohol und Tabak, Stuttgart 2011, 13-24.

Stiller, B, Kinder und Jugendliche müssen die Risiken von Cannabis kennen!, Herzblatt 2, 2023.

Straßgütl, L, Albrecht, M, Suchtmittel im Straßenverkehr 2020. Zahlen und Fakten, DHS Jahrbuch Sucht, 2022.

Stringaris, MG, Die Haschischsucht. Psychopathologie. Klinik. Soziologie. Kriminologie, Berlin 1939.

Subramaniam, VN et al, The cardiovascular effects of Marijuana: Are the potential adverse effects worth the High?, Mo Med 116 (2), 2019, 146-153.

Testal, F et al, Use of marijuana. Effect on brain health: Stroke on brain health, Stroke 53, 2022, e176-e187.

Thanabalasingam et al, Cannabis and derivatives for the use of motor symptoms in Parkinson, Ther Adv Neurol Disord 14, 1, 2021, 175628642111018561.

Vozoris, N et al, Morbidity and mortality assoiated with prescription drug use in COPD, Thorax 76 (1), 29-36.

Whiting, P et al, Cannabinoids for medical use. A Systematic Review and Meta-analysis, JAMA 313, 2015, 2457.

Wienemann, E et al, Qualitätsstandards in der betrieblichen Suchtprävention und Suchthilfe der Deutschen Hauptstelle für Suchtfragen (DHS). Ein Handbuch für die Praxis 70, 2022.

World Health Organization (WHO), The health and social effects of nonmedical cannabis use, Genf 2023.

Ziegler, AS, Cannabis. Ein Handbuch für Wissenschaft und Praxis, Wissenschaftliche Verlagsgesellschaft Stuttgart, 2022.

Bücher aus der Reihe „Krebsvorbeugung und Krebsvorsorge/Früherkennung" von Prof. Dr. med. Hermann Delbrück:

- **Band 1:**
  Darmkrebs vermeiden, Pabst Science Publishers., Lengerich (2015)

- **Band 2:**
  Prostatakrebs vermeiden, Pabst Science Publishers, Lengerich (2015)

- **Band 3:**
  Brustkrebs vermeiden, Pabst Science Publishers, Lengerich (2015)

- **Band 4:**
  Lungenkrebs vermeiden, Pabst Science Publishers, Lengerich (2016)

- **Band 5:**
  Krebsprophylaxe für Frauen, Pabst Science Publishers, Lengerich (2017)

- **Band 6:**
  Krebsprophylaxe für Männer, Pabst Science Publishers, Lengerich (2019)

- **Band 7:**
  Übergewicht und Krebs. Empfehlungen zur Gewichtsabnahme, Tredition (2020)

- **Band 8:**
  Körperliche Aktivität und Krebs. Empfehlungen zur körperlichen Aktivität und Sport, Tredition (2021)

- **Band 9:**
  Alkohol und Gesundheit. Empfehlungen zur Mäßigung und Gesundheit, speziell zur Krebsvorbeugung beim Alkoholkonsum, Tredition (2022)

- **Band 10:**
  Cannabis und Gesundheit, Licht und Schatten des Anspruchs auf Rausch, Tredition (2024)

- **Band 11:**
  Rauchen und Gesundheit. Enpfehlung zu Abstinenz und Mäßigung, speziell zur Krebsvorbeugung, (in Vorbereitung 2024)

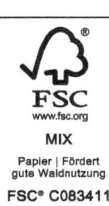

Zeitfracht Medien GmbH
Ferdinand-Jühlke-Straße 7
99095 Erfurt, Deutschland
produktsicherheit@kolibri360.de